针灸推拿临床实用指导系列

总主编◎陆寿康　杜广中

U0265615

针　灸
治疗精神病证

主　编　孔尧其　江凌圳

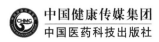

中国健康传媒集团
中国医药科技出版社

内容提要

本书深入探讨了针灸在治疗精神病证方面的应用，阐述了针灸治疗精神病证的理论基础，介绍了精神病证的常见类型，分析其临床表现与诊断要点。详细介绍了针灸治疗精神病证的具体方法，包括穴位的选择、针刺手法、艾灸的运用等。针对不同的精神病证，给出了个性化的针灸治疗方案。还探讨了针灸与其他治疗方法的结合，如心理治疗等，以提高治疗精神病证的综合疗效。本书内容详实，说理深入，适合各级中医界人士及针灸专业的从业者阅读参考。

图书在版编目（CIP）数据

针灸治疗精神病证 / 孔尧其等主编 . -- 北京：中国医药科技出版社，2024.12. --（针灸推拿临床实用指导系列）. -- ISBN 978-7-5214-4946-4

Ⅰ . R246.6

中国国家版本馆 CIP 数据核字第 2024NY5022 号

美术编辑　陈君杞
版式设计　南博文化

出版　**中国健康传媒集团**｜中国医药科技出版社
地址　北京市海淀区文慧园北路甲 22 号
邮编　100082
电话　发行：010-62227427　邮购：010-62236938
网址　www.cmstp.com
规格　710 × 1000mm $^1/_{16}$
印张　16
字数　294 千字
版次　2024 年 12 月第 1 版
印次　2024 年 12 月第 1 次印刷
印刷　河北环京美印刷有限公司
经销　全国各地新华书店
书号　ISBN 978-7-5214-4946-4
定价　**56.00 元**

获取新书信息、投稿、为图书纠错，请扫码联系我们。

编 委 会

主编　孔尧其　江凌圳

编委　（按姓氏笔画排序）

　　　　毛伟波　石芹芹　刘　昊　李新伟

　　　　吴立红　张　婷　张伟波　易灵岚

　　　　韩知忖

陆序

　　针灸学起源于我国古代，经秦汉乃至后世，由历代包括近现代的贤达之士不断传承而得发展。又经海外广泛交流传播，已经在世界196个国家和地区广泛应用，防病治病，为人类服务。目今，针灸临床治疗已达461个病种、972个病症，从而成为世界医学的重要组成部分，成为我国传统医学领域中具有自身医学理论体系和独特临床技术方法的最有生命力的学科。

　　近年以来，针灸临床和研究工作飞速发展。除了对疼痛干预即镇痛的优势以外，在癌症和并发症、消化系统疾病、精神障碍疾病、心血管疾病、妇女盆底疾病、泌尿生殖系疾病等多学科、多领域内取得令人可喜的临床疗效，并在养生保健和功能康复发挥其特有的作用。比较突出的方面是，在焦虑、抑郁类疾病治疗中，针灸能有效调节患者自主神经系统功能，显著改变患者心理状态，从而在改善抑郁性失眠、针刺干预美沙酮减量、防止神经外科患者术前焦虑等方面，显示针灸独特作用。在癌症治疗过程中，针灸能有效缓解化疗、放疗引起的不良反应，例如头颈癌的放疗辐射性口干、化疗药引起的认知障碍和周围神经症状等方面，针灸有显著防治作用，可以提高和改善癌症患者生活质量。如此种种，都为广大国内外患者提供更多而有效的治疗选择，受到世界五大洲各国人民的欢迎。

　　有鉴于此，我们拟组织编辑《针灸推拿临床实用指导系列》，并于2024年12月起分期先后出版。其内容主要有四个部分，一是现代临床各科病症的针灸治疗，包括儿、妇、精神、神经、皮肤等；二是针灸重要治疗方法的临床应用，如毫针、艾灸、头皮针、耳针等；三是相近临床技法如推拿、外治等的临床应用，；四是与针灸临床密切相关的治则、治法、处方等方面著作。基本要求是简明扼要，临床实用，疗效可靠，以保证其应有的可读性、实用性、先进性。

相信《针灸临床丛书》的问世，将有助于针灸学术的弘扬和临床疗效的提高，会受到国内针灸学界人士的广泛欢迎。

陆寿康

2024年12月

前言

据世界卫生组织（WHO）估计，全球每四个人中就有一人在一生中遇到某种精神卫生问题。当今世界前10种致残或使人失去劳动能力的主要疾病中，有5种是精神病证，其中抑郁症到2020年已跃居至第2位。专家预测我国精神病证的患者将占全国所有疾病和外伤所致残疾及丧失劳动力的1/5。综合性医院有25%~30%的急诊患者是由于精神障碍的原因而就诊的。至2020年，我国疾病总负担观察值榜单中，精神卫生问题仍高居榜首！

WHO指出，患有精神病证的人，通常会受到歧视、忽视和虐待，可利用的资源在数量上存在不足，在分配上不够均衡，使用效率不高。患有精神病证的人，接受心理治疗的少之又少。药物对精神病证的治疗是有效的，然而药物的副作用又会使求治者望而却步。因此，患者及其家属寻求非药物疗法的愿望，就显得十分迫切。中医针灸治疗精神病证的历史悠久，直至当今，针灸疗法作为中医治疗精神病证的特色疗法，已受到广大医务人员和患者的关注，其临床研究也广泛开展并取得成效。10年前，我们撰写了《针灸从神论治精神病证》一书，受到了广大针灸工作者和乡社区基层医务人员的重视和欢迎，也受到了许多患者及家属的青睐，全国各地一些患者甚至怀揣此书到我们这里求医，我们深感责任重大。为此，我们参阅文献，回顾总结近些年临床经验，对此书的有关内容，做了调整和充实，希望能得到读者的认可，并有所裨益。

全书共6章，分别介绍了中医对"神"和精神病证的认识，中医文献中对精神病证名和症状的描述，并就精神病证的病因病机和针灸治疗的理论基础、治疗特点进行了阐述和探讨。提出了针灸治疗精神病证的处方原则应是以调气为根本，以辨证和对症为取穴依据，并论述了针灸治疗精神病证的优势。书中收录了针灸治疗焦虑症、抑郁症、顽固性失眠、儿童多动症、抽动障碍、老年性痴呆、血管性痴呆等19种常见多发的精神病证，其中有许多疾病的治疗是编者多年来针灸临床的心得体会。同时还选取了近些年公开发表的文献报道中常见精神病证的针灸治疗方法，全方位为读者提供临床参考。本书谨希望能对乡村社区基层医生诊疗精神病证时有所帮助，但需要提醒的是，针灸有其局限性，在治疗中应根据病情和疾病所处的不同阶段，有时可单独应用针灸疗法，有时针灸疗法只能作为辅助疗法配合应用。由于水平和经验有限，难免有疏漏之处，敬请读者批评指正。

编者

2024年5月

于浙江省立同德医院

目录

| 第一章 |
对精神病证的中医认识

中医对精神病证的认识和记载，起源很早，在殷商时期就有"我其发出狂"的记载。这表明当时已有"狂"这一病名，在《诗经》《易经》《礼记》《左传》等古籍中都有对精神病证的症状、病因、治疗、预防的零散描述。《黄帝内经》有论述精神病证的专篇，有了"癫""狂""惊"等病名的论述，如"狂始发，少卧不饥，自高贤也，自辨智也，自尊贵也，善骂詈，日夜不休""癫疾始生，先不乐，头重痛，视举，目赤，甚作极，已而烦心"等。此后各代医家对精神病证的临床实践和理论探讨，分类逐渐清晰，症状描述更加具体，病因病机也越加详细，充分体现出中医理论的特色和优势，为中医精神病学诊疗体系的形成奠定了基础。到明清时期，中医精神病学的体系已趋完善。王肯堂的《证治准绳》列出神志门，专写精神病证方面的内容。总的来说，中医对精神病证的认识源远流长，特色鲜明，自成体系，值得我们继承和发扬。

第一节 中医对"神"的认识

一、神是生命活动的主宰

《素问·阴阳应象大论》曰："天地之动静，神明为之纲纪，故能以生长收藏，终而复始。"

中医所讲的"神"的内涵是十分广泛的，它既是一切生理活动、心理活动的主宰，又包括了生命活动外在的体现，其中又将精神、意识、思维活动归纳为狭义之神。中医研究人体之神的生成、作用及其与脏腑、精气血相互关系的理论，即中医学的神学说。

在中医学中，神的概念源于古人对生命的认识。古人观察到男女生殖之精相结合，便产生了新的生命，认为这即神的存在。《灵枢·本神》："两精相搏谓之神。"生命之神产生后，还需要得到水谷精微和津液的不断滋养才能维持下去，并逐渐发育成长，处于变化之中。如《素问·六节藏象论》："五味入口，藏于肠胃，味有所藏，以养五气。气和而生，津液相成，神乃自生。"随着认识的深化，在此类古代哲学中神为宇宙万物之主宰的基础上，又确立了神为人体生命之主宰的概念。人体五脏功能的协调、精气血津液的贮藏与输布、情志活动的调畅等等，都必须依赖神的统帅和调控，于是又产生了神是人体一切生理活动和心理活动的主宰的概念。中医学中的神与古代哲学中的神，虽然在形成和发展过程中相互渗透、相互影响，但二者在内涵和生成来源上是有严格区别的。中医学的神，其产生有着物质依赖性，神是生命活动的主宰，又是生命活动的总体现，对人体生命活动具有重要的调节作用包括调节精、气、血、津液的代谢，调节脏腑的生理功能和主宰人体的生命活动，所谓"得神者昌，失神者亡。"（《素问·移精变气论》）这是中医对神的广义理解。

二、神是精神、意识、思维活动

神的狭义之意，即人的精神、意识、思维活动。中医认为脏腑精气产生神，即以五脏精气为基础物质产生精神情志活动。所谓"五脏藏五神"，即"神、魂、魄、意、志"；"五脏主五志"，即"怒、喜、思、悲、恐"，都是精神情志活动的反映。

首先，五脏所藏之"神、魂、魄、意、志"，是《黄帝内经》借五行五脏对神志活动，尤其是认知、思维、意志过程所做的分类，即心藏神，肝藏魂，肺藏魄，脾藏意，肾藏志。

《素问·灵兰秘典论》说："心者，君主之官也，神明出焉。"《素问·宣明五气》说："心藏神。"此神即指精神心理活动。《素问·六节藏象论》说"心者，生之本，神之变（处）也。"特别强调指出以心为主的脏腑，以精气血津液为基础，对外界刺激作出应答。

魂和魄，则具有感知觉之功用。以形气阴阳动静分魂魄，则魂阳而魄阴，魂动而魄静，魂气而魄形。《灵枢·本神》云："随神往来者谓之魂，并精而出入者谓之魄"，即说明魄是与身俱来的、本能性的、较低级的、偏于抑郁的、被动的为魄，如新生儿啼哭、嘴触及乳头吮吸等非条件反射性动作和四肢运动、耳听、目视、冷热痛痒等感知觉及记忆等，但常常受魂的激发而发挥功能；而魂则是后天逐步发展完善的，是活跃的、较高级的、偏于兴奋的、主动的为魂，类似于今人所说的思维、想象、评价、决断和情感、意志等心理活动。

意和志，《灵枢·本神》说："心有所忆谓之意，意之所存谓之志。"这里的"意"是意向，或者回忆；而持久而坚固的意向，需要实现的，会引导我们的生命力走向的，就叫"志"。意是飘忽不定的意愿，志是固化了的意。又说"因志而存变谓之思，因思而远慕谓之虑"。所以说，"精神魂魄"是"先天"；"志意思虑"，则就是后天，是心神的支配。

其次，人有七情"喜、怒、忧、思、悲、恐、惊"。五志是人的情志变化，分属五脏即心主喜，过喜则伤心；肝主怒，怒则伤肝；脾主思，过思则伤脾；肺主悲，过悲则伤肺；肾主恐，惊恐则伤肾。五志是外界事物感触于人体后的情志反应，如百虑不解则思，逢凶化吉则喜，烦事缠绕则忧等等。精神心理，在中医范围又俗称"灵""神"；躯体和生理，简称"肉""形"。中医理论中有形舍神居的二元论，如"形神相俱"，有了血气五脏的形肉，神气寄舍于心脏（形），魂魄开始出现，形神相俱，乃成为一个完整的人，张景岳在阐释《黄帝内经》时亦指出："人身血气为本，精神为用，合是四者以奉生，而性命周全矣。"

再者，精神心理与脏腑的关系。《灵枢·平人绝谷》说："五脏安定……精神乃居。"精神心理与脏腑的关系极为密切，精神心理既是脏腑功能的产物，人体五脏失调会引起不同情绪反应，同时，情绪又会影响五脏的功能。

心为君主之官、生之本、五脏六腑之大主，心藏神，主神明、主神志。人的精神意志和思维活动的主宰是心。《素问·灵兰秘典论》云："心者，君主之官也，神明出焉，故主明则下安，主不明则十二之官危。"神舍于心，主宰五脏六腑，神的功能健全，五脏六腑功能才能正常，各尽其职。如果心病则其他脏腑会失其主宰，故"心动则五脏六腑皆摇""神劳则魂魄散，志意乱"。心主宰意识、思维及情绪活动，反过来，情志所伤也首伤心神，次及相应脏腑，导致腑气机混乱。心在志为喜，"喜则志和气达"，但喜乐过度可使心神受伤，易于悲哀。

肾为先天之本，主藏精。而神即精的功能体现，精是神的物质基础，故"生之来谓之精，两精相搏谓之神"。精足则精神旺盛且灵敏多智。肾精因房事不节，阴精肆泄，惊恐伤肾，而出现头昏健忘。心在上属火，肾在下属水，水火相济。若肾中阴水乏，不能奉养于心，心肾不交，肾阴亏则志伤，心火盛则神动，故有头晕耳鸣、腰膝酸软、五心烦热、失眠健忘等阴虚症状，以及心烦、少寐、头晕、头痛、口苦少津，舌红、脉细数等心火上亢之见证。反之，恐会伤肾，过度惊恐，则损伤脏腑精气，导致心气逆乱，神不守舍。

脾为后天之本，气血生化之源，主运化，神的生成和功能活动必赖后天水谷之精的充养。水谷之精气充足，五脏和调，神的生理功能旺盛。故《灵枢·平人绝谷》说："神者，水谷之精气也"。若脾病，化生之源渐近贫乏，后天精不能充养，神志就要发生异常。若思虑过度，则伤及心脾，致心脾两亏。思则气结，脾气结滞，土气不达，有碍肝气疏泄。脾虚血不上荣于面故面萎，舌质淡，脾虚则运化水谷功能减退，故饮食无味。若思虑过度，数劳心神则心血暗耗而导致心血虚亏。思伤其脾气，气血生化不足，更造成心阴不足而心失所养，不能藏神，神无所附，则神不安而志不宁，血不养心而见失眠、健忘、多梦、心悸、怔忡等证。

肝藏血，属木；肾藏精，属水。若肾阴不足，导致木失水润，血失精充，则出现肝阴不足，阴不制阳，阴虚于下，阳亢于上。临床上多见头晕、心悸、目眩、胸闷、心烦、多梦、健忘等一系列肝旺阴亏症状。若心脾两虚，阴血不足，则肝无所藏，阴亏无以制阳，血亏不足以舍神纳魂，故出现不寐、多梦、健忘、心悸、烦躁、易怒之证。肝又主疏泄，阴血不能柔肝则肝木疏泄太过，易犯胃克脾，致脾胃功能失调，血不养心，神无所依附。《灵枢·本神》："肝，悲哀动中则伤魂，魂伤则狂妄不精"。

"肺藏气，气舍魄"（《灵枢·本神》）。故气旺盛则体健魄全，魄全则感觉灵敏，耳聪目明，动作正确协调。反之，肺病则魄弱，导致神志病变，故曰："肺，喜乐无极则伤魄，魄伤则狂"（《灵枢·本神》），都可表现出狂乱的精神变态。肺在志为忧（悲），过度悲哀或过度忧伤，可损伤肺精、肺气，导致肺气宣降失调，出现呼吸气短等肺气不足的现象。

综上所述，我们可以认为中医精神活动属于中医"神"的范围，包含了五神和五志等内容，"神"乃五脏功能的产物，中医治疗精神病证，也是从五脏功能入手。

第二节 精神病证名和症状

一、癫狂

《黄帝内经》中的癫狂，大多数是以狂症的特点论述的，如《灵枢·癫狂》记载"狂始发，少卧不饥，自高贤也，自辩智也，自尊贵也，善骂詈，日夜不休"；"狂言，惊，善笑，好歌乐，妄行不休者，得之大恐"。描述了狂症发作时精神兴奋、情绪高涨、言语动作增多、思想内容明显夸大的临床特点。《难经·五十九难》："狂癫之病，何以别之？然：狂疾之始发，少卧而不饥，自高贤也，自辩智也，自贵倨也，妄笑，好歌乐，妄行不休是也。癫疾始发，意不乐，僵仆直视。"都是将癫狂放在一起论述。

直到隋代巢元方的《诸病源候论·癫狂候》中说："癫者，卒发仆地，吐涎沫，口㖞，目急，手足缭戾，无所觉知，良久乃苏。"而对狂症的论述也更为详细："或言语错谬，或啼哭惊走，或癫狂昏乱，或喜怒悲笑，或大怖惧如人来逐，或歌谣咏啸，或不肯语。"王肯堂在《证治准绳·癫痫狂总论》说："癫者或狂或愚，或歌或笑，或悲或泣，如醉如痴，言语有头无尾，秽洁不知，积年累月不愈，俗呼心风……狂者病发之时，猖狂刚暴，如伤寒阳明大实发狂，骂詈不避亲疏，甚则登高而歌，弃衣而走，逾垣上屋，非人力所能，或与人语未尝见之事，如有邪依附者是也。痫病发则昏不知人，眩仆倒地，不省高下，甚而瘈疭抽掣，目上视或口眼歪斜，或口作六畜之声"，把癫、狂、痫三证明确区分开来，改变了以往对精神病证分类的混淆情况。癫狂为临床常见的精神失常疾病。癫病以精神抑郁，表情淡漠，沉默痴呆，语无伦次，静而多喜为特征。狂病以精神亢奋，狂躁不安，喧扰不宁，骂詈毁物，动而多怒为特征。均以青壮年罹患者为多。因二者在临床症状上不能截然分开，又能相互转化，故以癫狂并称。

二、失眠、嗜睡

《黄帝内经》有"不瞑""不得瞑""不得卧""目不瞑""不夜瞑""嗜卧""善眠""多瞑""多卧"等病名，是失眠和嗜睡的最早记载。

三、遗精、阳痿

《黄帝内经》有"精时自下""精气溢泄""流淫不止""阴痿""阴器不用""宗筋弛纵"等记载，仲景称之遗精为"梦失精""阴茎"一词首见于《神农本草经》，隋唐则用"阳不起"论述。明清时期张介宾在《景岳全书》中以"阳痿"正名，以专章论之，定义为"阳不举"也。

四、惊悸、怔忡

惊悸是指患者自感心跳，惊慌不安，不能自主的病证，与神经症相似。

《红炉点雪·惊悸怔忡健忘》说："惊者，心卒动而不宁也；悸者，心跳动而怕惊也。怔忡者，心中躁动不安，惕惕然如人将捕之也。"

五、健忘

《黄帝内经》有"喜忘""善忘""多忘"的记载。

六、郁证

《黄帝内经》没有郁证这一病名，但有愁、忧等描述，《灵枢·癫狂》记载"狂始生，先自悲也"，说明医者已经注意到躁狂患者可以在一个时期内有抑郁的表现。这可能是对抑郁的最早记载。与郁证类似的描述如《灵枢·癫狂》："喜怒，善忘，善恐者，得之忧饥。"如《伤寒论》小柴胡汤证"胸胁苦满，默默不欲饮食，心烦喜呕，或胸中烦而不呕，或渴，或腹中痛，或胁下痞硬，或心下悸、小便不利，或不渴、身有微热，或咳者，小柴胡汤主之"；柴胡加龙骨牡蛎汤证"胸满，烦惊"。《丹溪心法·六郁》提出了气、血、火、食、湿、痰六郁说，并认为"气血冲和，百病不生，一有怫郁，诸病出焉。故人身诸病，多生于郁"。由此可知，郁既是病名，又是病因。

脏躁和梅核气都属于郁证的范畴，《金匮要略》提出了"脏躁"病名，其描述非常详细："妇人脏躁，喜悲伤欲哭，象如神灵所作，数欠伸……""妇人咽中如有炙脔……"

七、痴呆

中医学对痴呆疾病的认识较早，早期对本病的描述散见于"健忘""善忘""呆病""文痴""癫症"等疾病中。至明代张景岳提出了"痴呆症，凡平素无痰，或以郁结，或以不遂，或以思虑，或以惊恐而渐至痴呆"，类似后来西方精神病学家所描述的"早发性痴呆"，陈士铎在《辨证录》专立呆病门，对病因病机分析甚详："大约起始也，起于肝气之郁；其终也，由于胃气之衰，肝郁则木克土，而痰不能化，胃衰则土不制水而痰不能消，于是痰积于胸中，盘踞于心外，使神明不清而成呆病矣。"

八、百合病

百合病是一种以精神恍惚，欲卧不能卧，欲行不能行，食欲时佳时差，口苦，尿黄，脉数为症状的病，与现代医学中的癔症和神经官能症较为相似。《金匮要略》提出了"百合病"病名，《金匮要略·百合狐惑阴阳毒病脉证治》："百合病者，百脉一宗，悉致其病也。意欲食，复不能食，常默默，欲卧不能卧，欲行不能行，饮食或有美时，或有不用闻食臭时，如寒无寒，如热无热，口苦，小便赤，诸药不能治，得药则剧吐，如有神灵者，身形如和，其脉微数。"

九、奔豚病、卑惵病、灯笼病

（1）奔豚病：《金匮要略》："气从少腹起，上冲咽喉，发作欲死，复还止，皆从惊恐得之。"

（2）卑惵病：《证治要决·怔忡》："痞塞不饮食，心中常有所歉，爱处暗地，或倚门后，见人则惊避，似失志状，此为卑惵之病。"

（3）灯笼病：王清任提出："身外凉，心里热，故名灯笼病，内有血瘀。"灯笼病与西医学中一些精神神志症状相似。

第三节　精神病证的病因病机

中医对精神病证病因病机的认识，随着中医病因病机理论的形成逐渐完善。与其他疾病不同的是，精神神志病证的病因虽多，但以情志异常所致为主。

一、病因

1.内因　内因以七情内伤为主，五脏血气不和、痰、瘀、饮食等同为重要因素。

（1）七情内伤：七情即忧、思、喜、怒、悲、恐、惊。常见的症状如抑郁不乐，喜怒无常，心烦意乱，惊惕善疑，失眠多梦，悲哀哭泣，不饥不食，胸闷善太息，严重的神志恍惚，语言错乱，如癫如痴。《素问·阴阳应象大论》云："人有五脏化五气，以生喜怒悲忧恐。"如过喜伤心，使心气缓散不收，精神散乱不聚，则见心神不宁，神志恍惚，甚则语无伦次，举止失常；大怒伤肝，致肝气失于疏泄，气机逆乱，则见精神恍惚、心烦易怒、头痛、胁肋胀痛，甚则发狂；过度忧愁，伤及肺脾，导致气机闭塞不通，则可见纳差、气短、郁闷不乐，善太息；过思伤及心脾，气结不散，心血受损，神气被耗，易致惊悸怔忡、失眠健忘等，《类证治裁·不寐》有"惊恐伤神，心虚不安""思虑伤脾，脾血亏虚，经年不寐"之说；过悲伤及心肺，神气内消，血行迟滞，则神气不足，《灵枢·口问》有"悲哀愁忧则心动，心动则五脏六腑皆摇"之说；过恐伤肾，则神志不强，肾气虚不固，则见惊惕不安、幻听、阳痿、遗精等，《济生方》云："或因事有所大惊，或闻虚响，或见异相，登高涉险，惊忤心神，气与涎郁，遂使惊悸。"由此可见，中医理论中"神"的异常是中医精神病证的主要病因病机之一，也是本书我们需要论述和探讨的主要内容，是我们针灸从神论治的中医理论基础。

（2）五脏血气不和：《素问·调经论》指出："神有余有不足，气有余有不足，血有余有不足，形有余有不足，志有余有不足，凡此十者，其气不等也"。"夫心藏神，肺藏气，肝藏血，脾藏肉，肾藏志，而此成形。志意通，内连骨髓，而成身形五脏。五脏之道，皆出于经隧，以行血气，血气不和，百病乃变化而生"。"神有余则笑不休，神不足则悲"。"气有余则喘咳上气，不足则息利少气"。"血有余则怒，不足则恐"。"形有余则腹胀、泾溲不利，不足则四支不用"。"志有余则腹胀飧泄，不足则厥"。

（3）痰：水湿不化，凝聚成痰，肺热煎熬津液，亦能成痰。痰与内脏的关系，以肺和脾最为密切。金元时期朱丹溪的《丹溪心法·癫狂》："癫属阴，狂属阳……大率多因痰结于心胸间。"提出了癫狂的发病与痰有关，并首先提出了"痰迷心窍"的发病机制。明清时期李梴、张介宾等认为"狂为痰火扰心，癫为痰浊结于心胸间"。

（4）瘀：清代王清任提出了"癫狂乃是血凝滞脑气，与脏腑之不接，如同做梦一般"的发病观点，认为气血失调造成气血凝滞而引发精神病证。经脉阻滞，新血不生，久之血虚，心失所养可见失眠、惊悸之疾。瘀也可以阻滞心窍，心神扰乱，可见怔忡、健忘；瘀阻脑窍，脑络不通，可致癫、狂、痫、痴呆等症。

（5）饮食：饮食为营养的源泉，但恣意贪吃，没有节制，运化不及，亦能致病。如胸膈痞闷、脘腹胀痛、吐逆吞酸，或出现寒热、头痛、泄泻，称作伤食。饮食劳倦，过食辛辣，易生火热，或饮食积滞易于生热。饮食伤脾，脾失健运，湿聚成痰，痰火扰心，或食伤脾虚，气血之源不足，神失所养。以上均可导致精神病证。

2.外因 外因以六淫为主，即风、寒、暑、湿、燥、火。

风、寒、暑、湿、燥本为一年四季的常气，又将"火"加入，一般称作"六气"。六气本为正常气候，亦称"正气"，如果非其时而有其气，便是反常气候，就叫"邪气"，如风邪、暑邪、湿邪之类，又叫"六淫"。人体受风、寒、暑、湿、燥、火外邪的侵袭，暑、燥、火均为火热之邪，风、寒、湿邪入里化热，热扰心神，可以引起精神病证，如《素问·至真要大论》曰："夫百病之生也，皆生于风寒暑湿燥火。""诸躁狂越，皆属于火。"提示火热是导致狂病、失眠等诸多精神病证的主要病因病机之一。强调癫狂是由心火、肝火、肾火过亢而致，"故心热甚多喜而癫……故肝实多怒而为狂"。金代亦有刘完素之"火热说"，认为精神病证都是由火（热）引起的。

3.不内外因 疾病的发生有意外损害，既不属于内因，又不属于外因，称为不内外因。不内外因主要指产后、金刃外伤、药石中毒、酗酒等引起的精神障碍。

（1）产后：隋代医家巢元方认为，妇人产后阳气不固，阴血易亏，正气乏于内，则邪风乘虚而入，可并于阳经，或客于阴脉，则发为癫狂谵妄之候。如《诸病源候论》载："产后血气俱虚，受风邪入并于阴则癫忽，邪入并阳则狂。""产则伤损血气，阴阳俱虚，未平复者，为风邪所乘，邪乘血气，乍并于阳，乍并于阴，故癫狂也。"

（2）金刃外伤：外伤性精神病，即颅脑、躯体部位因伤而伴发精神障碍，张从正《儒门事亲》中载有"落马发狂"，《诸病源候论》载："金疮失血多者必惊悸，以其损其心故也，心主血，血虚则心守不安，则喜惊悸。"而瘀血阻滞也是外伤性精神病至关重要的发病机制，所以《诸病源候论》有"夫有瘀血者，其人喜忘，不欲闻物声"的论述。

（3）药石中毒、酗酒：《金匮要略方论》中提到："水莨菪……有毒，误食之，令人狂乱。"在历代文献中，虽有大量药物和其他食物中毒的记载，但最多的是饮酒过度的论述，有大饮暴饮中毒发狂者，也有久嗜成瘾，聚毒成病者。《诸病源候论》载："酒者，水谷之精也，其气彪悍而有大毒，入于胃则酒胀气逆，上逆于胸，内熏于肝胆，故令肝浮胆横，而狂悖变怒，失于常性。"

二、病位

所谓精神病证，其实不是一个独立的疾病，而是在生物、心理以及社会环境因素影响下，引起大脑功能失调，导致认知、情感、意志和行为等精神活动出现不同程度障碍的临床表现的一组病证总称。由此可知，脑是产生精神活动的器官。毫无疑问，精神病证的病位是脑。中医学把脑列为奇恒之腑，意为似脏非脏，似腑非腑，认为脑是贮藏阴精的器官，故又称髓海、头髓。《素问·脉要精微论》说："头者，精明之府，头倾视深，精神将夺矣。"精明即神明，名之以府者，确定头脑为神明所藏之库也。神明乃纯阳之品，性热。头为百阳之会，故头不怕冷，可为佐证。可以理解，阳气是脑动力之源，古代医家已认识到"脑为元神之府""人之记忆皆在脑中"，所以作为精髓和神明高度汇聚之脑，就是精神病证的病位所在。

从中医学的角度论述精神病证的病位，还不得不说到"心"。《素问·灵兰秘典论》："心者，君主之官，神明出焉。"神明即元神，藏于脑而发于心，源于丹田。《灵枢·邪客》："心者……精神之所舍也。"《素问·六节藏象论》："心者，生之本，神之变也。其华在面，其充在血脉。"因此，心的主要功能，除了"主血脉"，还有"主神明"。所谓"神明"，就是指高级中枢神经系统的某些功能活动，而中医学中的"心"，正体现了"脑"的这些功能。故精神病证也可称之为心神疾病、心理障碍等。我们在针灸的时候，就必须顾及"心"之病位。

三、病机

精神病证的证候，大致可分为神情亢奋、行为躁动和神情抑郁、行为消沉、易惊善恐两大类。古人云，阴阳不测之谓神。精神病证无非也是阴阳失去平衡，太过不及所致。《素问·生气通天论》云："阳气者，烦劳则张，精绝……"人体的神，赖阳气的温养，才能爽慧，而人身的阳气，若过度烦劳，便会鸥张亢盛，而使阴精耗竭，在精神上则表现为神情亢奋、行为躁动等症状，"阴不胜其阳，则脉流薄疾，并乃狂"是也。又云："阳气者……开合不得，寒气从之……留连肉腠，俞气化薄，传为善畏，及为惊骇。"这就是阴盛太过，阳气不足，而致神情抑郁、行为消沉、易惊善恐等症状，也所谓"阳不胜其阴，则五脏气争，九窍不通"。

| 第二章 |
针灸治疗精神病证的理论基础

针灸治疗精神病证，既无药物，又非手术，何以能有疗效？我们认为它主要是在中医理论的指导下，运用经络、腧穴及其独特的针灸技术来实现的。显而易见，针灸治病的物质基础就是经络和腧穴，而针灸刺灸法和操作手法是治疗的手段。

第一节　与精神病证相关的经络及作用机制

一、与精神病证相关的经络

针灸疗法是以中医理论，特别是经络理论为指导的一种中医治疗方法。经络主要由十二经脉、奇经八脉等组成，十二经脉是经络系统的主体，具有表里经脉相合，与相应脏腑络属的主要特征。包括手三阴经（手太阴肺经、手厥阴心包经、手少阴心经）、手三阳经（手阳明大肠经、手少阳三焦经、手太阳小肠经）、足三阳经（足阳明胃经、足少阳胆经、足太阳膀胱经）、足三阴经（足太阴脾经、足厥阴肝经、足少阴肾经），也称为"正经"。奇经八脉即别道奇行的经脉，包括督脉、任脉、冲脉、带脉、阴维脉、阳维脉、阴跷脉、阳跷脉共8条。奇经八脉的分布部位与十二经脉纵横交互，八脉中的督脉、任脉、冲脉皆起于胞中，同出于会阴，其中督脉行于后正中线，经风府穴处进入颅内，入属于脑；任脉行于前正中线；冲脉行于腹部会于足少阴经。奇经中的带脉横行于腰部，阳跷脉行于下肢外侧及肩、头部；阴跷脉行于下肢内侧及眼；阳维脉行于下肢外侧、肩和头项；阴维脉行于下肢内侧、腹和颈部。

经络是人体气血运行的通道。它把人体各部联结成统一的有机整体。经络系统既是针灸治疗精神病证的基础，也与精神病证的发病、转归有密切关系。正如《灵枢·经脉》所说："经脉者，所以能决死生，处百病，调虚实，不可不通。"《灵枢·经别》又说："夫十二经脉者，人之所以生，病之所以成，人之所以治，病之所以起，学之所以始，工之所以止也。"足见针灸治病，必明经络。即所谓"学医不知经络，开口动手便错"。

欲治疗精神病证，也就必须明了与精神病证关联密切的经络，方可对病证进行精准的诊断、治疗和调养。那么，与精神病证密切相关的经络有哪一些呢？

1.循行于头的经络 不论何种原因，不论临床表现如何，只要扰及神明，就可称之为精神病证，所谓"神明"乃人的高级神经系统的某些功能活动。而头乃"精明之府"，是奇恒之腑"脑"之所在。脑是精髓和神明高度汇聚之处，人的视觉、听觉、嗅觉、感觉、思维、记忆力等，都是由于脑的作用所产生的，人的"喜、怒、忧、思、悲、恐、惊"七情以及"喜、怒、忧、思、悲"五志皆与脑有关。因此，我们治疗精神病证时，就会取循行于头部的经络，以提高针刺的疗效。

那么，循行于头的经络是哪几条呢？《灵枢·邪气脏腑病形》："十二经脉，三百六十五络，其血气皆上于面而走空窍。"这"空窍"自然也包括颅腔和脑髓在内，但真正循行于头部的经络主要是督脉、足太阳膀胱经、足少阳胆经、足厥阴肝经、足阳明胃经、手少阳三焦经和阳维脉、阳跷脉等。

2.与精神病证相关脏腑的经络 以十二经脉为主体的经络系统，具有沟通联系、感应传导及运输、调节等基本生理功能。脏腑与体表、脏腑与官窍、脏腑与脏腑之间的联系，主要都是通过经络的作用来实现的。根据文献记载，当十二经脉和奇经八脉出现异常时，则会出现各种各样的精神症状。这些经脉主要包括以下几条。

（1）手少阴心经：心主神明，手少阴心经失常多表现为失眠和神志异常等。

（2）足阳明胃经：足阳明为多气多血之经，失常后易从阳化热，热扰神明，易引起惊惕发狂、躁动等，如《素问·阳明脉解》所云："阳盛则使人妄言骂詈，不避亲疏而不欲食，不欲食故妄走也。"

（3）足少阴肾经：足少阴失常，则心肾不交，会出现心烦、易惊、善恐、嗜卧等。

（4）手厥阴心包经：心包为心之宫城，心包经失常，神魂不宁，则惊悸、怔忡、心烦或喜笑不休、心烦等。

（5）督脉：督脉失常，脑海不足，则有癫病、痫病等。

（6）冲脉：冲脉失常，患者可见心烦、精神恍惚、癫狂等精神障碍之证，还可有气从少腹上冲胸喉的神经症表现。

（7）阴跷脉：阴跷脉失常，可见阳痿不举、嗜睡等。

（8）阳跷脉：阳跷脉失常，则阳气偏旺，会引起失眠、癫、狂等。

（9）阴维脉、阳维脉：阴维、阳维二脉不能相互维系，阴阳失调，阳精亏虚，则精神恍惚，不由自主。

3. 功能所及的经络 经络在生理方面有运行气血、协调阴阳的功能；在病理方面有抗御病邪、反映证候的功能；在防治疾病方面有传导感应、调整虚实的功能。而具体到某一经络，则有其自身特有的功能。如手少阴心经，本经循行从胸走手，不及头脑。但心主神明，这是它的主要功能之一。《灵枢·邪客》云："心者，五脏六腑之大主也，精神之所舍也。"《素问·六节藏象论》曰："心者，生之本，神之变也。"手少阴心经除主治心、胸病之外，还主治神经病。此外，如手厥阴心包经、足阳明胃经、足太阴脾经、足太阳膀胱经、督脉等也都有此功能。

4. 能消除病因的经络 造成精神病证的因素很多，但不外乎内因、外因、不内外因三种。内因如先天不足就是精神疾患的一大病因。由于先天不足，肝肾亏损，阴阳失调，心神不及濡养，神不内守，就会滋生出许多精神病证来。那么，在针灸治疗时，就会用足少阴肾经来进行调节。其他如七情内伤，运用中医理论都可以针刺所属经络或分而治之，或协同治之。

二、经络治病的作用机制

针灸通过经络治病，主要是调理经络气血和脏腑功能，施以一定的手法来达到治疗目的。因为人体脏腑与外在形体、官窍之间有经脉互相联系，故脏腑的病变可以通过经络反应于外，使我们"以表知里"，反过来，我们也可以通过针刺和艾灸等刺激体表经络腧穴，以疏通经气，来调节脏腑气血功能。在针灸治疗精神病证时，我们从经络入手，遵照"循经所过，主治所及"的原理，来调理和治疗所及脏腑的病证。如在临床中我们见到失眠患者胁肋胀满，善太息，急躁易怒，双目红赤，便可知是足厥阴肝经为病，因足厥阴经脉循行布胁肋，连目系，胁肋和目均为肝经所过，实乃患者肝气郁结，肝阳上亢所致，故为肝经主治所及，在治疗上就可取肝经腧穴进行调理，以疏肝解郁，平肝潜阳。同时，因为脏腑之间也通过经络互相联系，一个脏腑的病证又可以通过经络传到另一脏腑，故在治疗上也应调理相关经络，补其不足，泻其有余，使经络之间达到新的平衡。

第二节 与精神病证相关的腧穴及作用机制

腧穴是脏腑经络的气血输注于体表的部位，是内脏功能状态在体表的反应点，是针灸施术的刺激部位。用针灸的方法刺激腧穴可以调节脏腑经络的功能，提高体内抗病能力，达到防治疾病的目的。

一、治疗精神病证的腧穴

1.前人的经验总结 冠以"神""脑"之类穴名的腧穴，如神庭、神道、神门、本神、脑户、脑空等。这绝非文字游戏，而是一种临床实践的总结，是中医理论的一种体现，是以功能来命名的一种方法。如神庭位于脑海前庭，为神识所在，且居面之上部，《续博物志》曰："面者，神之庭也。"故而取名"神庭"，为治疗神识之证要穴。神道旁平心俞，心藏神，故名"神道"。《针灸穴名解》："气之伸者为神，行之通者为道。"督脉之气，升而上通，行而直达，故本穴功用在神机，而非用于气化形质之为病者。神门穴属于手少阴心经，《道藏》说："玉房之中神门户。"玉房即心也，故凡神识诸症，取本穴以开心气之郁结，"神门"因此而得名。脑户为督脉上头通脑之门，又与足太阳膀胱经在此交会，足太阳经上额交巅入络脑，还出别下颌，当由本穴透出下行，故名"脑户"，可治脑神之疾。脑空位于头后，内应大小脑之夹间，即脑之空隙处。古人云"脑常空，则智多。"脑海澄清，杂念消除，意念才会专一，故治疗意念之病，脑空实为佳穴。其他如古人用来形容心神、意念、心智等的穴名，皆有治疗精神病证的功能，如灵台，灵台是古代国君用来宣德布政之地。中医认为心为君主之官，神明出焉，《庄子·庚桑楚》："不可内于灵台。"郭象注："灵台者，心也。"故灵台可用来治疗有关神志之病。又如大陵，"陵"者，古代帝王之墓葬之处，长眠安息之地，喻刺此穴可使人寐，故名"大陵"，有催眠安神之功能。

2.头部腧穴 这是腧穴的近治作用使然。腧穴普遍具有治疗穴位所在部位的局部和紧邻组织、器官、脏腑的作用。头作为"精明之府"，则头部腧穴对头颅内的大脑功能失调所致的精神病证，具有醒脑开窍、安神定志、增智定志、定惊止痛、宁心安神等作用。如百会、强间、后顶、上星、水沟、风府、风池等。

3.针对精神病证病机的腧穴 如失眠症，中医认为主要有思虑劳倦，内伤心脾；阳不交阴，心肾不交；阴虚火旺，肝阳扰动；心胆气虚及胃中不和等因素所致心神被扰而产生不寐。在临床治疗本病时，就会取太冲、行间去泻肝火，取丰隆、中脘去清化痰热，取太溪、肾俞去滋阴降火，取心俞、脾俞去补益心脾，取足窍阴、阳陵泉去定胆安神。所有这些腧穴，都针对病因病机，泻实补虚，最后殊途同归，起到对失眠的治疗作用。

另外，尚有一些治疗精神病证的在实践中探索总结而来的新穴和旧穴，也可在临床上试用，如"降龙""伏虎""鬼哭""十三鬼穴"等。

二、腧穴治病的作用机制

1.腧穴治病的作用

（1）近治作用：腧穴有治疗所在部位局部及邻近组织、器官病证的作用。腧穴所在，主治所在如头穴、俞募穴等。头部腧穴如神庭、百会、水沟、印堂、本神、风池等，均可治疗大脑功能失调引起的精神病证；心俞临近于心，则有养心安神，止惊定痛，治疗神志病证的作用；心的募穴巨阙，就有主治癫狂痫的作用。

（2）远治作用：腧穴有治疗其远隔部位的脏腑、组织器官病证的作用。经脉所过，主治所及比如四肢肘、膝以下的腧穴，许多都具有治疗大脑功能失调引起的精神病证，如内关、神门、三阴交、涌泉、申脉、照海等。

（3）特殊作用：特殊作用体现在某些腧穴具有双向良性调整作用和相对特异治疗作用。如百会，既能益气升阳，又能平肝潜阳，在治精神病证时可根据病情提升不足之阳气，平抑亢奋之情绪。在临床实践中，医家也发现了某些穴位的特殊作用，如安眠、少商、隐白用于失眠；四神聪用于安神；涌泉用于癔性瘫痪；用大钟治心内之呆痴等。此外，像孙真人针十三鬼穴对精神神志病证的治疗，至今在临床上仍有不可替代的作用。

2.腧穴治病的机制 腧穴是经络气血转输交会之处，又是病邪入侵脏腑和经络的门户，所以刺激特定腧穴，通过经气的传导作用和脏腑的反应来调整个体的气血和脏腑功能，可恢复体内阴阳的相对协调平衡。

｜第三章｜
针灸治疗精神病证的特点

第一节　针灸治疗精神病证的处方原则

针灸处方是在中医理论尤其是经络学说的指导下，由取穴（包括经穴、头穴、耳穴、经外奇穴、经验穴等）和所采用的刺灸方法（包括毫针、电针、揿针、耳穴压籽、穴位注射、穴位埋线、灸法、穴位贴敷、刺络、拔罐、皮肤针、火针、浮针等）、操作手法（如患者所取体位、穴位消毒、进针方法、进针方向、进针幅度、进针深度、补泻手法、留针时间、出针方法等）及治疗时间、疗程、注意事项等内容组成。其中包括两大要素，即穴位和刺灸法。

一、处方以调气为根本遵循

《灵枢·根结》说："用针之要，在于知调阴与阳。调阴与阳，精气乃光，合形与气，使神内藏。"《灵枢·终始》说："凡刺之道，气调而止，补阴泻阳。"王冰注《素问·上古天真论》云："调谓调适。"指出所谓调，就是调适、调和、调节、调整。《灵枢·终始》曰："和气之方，必通阴阳，五脏为阴，六腑为阳。"可见，调气就是调阴阳、和五脏，此乃针灸基本治法。在临床上，用针灸治疗精神病证，需要强调调适五脏、任督方法的应用。

1.调五脏　通过五脏原穴和背俞的针灸，可用来治疗五脏神气病。如抑郁症见五脏神志不安，心神散而不藏，脾忧思而不解，肾恐惧而不收，肝魂伤而狂忘，肺魄伤而悲泣，致焦虑、抑郁、恐惧等，可取五脏之原（即太白、太溪、大陵、太渊、太冲）和中脘（代鸠尾）、气海针刺。又如顽固性失眠，应属五脏气乱、气虚者，可以五脏原穴、背俞为主，运用走罐和针刺等方法，宁心安神、调和阴阳、通达气机、调适五脏，达到改善睡眠状态的作用。

2.调督任　针刺五脏原穴即所以调五行，同时也用以调和阴阳。除此而外，针灸处方中还常配合膻中、鸠尾、中脘、气海、关元诸任脉穴（主阴），百会、神庭、本神、前顶诸督脉穴（主阳），如此任督合用，同样是调阴阳的核心。督脉主一身之阳，任脉主一身之阴，督、任同调，神气共治，以调和阴阳，可用于治疗各种精神病证。如在督脉百会、大椎、筋缩、腰奇，任脉关元、下脘、鸠尾、巨阙等穴施阴阳互（针）刺法，治癫狂痫有效。又如小儿抑郁太息，可取天突、膻中、中脘、神阙、身柱、灵台、至阳等，用药物敷贴法而获效。

3.调乱气 《灵枢·阴阳清浊》："清浊相干，命（名）曰乱气。"《灵枢·刺节真邪》："用针之类，在于调气。"调法可用于虚实不太明显或虚实相兼的慢性病症，如郁证、失眠症、梅核气、脏躁等，包括一些精神－躯体症状，常见清浊相干、气乱于脏腑经络的病证，如胸闷、咳嗽、胃痞、腹胀、阳痿、遗精等。在临床上，可根据脏病取背俞、腑病取募穴，经脉病取荥、输穴（以输穴为主）的原则来取穴，远取与近取结合组方。如气火上逆、清浊相干，乱于胸中心肺者，表现为头胸烦热、俯仰喘喝（气短）、心烦、恐惧、失眠，可选用调气复方，取大陵、鱼际、太溪、膻中、气海、中脘等。

在操作手法上，调气则常用导气法。导气法出自《灵枢·五乱》，在于引导脏腑经络中互扰乖错的清浊之气，恢复正常的阴阳平衡状态。故调神气常用徐往徐出的导气针法，和平补平泻调气法，取得微弱针感后静留、久留，以养神气为宜。调法具体以针刺为主，迎之随之以意和之，以静、徐、缓、轻、浅、弱刺激为要，可运用调气、导气、平补平泻等手法。《灵枢·九针十二原》认为毫针的基本操作方法，是静以徐往，微以久留，通调血气，祛邪扶正。

二、取穴以辨证和对症为依据

精神病证针灸治疗时，应根据病因病机，采取辨证和辨症结合，并结合其病程，合理取舍，精准用穴，方可提高疗效。

1.头穴为先，醒脑宁神 脑是产生精神活动的器官。现代神经科学证明，正常的大脑结构和功能可以产生正常的精神活动，反之，则会出现精神活动的异常。因此，在针灸治疗精神病证时，无疑应主要针对病位——脑，来选方用穴。而作用于脑的腧穴，根据针灸近治作用的原理，首先是头部腧穴，可直捣病所，如百会、神庭、四神聪、风府、风池、脑户、印堂等。

在头部腧穴中，头皮针治疗线是根据经络系统原理和神经系统原理而确定的。治疗线定位包含腧穴起止、经络所属，把相关的经络、脏腑气血联系起来。

如顶中线，定位在头顶部正中线上，自百会向前至前顶，属督脉，它既分别具有前顶、百会的功能，能治疗头痛、头晕、癫痫、癫狂等，又具有疏通督脉、足太阳膀胱经的功能（百会乃足太阳与督脉之会），既能升阳益气、又能平肝息风。同时，头皮针治疗线所在的刺激区，又与大脑皮质的功能定位密不可分，如额中线和额旁1、2、3线所处的部位是额上回前部的投影部位，该部位有机体行为设计的生理功能，其病理变化为精神障碍，如感情淡漠、反应迟钝、记忆力减退、智力减退等。因此，刺激这些治疗线，可增强该区血流量，以提高患者对周围环境的注意力和兴趣，从而达到治疗目的。

在针灸治疗方法中，头皮针治疗线和其他头部腧穴均可采用针刺、电针、穴位注射、皮肤针扣刺、间接灸等刺灸法。

2.结合辨证，分型处方　辨证论治是中医药治疗的重要原则，针灸处方也必须遵循。根据不同的临床表现，结合患者体质等具体情况，进行辨证分型，然后采取不同的腧穴和治疗方法，可提高临床疗效。

如血管性痴呆，血瘀阻窍型可取内关、血海、气海、膈俞等穴以治之，髓海失充型则可取太溪、肾俞、命门、关元等穴而获效。操作手法上，血瘀阻窍型气海可用补法，取义"气为血帅""气行则血行"，其他可用泻法或平补平泻，以活血祛瘀，醒脑开窍。髓海失充型以补法为主，可用针刺呼吸、迎随、开合、提插、捻转等手法施以补法，或用温灸、直接灸等灸法，以益元补肾，滋补精髓。

辨证取穴，辨证正确是前提，用穴得当是关键。其处方可用作主方应用，也可作主方的加减，以加强疗效。

3.按照病程，分期处方　精神病证的针灸治疗效果，与患者病程关系密切。一般病程短者，疗效较显，病程长者，疗效也逊。因此，临床上在明确诊断的前提下，及早进行合理的针灸治疗，往往会提高疗效。如老年性痴呆，早期治疗尚能控制病情，延缓发展，到了晚期，就可能疗效渐微，甚而劳而无功，回天乏术了。此外，精神病证往往有较为明确的分期，进行针灸治疗时，应分期处治，不可一方到底，影响疗效。如抑郁症，临床可分为急性期、恢复期（巩固期）、维持期。急性期采用电针治疗，通过头部腧穴的强刺激，可获得与西药相近的疗效，但在控制病情后，处于恢复期时，我们也可采用耳针、头皮针、毫针等温和的刺激方法，以巩固疗效。

4.主症主穴，兼症兼治　不同的精神病证，有不同的临床表现。通过辨证，针灸治疗的主穴，应针对主要矛盾和矛盾的主要方面来处方，才能釜底抽薪，击中"七寸"。但是，在临床上，精神病证患者往往有太多的兼夹症，一方面困扰着患者的情绪，确实给患者带来痛苦，另一方面也给临床带来辨证的困难，容易顾此失彼，辨证失当，都会影响针灸疗效的发挥。

正确的方法是主穴针对主症治疗，兼症可配穴兼治，以相得益彰。如血管性痴呆，除用针刺补气行瘀、充填髓海、醒脑开窍、宁心安神，主治痴呆外，若兼有大便秘结者，可加针刺支沟、天枢等穴；伴糖尿病"三多一少"者，可加耳穴敷贴胰、内分泌、三焦、肾、心、肺等；兼有小便失禁者，可加温针或艾灸关元、中极、三阴交等穴；兼有失眠早醒者，可加针刺神门、安眠、耳穴神门等穴。若通过兼治这些兼夹症，能加以控制、改善，无疑对主症的康复也是有帮助的。这也是提高精神病证临床疗效与康复水平的一条重要原则。

5.难治病证，分组综合 精神病证中病情复杂、病程较长、一时难以见效的病证在针灸治疗时，应该多经多穴处方，并根据情况，进行穴位分组治疗。其穴位分组的方法，可采取不同体位分组，如仰卧取胸腹部腧穴、四肢穴，俯卧取腰背部腧穴、四肢穴，坐位取头部腧穴、颈项部腧穴等，交替进行。也可每次取不同经脉腧穴，多经交替或多经多穴分组交替进行，也可在头针加体针，体针加耳针，耳针加头针等，分组交替进行。

三、刺灸法以疗效为选择标准

针灸治疗精神病证的法则是调神，即调节精神。其目的是通过调神，令被打破的精神平衡，达到一种新的平衡，使病告愈。针灸调神是通过对患者采用某种刺灸方法对经络、穴位产生刺激来实现的。

1.平衡阴阳是最终目的 《素问·生气通天论》说："阴平阳秘，精神乃治，阴阳离决，精气乃绝。"中医认为疾病的发生，实际上是一个人阴阳相对平衡发展为阴阳偏盛偏衰，相对平衡遭到破坏的过程，精神病证的发生也不例外。

那么，人怎样才能保持健康的精神状态，做到阴阳平衡，避免太过不及而致病呢？《素问·上古天真论》云："夫上古圣人之教下也，皆谓之虚邪贼风，避之有时，恬淡虚无，真气从之，精神内守，病安从来。"这就告诉我们，对外界环境，要及时避开不正常的气候和有害的致病因素，而在人的心理上，则要注意"精神内守"，保持安闲清静而少欲望，心境安定而无恐惧，形体虽劳动而不过分疲倦，吃穿不追求奢华，地位高低不相倾慕，随乡入俗，乐于与人相处。

这样，真气就能由此而调顺，疾病就不可能发生了。这里所说的对外"虚邪贼风，避之有时"，人体本身要"精神内守"，使"真气从之"，这也正是精神病证发生后，在患者配合医生治疗时，自身所必须遵循的调神法则。

而医者在针灸治疗精神病证时，如何来平衡阴阳消长呢？我们认为必须遵照"治病必求于本"的原则，这是关键所在。阴阳相和，则无病变，阴阳偏胜，则疾病乃起。针灸治病就是针对此"偏"，泻其有余，补其不足，使阴阳偏盛偏衰及时得到纠正，从而达到一种新的平衡。而针灸调节阴阳的作用，就是通过针灸补泻手法来实现的。正如《素问·至真要大论》说："调气之方，必别阴阳，定其中外，各守其乡。""谨察阴阳所在而调之，以平为期。"因此，阴阳相对平衡，就是针灸治疗精神病证的最终目的。

具体用针时，也就是"调其逆从，可使必已。"（《素问·热论》）精神为病，无非是过亢或抑郁。当"阴不胜其阳"，临床就表现为神情亢奋、行为躁动，甚而阳气盛极而至狂乱，此当泻其督脉和阳经，抑其偏胜之阳，充其任脉和阴经，以补偏虚之阴，可采取养神、宁神、安神、敛神之法。而当"阳不胜其阴"，临床表现为神情抑郁，行为消沉、易惊善恐时，则须泻其任脉和阴经，抑其偏胜之阴，温煦督脉和阳经，以补其偏虚之阳，可采取醒神、提神、定神、守神之法。

此外，在调理阴阳次序上，也有讲究。《灵枢·终始》说："阴盛而阳虚，先补其阳，后泻其阴而和之。阴虚而阳盛，先补其阴，后泻其阳而和之。"如阴盛阳虚则癫证、嗜睡，阳盛阴衰则狂躁、失眠，针灸时多取阴跷脉气所发穴照海和阳跷脉气所发穴申脉治疗。属阴盛阳虚的癫证、嗜睡，宜补申脉、泻照海（补阳泻阴），属阳盛阴衰的狂症、失眠，应补照海、泻申脉（补阴泻阳）。如此获效更佳。

2. 扶正祛邪是根本法则 扶正，就是扶助正气，提高免疫机制，增强机体抵御疾病的能力。祛邪，就是祛除病邪，

减轻疾病症状，消除致病因素。而扶正祛邪之法则，具体在针灸上的应用就是补虚泻实，主要通过针灸手法和腧穴的配伍来实现。

精神病证也有虚实之分。《素问·评热病论》云："邪之所凑，其气必虚。"精神病证一旦发生，人的正气，即人体的功能活动和抗病能力必定是虚弱的，但在治疗时，还得看矛盾的主要方面。若是以正虚为主，则当以补为先，以补为主，将泻实放在第二步或在次要位置上，若是以邪实为主，则当以泻为先，

以泻为主，辅以扶助正气。精神病证患者正气虚弱多以先天不足、肝肾亏损、心脾两虚为多，而邪实者多以痰、瘀、郁、情绪刺激等因素为多。初起或急性发作期多以泻实为主，缓解平稳期、恢复期多以补虚为主。在刺灸方法上，一般以针刺补泻手法，如呼吸补泻、迎随补泻、开合补泻、捻转补泻、提插补泻来实现。艾灸、温针等疗法一般用于补虚，刺络、皮肤针等疗法一般用于泻实。正如《素问·调经论》所云："神有余则笑不休，神不足则悲……神有余，则泻其小络之血，出血勿之深斥，无中其大经，神气乃平。神不足者，视其虚络，按而致之，刺而利之，无出其血，无泄其气，以通其经，神气乃平。"

在腧穴的取舍上，也有偏补、偏泻之分。如足三里、关元、气海、命门、肾俞等则多偏补，常常用在扶正补虚上。如十宣、十二井、水沟、委中等则多偏泻，往往用在泻实祛邪方面。而有许多腧穴则有双向调节作用，既可用于补虚，又可用于泻实，如百会，既有平肝潜阳之功，又有益气升阳之效，只需看辨证需要，施以不同的刺灸手法而达到补泻的目的即可。此外，背俞穴偏于扶正，郄穴、募穴偏于祛邪，原穴则有扶正祛邪双重性能，均可选择应用。

3.操作上勿忘治神 《灵枢·九针十二原》："粗守形，上守神。"在针灸治病的过程中，若欲获得疗效，必须遵循《素问·宝命全形论》"凡刺之真，必先治神"和《灵枢·官能》"用针之要，勿忘其神"之训，将治神之法贯穿于针刺操作的始终，以图通过患者精神调摄和医生意念集中等方法，使针下得气，甚而气至病所，来提高针灸治疗的临床疗效。在针治精神病证的过程中，尤要以调神为要务，勿忘其神。

①针前要"定神"。《素问·宝命全形论》说："静意观义，观识之变。"即医生与患者都要调整自己的心理状态，稳定自己的情绪变化，只有患者精神安定，才能显现真正的脉证之象，才能接受针刺治疗。只有术者情绪稳定，才能精心分析病情，审察患者的形神变化，才能正确施针。而定神之法，最根本的是要根据患者的心理状态，了解病因，掌握其情绪心态之根结，进行言语劝导，宽慰患者，通过医患推心置腹的交流，解开患者的心结，提高患者的信心，增强患者的决心，才能医患默契配合，共同战胜疾病。现代医学之父希波克拉底说医生有三大法宝，第一是语言，第二是药物，第三是手术，把语言放在第一位，也即此意。

②进针要"守神"。进针时，术者要全神贯注，属意病者，令志在针，意守针尖，迅速破皮刺入。同时，要随时注意患者的任何情绪变化，不断调整患者

的心理状态和针刺的深浅、方向。患者守神则可促使针下得气，令气易行，提高疗效。

③行针宜"移神制神"。针刺入一定深度后，术者应观察患者的神态和目光，通过医患之间的目光暖接，使患者神情安定。《素问·针解》说："必正其神者，欲瞻病人目，制其神，令气易行也。"在行针过程中，还须通过移神之法，使患者意守针感，促使得气。笔者在头皮针治疗精神病证时，常用抽提法结合患者的意念运动，引导患者的意念集中在患部，调摄自己的神气，并作一定的心理暗示，可明显地提高疗效。

此外，《素问·移情变气论》所说的"余闻古之治病，惟其移情变气，可祝由而已"也值得重视。正如《黄帝内经素问吴注》所释："移易精神，变化脏气，如悲胜怒，恐胜喜，怒胜思，喜胜悲，思胜恐，导引营卫，皆其事也。""凡人用情失中，五志偏僻，则精神并于五脏，为亢为害，而疾生矣。如怒则气上，恐则气下，喜则气缓，悲则气消，思则气结，是为气病而生诸疾。古之治病，明见其情，为之祝说病由。"能收事半功倍之效。

④针后要"静神"。《素问·刺法论》说："刺毕，静神七日。"精神病证患者针刺期间和针刺后，要避免环境和情绪的刺激，嘱其静养定神，稳定心态，勿大怒、大喜、大悲、大忧，以免神气耗散，对提高疗效十分必要。《灵枢·官能》强调针刺必须神定气闲，心静手巧，过程徐缓，用针端正，治神安静。

在制订治疗方案时，刺灸方法的选择，应以疗效为目的，提倡各种疗法综合应用，这也是提高精神病证临床疗效与康复水平的又一个重要原则。目前，在临床上经常采用头针、体针、耳针综合应用，或针刺、艾灸、电针、刺络、穴位注射、穴位埋线、穴位敷贴等多种方法综合应用的形式，来进行精神病证的治疗。同时也可选用拔火罐、推拿按摩、心理治疗、饮食治疗、医疗体育、中西医药等形式配合进行。还有一些传统及现代的特殊针灸疗法，如芒针、眼针、腹针、腕踝针、火针、平衡针、热敏灸等，也可在临床上有针对性地单独或组方应用，往往会收到意外的治疗效果。

第二节　针灸治疗精神病证的优势

精神病证的治疗，用药主要靠西药，但患者及其家属常常担心西药会产生依赖性和副作用，如反应迟钝、表情呆滞、记忆力减退、肥胖、性功能障碍等等，从而影响到患者的生活质量。这种想法虽然有一定的误区，但也确实存在。任何药物都有不良反应。医生除了在用药治疗过程中严格掌握适应证，控制好治疗剂量外，尝试非药物疗法也不失为一种可以选择的治疗手段。针灸正是这样一种治疗方法，而且被越来越多地应用于精神病证临床。

针灸治疗精神病证有着悠久的历史。归纳起来，针灸治疗精神病证有以下四个方面的优势。

一、针灸有双向调节的优势

早在2000多年前，针灸对癫、狂、痫等精神病证的治疗就有所记载。如前所述，精神病证的证候，大致可分为神情亢奋、行为躁动和神情抑郁，行为消沉、易惊善恐两大类。古人云，阴阳不测之谓神。精神病证无非也是阴阳失去平衡，太过不及所致。针灸具有明显的双向调节的特色和优势，如神门穴可使脉率快者减慢，慢者增快；神庭、耳穴神门对失眠、嗜睡有双向调节作用；足三里穴对运动亢进的小肠有明显的抑制作用，又可加强静息状态下的小肠运动功能；百会穴既可以平肝潜阳治疗高血压，又可以益气升阳治疗低血压。针灸正是可以通过神奇的双向调节作用以疏通经络、扶正祛邪、平衡阴阳，来促使精神病证的康复。现代研究认为针刺能双向调节和改善大脑皮质神经条件反射的强度、均衡性和灵活性，从而促使大脑皮质病变部位功能的恢复，从而达到其他疗法达不到的效果。

二、针灸作为自然疗法（非药物疗法）的优势

针灸可以避免一些药物的副作用。因为针灸是一种良性的穴位刺激，是一种非药物治疗方法，自然就不存在药物引起的二次伤害。免除了患者和家属的后顾之忧，同时，也消除了药物依赖等精神病证致病的后续因素，容易提高患者的依从性。

三、病种方面的优势

针灸疗法治疗精神病证，并非医治百病，也有其适应证。针灸对一些精神病证治疗效果特别好，可起到缓解作用的，我们可作为首选疗法或单一疗法来应用。针灸对一些精神病证效果一般，但能在消除致病因素、缓解某些机体症状等方面起到一定的作用，我们可以作为一种辅助疗法来应用，以逐步减少药

物的剂量或维持量，从而减少药物的副作用。有些针灸疗法还可针对药物的副作用产生一些拮抗作用，减弱或消除一些药物的副作用，提高患者服用药物的依从性。

四、针灸治未病的优势

针灸疗法尚可起到一些精神病证的预防和截断作用。预防分两个方面，一是预防精神病证的发生，二是预防精神病证的恶化。如失眠往往是一些精神病证的先兆，若不好好对待，极易转化为严重的精神病证。而在针灸治疗失眠时，往往从神论治，消除心火、肝火、痰热及改善气血两虚等上扰神明的诸多因素，达到宁神镇静、养神安躁的效果，从而达到截断向抑郁症、焦虑症等精神病证转化的作用。

| 第四章 |
针灸治疗精神病证的常用穴位

一、头面部（见图4-1）

脑户

[**归经**] 督脉。

[**别名**] 匝风、合颅、会额、仰风、会颅。

[**定位**] 在头部，后发际正中直上2.5寸，风府上1.5寸，枕外隆突的上缘凹陷处。

[**功效**] 醒神开窍，平肝息风。

[**主治**] 头痛头重，眩晕，癫狂等。

[**操作**] 平刺0.5~1寸，可灸。

[**备注**] 督脉、足太阳经交会穴。

《圣济总录》："狂癫惊走风，恍惚嗔喜，骂笑歌哭，鬼语，悉灸脑户风池。"

强间

[**归经**] 督脉。

[**别名**] 大羽。

[**定位**] 在头部，当后发际正中直上4寸（脑户上1.5寸）。

[**功效**] 醒神宁心，平肝息风。

[**主治**] 头痛目眩，烦心，失眠，癫狂，癔症等。

[**操作**] 平刺0.5~0.8寸，可灸。

[**备注**]《针灸甲乙经》："癫疾狂走……强间主之。"

后顶

[**归经**] 督脉。

［**别名**］交冲。

［**定位**］在头部，当后发际正中直上5.5寸（脑户上3寸）。

［**功效**］醒脑安神，息风镇痉。

［**主治**］头痛，眩晕，心烦失眠，癫狂，精神分裂症，癔症等。

［**操作**］平刺0.5~1寸，可灸。

百会

［**归经**］督脉。

［**别名**］三阳五会、天满、巅上。

［**定位**］在头部，当前发际正中直上5寸，或两耳尖连线的中点处。

［**功效**］息风醒脑，升阳固脱。

［**主治**］眩晕，健忘，头痛，癫痫，老年性痴呆，精神分裂症等。

［**操作**］平刺0.5~0.8寸，可灸。

［**备注**］督脉、足太阳经交会穴。

《备急千金要方》："狂痫不识人，癫病眩乱，灸百会九壮。"

《铜人腧穴针灸图经》："或多哭，语不择言，发即无时。"

《针灸说约》："治心烦、惊悸、健忘。"

《针灸大成》："思虑过度，无心力，忘前失后。"

《针经图翼》："心神恍惚。"

囟会

［**归经**］督脉。

［**定位**］在头部，当前发际正中直上2寸（百会前3寸）。

［**功效**］安神醒脑，清热消肿。

［**主治**］惊悸，嗜睡，神经官能症，记忆力减退等。

［**操作**］平刺0.3~0.5寸，可灸。小儿禁刺。

上星

［**归经**］督脉。

［**别名**］名堂、鬼堂、神堂。

［**定位**］在头部，当前发际正中直上1寸。

［**功效**］息风清热，宁神通便。

［**主治**］眩晕，头痛，神经衰弱等。

［**操作**］平刺0.3~0.5寸，可灸。

神庭

［**归经**］督脉。

［**别名**］发际、天庭。

［**定位**］在头部，当前发际正中直上0.5寸。

［**功效**］宁神醒脑，降逆平喘。

［**主治**］头晕目眩，神经官能症，记忆力减退，精神分裂症等。

［**操作**］平刺0.3~0.5寸，可灸。

［**备注**］督脉、足太阳经、足阳明经交会穴。

《针灸资生经》："神庭，治惊悸不得安寝。"

水沟

［**归经**］督脉。

［**别名**］水沟、鬼宫、鬼市、鬼客厅。

［**定位**］在面部，当水沟的上1/3与中1/3的交点处。

［**功效**］醒神开窍，清热息风。

［**主治**］癔症，精神分裂症等。

［**操作**］向上斜刺0.3~0.5寸（或用指甲按切），不灸。

［**备注**］《针灸甲乙经》："癫疾互引，水沟及龈交主之。"

承浆

［**归经**］任脉。

［**别名**］天池、鬼市。

［**定位**］在面部，当颏唇沟的正中凹陷处。

［**功效**］生津敛液，舒筋活络。

［**主治**］癔症性失语等。

［**操作**］斜刺0.3~0.5寸，可灸。

［**备注**］任脉、足阳明经交会穴。

睛明

［**归经**］足太阳膀胱经。

［**定位**］目内眦旁0.1寸。

［**功效**］祛风，清热，明目。

［**主治**］目赤肿痛，迎风流泪，头痛等。

［**操作**］闭目，医者用左手轻推眼球向外侧固定，缓慢进针，紧靠眶缘直刺0.5~1寸。不捻转，不提插。

［**备注**］手、足太阳、足阳明、阴跷、阳跷五脉交会穴。

攒竹

［**归经**］足太阳膀胱经。

［**定位**］眉头凹陷中。

［**功效**］祛风清热，行气解郁。

［**主治**］目赤肿痛，迎风流泪，头痛等。

［**操作**］平刺0.3~0.5寸。

眉冲

［**归经**］足太阳膀胱经。

［**定位**］攒竹穴直上，入发际0.5寸。

［**功效**］祛风通窍，明目醒神。

［**主治**］头痛，眩晕等。

［**操作**］平刺0.3~0.5寸。

五处

［**归经**］足太阳膀胱经。

［**定位**］前正中线旁开1.5寸，入发际0.5寸。

［**功效**］散风清热。

［**主治**］头痛，目眩等。

［**操作**］平刺0.5~0.8寸。

承光

［**归经**］足太阳膀胱经。

［**定位**］五处穴后1.5寸。

［**功效**］祛风，降逆。

［**主治**］头痛，目眩等。

［**操作**］平刺0.5~0.8寸，可灸。

络却

［**归经**］足太阳膀胱经。

［**别名**］强阳、脑盖、络郄、及行。

［**定位**］在头部，当前发际正中直上5.5寸，旁开1.5寸。

［**功效**］息风明目，清心安神。

［**主治**］眩晕，癫狂，精神病等。

［**操作**］平刺0.3~0.5寸，可灸。

玉枕

［**归经**］足太阳膀胱经。

［**定位**］后发际正中直上2.5寸，旁开1.3寸。

［**功效**］祛风通窍，明目。

［**主治**］头痛等。

［**操作**］平刺0.3~0.5寸，可灸。

颅息

［**归经**］手少阳三焦经。

［**定位**］耳后，当角孙和翳风之间，沿耳轮连线的中上1/3交点处。

［**功效**］散风清热，镇惊聪耳。

［**主治**］头痛，耳鸣等。

［**操作**］平刺0.3~0.5寸，可灸。

丝竹空

［**归经**］手少阳三焦经。

［**定位**］在面部，当眉梢凹陷处。

［**功效**］散风清热，清头明目。

［**主治**］头痛，眩晕，癫狂，目眩等。

［**操作**］平刺0.3~0.5寸。

颊车

［**归经**］足阳明胃经。

[**定位**] 在面颊部，下颌角前上方约一横指，当咀嚼时咬肌隆起，放松时按之凹陷处。

[**功效**] 散风清热，开关通络。

[**主治**] 牙关紧闭等。

[**操作**] 直刺0.3~0.5寸，斜刺1~1.5寸。

头维

[**归经**] 足阳明胃经。

[**定位**] 在头侧部，当额角发际上0.5寸，头正中线旁4.5寸。

[**功效**] 息风镇痉，止痛明目。

[**主治**] 头痛，目眩等。

[**操作**] 向后平刺1~1.5寸。

[**备注**] 足阳明、少阳、阳维交会穴。

听宫

[**归经**] 手太阳小肠经。

[**别名**] 多所闻、耳中窗笼。

[**定位**] 耳屏前，下颌骨髁状突的后缘，张口呈凹陷处。

[**功效**] 开窍聪耳。

[**主治**] 癫狂等。

[**操作**] 张口直刺1~1.5寸，可灸。

[**备注**] 手足少阳与手太阳经交会穴。

率谷

[**归经**] 足少阳胆经。

[**定位**] 在头部，当耳尖直上入发际1.5寸。

[**功效**] 平肝息风，宁神止吐。

[**主治**] 头痛，眩晕等。

[**操作**] 平刺0.3~0.5寸，可灸。

[**备注**] 足少阳、足太阳经交会穴。

《针灸甲乙经》："醉酒风热发，两目眩痛，不能饮食，烦满呕吐，率谷主之。"

《类经图翼》："主治脑病，两头角痛，胃膈寒痰，烦闷呕吐，酒后皮风肤肿。"

《医宗金鉴》："伤酒呕吐，痰眩。"

天冲

[**归经**] 足少阳胆经。

[**定位**] 在头部，当耳根后缘直上入发际2寸，率谷后0.5寸。

[**功效**] 消肿止痛，祛风定惊。

[**主治**] 头痛，癫证，惊恐，瘿症等。

[**操作**] 平刺0.5~0.8寸，可灸。

[**备注**] 足少阳、足太阳经交会穴。

《备急千金要方》："头痛，癫疾互引，数惊悸。"

《铜人腧穴针灸图经》："癫疾风痉，善惊恐。"

头窍阴

[**归经**] 足少阳胆经。

[**定位**] 在头部，当耳后乳突的后上方，天冲与完骨的中下1/3交点处。

[**功效**] 平肝息风，开窍聪耳。

[**主治**] 头痛等。

[**操作**] 平刺0.5~0.8寸，可灸。

[**备注**] 足少阳、足太阳经交会穴。

完骨

[**归经**] 足少阳胆经。

[**定位**] 在头部，当耳后乳突的后下方凹陷处。

[**功效**] 平肝息风，宁神镇惊。

[**主治**] 头痛，癫狂等。

[**操作**] 斜刺0.5~0.8寸，可灸。

[**备注**] 足少阳、足太阳经交会穴。

《备急千金要方》："癫疾，狂。"

本神

[**归经**] 足少阳胆经。

[**定位**] 在头部，当前发际上0.5寸，神庭旁开3寸，神庭与头维连线的内

2/3与外1/3交点处。

[功效] 祛风止痛，安神定惊。

[主治] 头痛，目眩，神志病等。

[操作] 平刺0.5~0.8寸，可灸。

[备注] 足少阳经与阳维脉交会穴。古人对神的认识是神藏于心，神主于心，但神之气却上聚于颠顶，这也是明代李时珍"脑为元神之府"的认识基础。本神位于头角当泥丸之两侧，因此，奠定了本神和神志关系的基础。

目窗

[归经] 足少阳胆经。

[定位] 在头部，当前发际上1.5寸，头正中线旁开2.25寸。

[功效] 开窍明目，息风镇惊。

[主治] 头痛等。

[操作] 平刺0.5~0.8寸，可灸。

[备注] 足少阳经与阳维脉交会穴。

正营

[归经] 足少阳胆经。

[定位] 在头部，当前发际上2.5寸，头正中线旁开2.25寸。

[功效] 平肝息风，活络止痛。

[主治] 头痛，目眩等。

[操作] 平刺0.5~0.8寸，可灸。

[备注] 足少阳经与阳维脉交会穴。

脑空

[归经] 足少阳胆经。

[别名] 颞颥。

[定位] 在头部，当枕外隆凸的上缘外侧，头正中线旁开2.25寸，平脑户。

[功效] 清热止痛，宁神镇惊，祛风开窍。

[主治] 癫狂，癔症等。

[操作] 平刺0.3~0.5寸，可灸。

[**备注**] 足少阳经与阳维脉交会穴。

四神聪

[**归经**] 经外奇穴。

[**别名**] 神聪。

[**定位**] 在头顶部，当百会前后左右各1寸，共4个。

[**功效**] 宁心安神，明目聪耳。

[**主治**] 头痛，眩晕，失眠，健忘，癫狂，大脑发育不全，神经衰弱，精神分裂症等。

[**操作**] 平刺0.5~0.8寸，可灸。

印堂

[**归经**] 经外奇穴。

[**别名**] 曲眉。

[**定位**] 在额部，当两眉头之中间。

[**功效**] 镇痉清神，明目通鼻。

[**主治**] 头痛，眩晕，失眠，神经衰弱等。

[**操作**] 提捏局部皮肤，向下斜刺0.3~0.5寸，或用三棱针点刺出血，可灸。

太阳

[**归经**] 经外奇穴。

[**定位**] 眉梢与目外眦之间向后约1寸。

[**功效**] 清热消肿，止痛舒络。

[**主治**] 头痛等。

[**操作**] 直刺或斜刺0.3~0.5寸；或点刺出血。

海泉

[**归经**] 经外奇穴。

[**定位**] 位于口腔内，当舌下系带中点处。

[**功效**] 清热散风，祛邪开窍。

[**主治**] 癔症性失语等。

[**操作**] 用三棱针点刺出血。

二、颈项部（见图4-1）

大椎

[归经] 督脉。

[别名] 百劳上杼。

[定位] 俯伏坐位，在后正中线上，第七颈椎棘突下凹陷中。

[功效] 清热解表，截疟止痛。

[主治] 热盛烦呕，虚汗盗汗，颈强不得回顾等。

[操作] 直刺0.5~0.8寸，可灸。

[备注] 督脉、手足三阳经交会穴。

哑门

[归经] 督脉。

[别名] 舌厌、舌横、瘖门、横舌、舌根、舌肿。

[定位] 在项部，当后发际正中直上0.5寸，第1颈椎下。

[功效] 散风息风，开窍醒神。

[主治] 癫疾，精神分裂症等。

[操作] 伏案正坐位，使头微前倾，项肌放松，向下颌方向缓慢刺入0.5~1寸，慎灸。

[备注] 督脉、阳维脉交会穴。

风府

[归经] 督脉。

[别名] 鬼枕、鬼林。

[定位] 在项部，当后发际正中直上1寸，枕外隆突直下，两侧斜方肌之间凹陷处。

[功效] 散风息风，通关开窍。

[主治] 头痛，眩晕，癔症等。

[操作] 头微前倾，向下颌方向缓慢刺入0.5~1寸，针尖不可向上，以免刺入枕骨大孔，误伤延髓，慎灸。

[备注] 督脉、阳维脉交会穴。

天突

[**归经**]任脉。

[**别名**]玉户。

[**定位**]在颈部，当前正中线上，胸骨上窝中央。

[**功效**]宣通肺气。

[**主治**]梅核气等。

[**操作**]先直刺，当针尖超过胸骨柄内缘后，即向下沿胸骨柄后缘，气管前缘缓慢向下刺入0.5~1寸，可灸。

[**备注**]任脉、阴维脉交会穴。

廉泉

[**归经**]任脉。

[**定位**]在颈部，当前正中线上，喉结上方，舌骨上缘凹陷处。

[**功效**]利喉舒舌，消肿止痛。

[**主治**]癔症性失语等。

[**操作**]针尖向咽喉部刺入0.5~1寸，可灸。

[**备注**]任脉、阴维脉交会穴。

翳风

[**归经**]手少阳三焦经。

[**定位**]乳突前下方，平耳垂后下缘的凹陷中。

[**功效**]散风活络，聪耳消肿。

[**主治**]耳鸣耳聋等。

[**操作**]直刺0.8~1寸，可灸。

天柱

[**归经**]足太阳膀胱经。

[**定位**]在项部，大筋（斜方肌）外缘之后发际凹陷中，约当后发际正中旁开1.3寸。

[**功效**]疏风通络，息风宁神。

[**主治**]癫狂，癔症，神经衰弱等。

[**操作**]直刺或斜刺0.5~0.8寸，不可向内上方深刺，以免伤及延髓，可灸。

天鼎

［归经］手阳明大肠经。

［别名］天顶。

［定位］在颈外侧部，胸锁乳突肌后缘，当喉结旁，扶突与缺盆连线中点。

［功效］理气化痰，利咽消肿。

［主治］气梗，梅核气等。

［操作］直刺0.3~0.5寸，可灸。

天窗

［归经］手太阳小肠经。

［别名］窗笼。

［定位］在颈外侧部，胸锁乳突肌的后缘，扶突后，与喉结相平。

［功效］聪耳利窍，息风宁神。

［主治］耳鸣，癫狂等。

［操作］直刺0.3~0.5寸，可灸。

风池

［归经］足少阳胆经。

［别名］热府。

［定位］在项部，当枕骨之下，与风府相平，胸锁乳突肌与斜方肌上端的凹陷处。

［功效］平肝息风，清热解表，清头明目。

［主治］头痛，耳鸣，耳聋，瘾症等。

［操作］针尖微下，向鼻尖斜刺0.8~1.2寸，或平刺透风府，深部为延髓，必须严格掌握针刺幅度与深度，可灸。

［备注］足少阳、阳维脉交会穴。

翳明

［归经］经外奇穴。

［定位］在项部，当翳风后1寸。

［功效］息风宁神，退翳明目。

［主治］眩晕，耳鸣，失眠，精神病等。

［**操作**］直刺0.5~1寸，可灸。

颈百劳

［**归经**］经外奇穴。

［**别名**］百劳。

［**定位**］在颈部，在大椎直上2寸，后正中线旁开1寸。

［**功效**］化痰消块，止咳平喘。

［**主治**］神经衰弱等。

［**操作**］直刺0.5~1寸，可灸。

安眠

［**归经**］经外奇穴。

［**定位**］在翳风与风池连线中点处。

［**功效**］醒脑开窍，镇静安神。

［**主治**］失眠，眩晕，耳鸣，心悸，烦躁，癫痫等。

［**操作**］直刺0.4~0.8寸，可灸。

兴奋

［**归经**］经外奇穴。

［**定位**］乳突后上缘，安眠斜上0.5寸。

［**功效**］醒脑提神。

［**主治**］嗜睡，肢体无力等。

［**操作**］直刺1.5~2寸。

人迎

［**归经**］足阳明胃经。

［**定位**］喉结旁1.5寸，在胸锁乳突肌的前缘，颈总动脉后。

［**功效**］调和气机，通畅声道。

［**主治**］癔性失声，瘿气，咽喉肿痛，气喘。

［**操作**］直刺0.3~0.8寸。

水突

［**归经**］足阳明胃经。

[**定位**] 当人迎与气舍连线的中点，胸锁乳突肌的前缘。

[**功效**] 调和气机，通畅声道。

[**主治**] 癔性失声，咽喉肿痛，咳嗽气喘。

[**操作**] 直刺0.3~0.8寸。

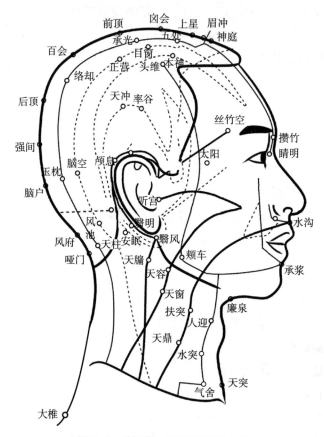

图4-1　头面部、颈项部常用穴位

三、腰背部（见图4-2）

长强

[**归经**] 督脉。

[**别名**] 龟尾、气之阴郄、穷骨、鱼尾、尾骶、脊骶端。

[**定位**] 跪伏或膝胸位，在尾骨端与肛门连线的中点处。

[**功效**] 宁神镇痉，通便消痔。

[**主治**] 癫狂，痫症等。

[**操作**] 斜刺，针尖向上与骶骨平行刺入0.5~1寸。不得刺穿直肠，以防感染。不灸。

[**备注**] 络穴，督脉、足少阳、足少阴经交会穴。

《针灸大成》《类经图翼》："狂病。"

《名医指掌》："癫狂灸穷骨百壮。"

《类经图翼》："失精。"

《针灸大成》《医学入门》："惊恐失精。"

命门

[**归经**] 督脉。

[**定位**] 当后正中线上，第2腰椎棘突下凹陷中。

[**功效**] 补益肝肾，滋养五脏。

[**主治**] 遗精，阳痿，癫狂，痫证等。

[**操作**] 直刺0.5~1.0寸，可灸。

[**备注**]《难经》："命门者，诸精神之所舍，原气之所系也。"

至阳

[**归经**] 督脉。

[**定位**] 在背部，当后正中线上，第7胸椎棘突下凹陷中。

[**功效**] 宽胸利膈。

[**主治**] 胸闷，心悸等。

[**操作**] 直刺0.5~0.8寸，可灸。

灵台

[**归经**] 督脉。

[**定位**] 在背部，当后正中线上，第6胸椎棘突下凹陷中。

[**功效**] 清热化湿。

[**主治**] 心悸，怔忡等。

[**操作**] 直刺0.5~0.8寸，可灸。

神道

[归经] 督脉。

[定位] 在背部，当后正中线上，第5胸椎棘突下凹陷中。

[功效] 宁神安心，清热平喘。

[主治] 恍惚悲愁，健忘惊悸等。

[操作] 直刺0.5~0.8寸，可灸。

[备注]《针灸资生经》："神道，治恍惚悲愁。"

《金针秘传》："一穴，在第五椎节下间，俯而取之，督脉气所发。治寒热头痛，进退往来，疟，恍惚悲愁，健忘惊悸。"

身柱

[归经] 督脉。

[定位] 在背部，当后正中线上，第3胸椎棘突下凹陷中。

[功效] 宣肺清热，宁神镇痉。

[主治] 癫狂等。

[操作] 直刺0.5~0.8寸，可灸。

[备注]《针灸甲乙经》："癫疾怒欲杀人，身柱主之。"

大杼

[归经] 足太阳膀胱经。

[别名] 背俞、本神、百劳、大腧杼骨。

[定位] 在背部，当第1胸椎棘突下，旁开1.5寸。

[功效] 宣肺清热，疏风通络，强筋壮骨。

[主治] 癫狂等。

[操作] 向棘突或向下斜刺0.5~0.8寸，可灸。本经背部腧穴切不可垂直深刺，以免伤及内部重要脏腑。

[备注] 八会穴之骨会，手足太阳经交会穴。

肺俞

[归经] 足太阳膀胱经。

[定位] 在背部，当第3胸椎棘突下，旁开1.5寸。

［**功效**］宣肺平喘理气。

［**主治**］咳嗽，胸满等。

［**操作**］向棘突或向下斜刺0.5~0.8寸，可灸。

［**备注**］肺背俞穴。

厥阴俞

［**归经**］足太阳膀胱经。

［**别名**］厥俞、阙俞、心包俞。

［**定位**］在背部，当第4胸椎棘突下，旁开1.5寸。

［**功效**］宽胸理气，宁心安神。

［**主治**］神经衰弱等。

［**操作**］向棘突或向下斜刺0.5~0.8寸，可灸。

［**备注**］心包背俞穴。

心俞

［**归经**］足太阳膀胱经。

［**定位**］在背部，当第5胸椎棘突下，旁开1.5寸。

［**功效**］宽胸理气，通络安神。

［**主治**］失眠，健忘，梦遗，癫狂，精神分裂症，癔症等。

［**操作**］向棘突或向下斜刺0.5~0.8寸，可灸。

［**备注**］心背俞穴。

《太平圣惠方》："心中风，狂痫，心气乱语，悲泣，心腹烦满。"

《胜玉歌》："遗精白浊心俞治。"

膈俞

［**归经**］足太阳膀胱经。

［**定位**］在背部，当第7胸椎棘突下，旁开1.5寸。

［**功效**］宽胸理气。

［**主治**］癫疾，精神分裂症等。

［**操作**］向棘突或向下斜刺0.5~0.8寸，可灸。

［**备注**］血会。

肝俞

[**归经**] 足太阳膀胱经。

[**定位**] 在背部，当第9胸椎棘突下，旁开1.5寸。

[**功效**] 疏肝，利胆，明目，镇静，和血。

[**主治**] 癫狂，痫证，神经衰弱，精神病等。

[**操作**] 向棘突或向下斜刺0.5~0.8寸，可灸。

[**备注**] 肝背俞穴。

脾俞

[**归经**] 足太阳膀胱经。

[**定位**] 在背部，当第11胸椎棘突下，旁开1.5寸。

[**功效**] 健脾和胃化湿。

[**主治**] 失眠，嗜卧等。

[**操作**] 向棘突或向下斜刺0.5~0.8寸，可灸。

[**备注**] 脾背俞穴。

肾俞

[**归经**] 足太阳膀胱经。

[**定位**] 在腰部，当第2腰椎棘突下，旁开1.5寸。

[**功效**] 交通心肾，安神固精。

[**主治**] 遗精，阳痿，癫狂，痫证，神经衰弱等。

[**操作**] 向棘突或向下斜刺0.5~0.8寸，可灸。

[**备注**] 肾背俞穴。

白环俞

[**归经**] 足太阳膀胱经。

[**别名**] 玉环俞、玉房俞。

[**定位**] 在骶区，当骶正中嵴旁1.5寸，平第4骶后孔。

[**功效**] 利湿健脾，益肾调经。

[**主治**] 遗精等。

[**操作**] 直刺0.8~1.2寸，可灸。

次髎

[**归经**] 足太阳膀胱经。

[**定位**] 在骶部，当髂后上棘内下方，适对第2骶后孔处。

[**功效**] 健腰调经，清利下焦。

[**主治**] 遗精，阳痿等。

[**操作**] 直刺1~1.5寸，可灸。

魄户

[**归经**] 足太阳膀胱经。

[**定位**] 在背部，当第3胸椎棘突下，旁开3寸。

[**功效**] 止咳平喘，利肺通络。

[**主治**] 咳嗽气喘等。

[**操作**] 斜刺0.5~0.8寸，可灸。

膏肓

[**归经**] 足太阳膀胱经。

[**别名**] 膏肓俞。

[**定位**] 在背部，当第4胸椎棘突下，旁开3寸。

[**功效**] 理肺补虚，养阴调心。

[**主治**] 遗精，健忘，神经衰弱等。

[**操作**] 斜刺0.5~0.8寸，可灸。

[**备注**]《针灸聚英》："发狂、健忘、痰病。"

《备急千金要方》："梦中失精，狂惑妄误。"

《铜人腧穴针灸图经》："发狂健忘。"

《医学入门》："主阳气亏弱，诸虚痼冷，梦遗，上气呃逆，膈噎，狂惑忘误百病。"

神堂

[**归经**] 足太阳膀胱经。

[**定位**] 在背部，当第5胸椎棘突下，旁开3寸。

[**功效**] 宽胸理气，宁心安神。

［**主治**］神经衰弱，精神分裂症等。

［**操作**］斜刺0.5~0.8寸，可灸。

［**备注**］《针方六集》："多梦，虚惊，狂走。"

魂门

［**归经**］足太阳膀胱经。

［**定位**］在背部，当第9胸椎棘突下，旁开3寸。

［**功效**］疏肝利胆，和中健胃。

［**主治**］惊悸，怔忡，失眠，神经衰弱等。

［**操作**］斜刺0.5~0.8寸，可灸。

意舍

［**归经**］足太阳膀胱经。

［**定位**］在背部，当第11胸椎棘突下，旁开3寸。

［**功效**］健脾利湿，和中利胆。

［**主治**］呕吐食不下等。

［**操作**］斜刺0.5~0.8寸，可灸。

志室

［**归经**］足太阳膀胱经。

［**定位**］在腰部，当第2腰椎棘突下，旁开3寸。

［**功效**］交通心肾，安神固精。

［**主治**］遗精，阳痿，癫狂，痫证等。

［**操作**］向棘突或向下斜刺0.5~0.8寸，可灸。

［**备注**］《针灸大成》："梦遗失精。"

腰奇

［**归经**］经外奇穴。

［**定位**］在骶部，当尾骨端直上2寸，骶角之间凹陷处。

［**功效**］镇痉止痛，宁神通便。

［**主治**］头痛，失眠等。

［**操作**］向上平刺1~1.5寸，可灸。

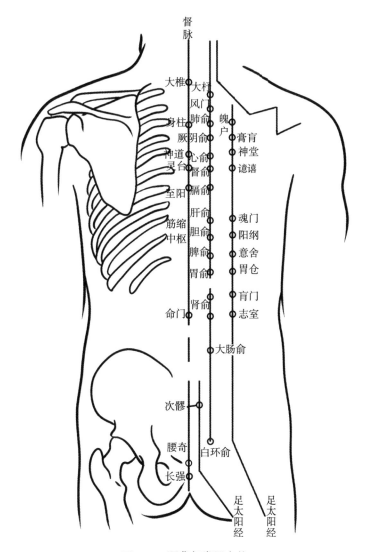

图4-2　腰背部常用穴位

四、胸腹部（见图4-3）

中极

[**归经**] 任脉。

[**别名**] 气原、玉泉、膀胱募。

[**定位**] 在腹部，前正中线上，当脐下4寸。

[**功效**] 益肾兴阳，调经止带。

［**主治**］遗精，阳痿，神经衰弱等。

［**操作**］直刺0.5~1寸，或向下斜刺，可灸。

［**备注**］膀胱募穴。任脉、足三阴经交会穴。

关元

［**归经**］任脉。

［**别名**］丹田。

［**定位**］在腹部，前正中线上，当脐下3寸。

［**功效**］培补元气，补肾壮阳。

［**主治**］遗精，阳痿，早泄等。

［**操作**］直刺0.8~1.3寸，可灸。

［**备注**］小肠募穴。任脉、足三阴经交会穴。

气海

［**归经**］任脉。

［**定位**］在下腹部，前正中线上，当脐下1.5寸。

［**功效**］益气助阳，调经固精。

［**主治**］遗精，阳痿等。

［**操作**］直刺0.8~1.3寸，可灸。

［**备注**］肓之原穴。

神阙

［**归经**］任脉。

［**别名**］脐中。

［**定位**］在脐部正中。

［**功效**］培元固本，开窍复苏。

［**主治**］惊狂，癫痫，脏躁，神经衰弱，癔症等。

［**操作**］可灸。

［**备注**］《道藏》："神者，变化之极也。故名之以'神'。'阙'为中间的大门，以示尊贵，人身以神志为最贵，此穴为元神居住的地方，心肾（心藏神，肾藏志，实含五脏）交通之门户，故称以'神阙穴'。"

建里

［**归经**］任脉。

［**定位**］在上腹部，前正中线上，当脐中上3寸。

［**功效**］健脾和胃，降逆利水。

［**主治**］胃痛，腹痛，胸中苦闷等。

［**操作**］直刺0.8~1寸，可灸。

中脘

［**归经**］任脉。

［**别名**］胃脘、太仓、上纪、胃管、中管。

［**定位**］在上腹部，前正中线上，当脐中上4寸。

［**功效**］和胃健脾，通降腑气。

［**主治**］失眠，脏躁，癫痫，尸厥等。

［**操作**］直刺0.8~1.2寸，可灸。

［**备注**］八会穴之腑会。

巨阙

［**归经**］任脉。

［**定位**］在上腹部，前正中线上，当脐中上6寸。

［**功效**］安神宁心，宽胸止痛。

［**主治**］惊悸，健忘，癔症，癫病等。

［**操作**］直刺0.5~0.6寸，向下斜刺，可灸。

［**备注**］心募穴。

鸠尾

［**归经**］任脉。

［**别名**］尾翳、神府、骬尾、骬鹘、骬骬、臆前。

［**定位**］在上腹部，前正中线上，当胸剑结合部下1寸。

［**功效**］安心宁神，宽胸定喘。

［**主治**］心悸，心烦，心痛，惊狂，癫痫，脏痫，脏躁，神经衰弱，癔症等。

［**操作**］直刺0.3~0.6寸，向下斜刺，可灸。

［**备注**］任脉络穴。膏之原穴。

膻中

［**归经**］任脉。

［**别名**］胸堂、上气海、元儿、气会。

［**定位**］在胸部，前正中线上，平第4肋间，两乳头连线中点。

［**功效**］理气止痛，生津增液。

［**主治**］心悸，心烦等。

［**操作**］直刺0.3~0.5寸，或平刺，可灸。

［**备注**］心包募穴。八会穴之气会。

大赫

［**归经**］足少阴肾经。

［**定位**］在下腹部，当脐中下4寸，前正中线旁开0.5寸。

［**功效**］补肾固经，调经种子。

［**主治**］遗精，阳痿等。

［**操作**］直刺0.8~1.5寸，可灸。

［**备注**］足少阴、冲脉交会穴。

商曲

［**归经**］足少阴肾经。

［**定位**］在上腹部，当脐中上2寸，距前正中线0.5寸。

［**功效**］健脾和胃，消积止痛。

［**主治**］腹中积聚，腹痛等。

［**操作**］直刺0.5~0.8寸，可灸。

［**备注**］足少阴、冲脉交会穴。

急脉

［**归经**］足厥阴肝经。

［**定位**］在耻骨结节的外侧，当气冲外下方腹股沟股动脉搏动处，前正中线旁开2.5寸。

［**功效**］调肝止痛，理气导疝。

［**主治**］少腹痛等。

［**操作**］直刺0.5~0.8寸，避开动脉，可灸。

章门

［**归经**］足厥阴肝经。

［**别名**］脾募。

［**定位**］在侧腹部，当11肋游离端的下方。

［**功效**］健脾消胀，和胃利胆。

［**主治**］善怒，郁然不得息等。

［**操作**］斜刺0.5~0.8寸，可灸。

［**备注**］八会穴之脏会。脾募穴。足厥阴、足少阳经交会穴。

期门

［**归经**］足厥阴肝经。

［**定位**］在胸部，当乳头直下，第6肋间隙，前正中线旁开4寸。

［**功效**］健脾疏肝，和胃降逆。

［**主治**］胸胁胀痛，奔豚等。

［**操作**］直刺0.5~0.8寸，可灸。

［**备注**］肝募穴。足厥阴、足太阴与阴维脉交会穴。

太乙

［**归经**］足阳明胃经。

［**定位**］在上腹部，当脐中上2寸，距前正中线2寸。

［**功效**］除湿散热。

［**主治**］癫狂，心烦等。

［**操作**］直刺0.5~0.8寸，可灸。

滑肉门

［**归经**］足阳明胃经。

［**定位**］在上腹部，当脐中上1寸，距前正中线2寸。

［**功效**］化痰安神，和胃止吐。

［**主治**］癫狂，吐舌等。

［**操作**］直刺0.8~1.2寸，可灸。

［**备注**］《针灸甲乙经》："狂癫疾，吐舌。"

天枢

［**归经**］足阳明胃经。

［**定位**］在腹中部，脐中旁开2寸。

［**功效**］调理肠腑，升降气机。

［**主治**］腹痛，腹胀等。

［**操作**］直刺0.8~1.2寸，可灸。

［**备注**］大肠募穴。

外陵

［**归经**］足阳明胃经。

［**定位**］在下腹部，当脐中下1寸，距前正中线2寸。

［**功效**］通经止痛，调理肠胃。

［**主治**］腹痛，疝气，痛经等。

［**操作**］直刺1~1.5寸，可灸。

大巨

［**归经**］足阳明胃经。

［**定位**］在下腹部，当脐中下2寸，距前正中线2寸。

［**功效**］理气消胀，通肠利水。

［**主治**］遗精，早泄，惊悸不眠等。

［**操作**］直刺0.8~1.2寸，可灸。

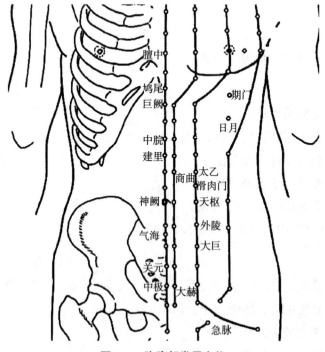

图4-3　胸腹部常用穴位

五、上肢部（见图4-4）

极泉

[**归经**] 手少阴心经。

[**定位**] 上臂外展，在腋窝顶点，腋动脉搏动处。

[**功效**] 舒筋活血，宽胸理气。

[**主治**] 胸闷，气短，心痛，心悸等。

[**操作**] 避开血管，向肩峰方向直刺或斜刺0.5~1寸，不灸。

少海

[**归经**] 手少阴心经。

[**定位**] 屈肘，在肘横纹内侧端与肱骨内上髁连线的中点处。

[**功效**] 宁心安神，舒筋活络。

[**主治**] 头痛，目眩，癫狂，痫证，心痛，健忘，癔症，精神分裂症等。

[**操作**] 直刺或斜刺0.5~1寸，可灸。

[**备注**] 手少阴心经合穴。

灵道

[**归经**] 手少阴心经。

[**定位**] 仰掌，在前臂掌侧，当尺侧腕屈肌腱的桡侧缘，腕横纹上1.5寸。

[**功效**] 理气宁心安神。

[**主治**] 心痛，心悸怔忡，悲恐善笑，头昏目眩，神经官能症，精神分裂症，癔症等。

[**操作**] 直刺0.3~0.5寸，可灸。

[**备注**] 手少阴心经经穴。

通里

[**归经**] 手少阴心经。

[**定位**] 仰掌，在前臂掌侧，当尺侧腕屈肌腱的桡侧缘，腕横纹上1寸。

[**功效**] 宁心安神，活血通络开窍。

[**主治**] 心悸怔忡，悲恐畏人，头昏目眩，神经衰弱，精神分裂症，癔症等。

[**操作**] 直刺0.3~0.5寸，可灸。

[**备注**] 手少阴心经络穴。

阴郄

［**归经**］手少阴心经。

［**别名**］少阴郄、手少阴郄、石宫。

［**定位**］仰掌，在前臂掌侧，当尺侧腕屈肌腱的桡侧缘，腕横纹上0.5寸。

［**功效**］宁心养血，安神固表。

［**主治**］心痛，心烦，惊悸，暴喑，健忘，失眠，神经衰弱等。

［**操作**］直刺0.3~0.5寸，可灸。

［**备注**］手少阴心经郄穴。

神门

［**归经**］手少阴心经。

［**别名**］兑冲、中都、兑骨、锐中、兑后。

［**定位**］仰掌，在腕部，腕掌侧横纹尺侧端，尺侧腕屈肌腱的桡侧凹陷处。

［**功效**］宁心安神，清心调气。

［**主治**］心痛，心烦，惊悸怔忡，健忘，失眠，癫狂，痫证，痴呆悲哭，神经衰弱，精神分裂症，癔症等。

［**操作**］直刺0.3~0.5寸，可灸。

［**备注**］手少阴心经输穴、原穴。

《神应经》："久狂，登高而歌，弃衣而走：神门、后溪、冲阳。"

少府

［**归经**］手少阴心经。

［**别名**］兑骨。

［**定位**］仰掌屈指，掌面第4、5掌骨之间，握掌时，当小指尖处。

［**功效**］清心泻热，行气活血。

［**主治**］心悸，悲恐善惊，癔症等。

［**操作**］直刺0.3~0.5寸，可灸。

［**备注**］手少阴心经荥穴。

少冲

［**归经**］手少阴心经。

［**别名**］经始。

［**定位**］在手小指末节桡侧，距指甲角0.1寸。

［**功效**］开窍，泻热，醒神。

［**主治**］心悸，心痛，癫狂，胸满气急，癔症，精神分裂症等。

［**操作**］浅刺0.1~0.2寸，或三棱针点刺出血，可灸。

［**备注**］手少阴心经井穴。

尺泽

［**归经**］手太阴肺经。

［**定位**］仰掌，微屈肘，在肘横纹中，肱二头肌桡侧凹陷处。

［**功效**］清肺润肺，肃理肺气。

［**主治**］咳嗽，气喘等。

［**操作**］直刺0.5~1寸，或点刺出血，可灸。

［**备注**］手太阴肺经合穴。

曲泽

［**归经**］手厥阴心包经。

［**定位**］微屈肘，在肘横纹中，当肱二头肌腱的尺侧缘。

［**功效**］宁心清热，和中降逆。

［**主治**］心痛心悸，心烦身热等。

［**操作**］直刺0.8~1.0寸，或用三棱针点刺出血，可灸。

［**备注**］手厥阴心包经合穴。

劳宫

［**归经**］手厥阴心包经。

［**定位**］在手掌心，当第2、3掌骨之间偏于第3掌骨，握拳屈指时中指尖处。

［**功效**］清心泻热，醒神开窍。

［**主治**］心痛，癫痫，癔症，精神分裂症等。

［**操作**］直刺0.3~0.5寸，可灸。

［**备注**］手厥阴心包经荥穴。

液门

［**归经**］手少阳三焦经。

［**定位**］在手背部，第4、5指间，指蹼缘后赤白肉际处。

［**功效**］清头聪耳，和解表里。

［**主治**］狂疾，惊悸狂言，头痛目赤，不得眠等。

［**操作**］直刺0.3~0.5寸，可灸。

［**备注**］手少阳三焦经荥穴。

外关

［**归经**］手少阳三焦经。

［**定位**］在前臂背侧，当阳池与肘尖的连线上，腕背横纹上2寸，尺骨与桡骨之间。

［**功效**］解表清热，聪耳明目。

［**主治**］头痛，胸胁痛，耳鸣，耳聋等。

［**操作**］直刺0.5~1寸，可灸。

［**备注**］手少阳三焦经络穴。八脉交会穴通阳维脉。

支沟

［**归经**］手少阳三焦经。

［**定位**］在前臂背侧，当阳池与肘尖的连线上，腕背横纹上3寸，尺骨与桡骨之间。

［**功效**］聪耳利胁，降逆润肠。

［**主治**］耳鸣，耳聋，暴喑，便秘，胁痛等。

［**操作**］直刺0.5~1寸，可灸。

［**备注**］手少阳三焦经经穴。

前谷

［**归经**］手太阳小肠经。

［**定位**］在手尺侧，微握拳，当小指本节（第5掌指关节）前的掌指横纹头赤白肉际。

［**功效**］疏肝清心，明目聪耳。

［**主治**］癫狂，痫证，耳鸣，头痛等。

［**操作**］直刺0.2~0.3寸，可灸。

［**备注**］手太阳小肠经荥穴。

后溪

［**归经**］手太阳小肠经。

［**定位**］在手掌尺侧，微握拳，当小指本节（第5掌指关节）后的尺侧掌横纹之赤白肉际处。

［**功效**］清心解郁，清热截疟，散风舒筋。

［**主治**］癫狂，盗汗，目赤，目眩，精神分裂症等。

［**操作**］直刺0.5~0.8寸，可灸。

［**备注**］手太阳小肠经输穴，八脉交会穴通于督脉。

《针灸甲乙经》："狂，互引，癫疾数发，后溪主之。"

《拦江赋》："后溪专治督脉病，癫狂此穴治还轻。"

支正

［**归经**］手太阳小肠经。

［**定位**］在前臂背面尺侧，当阳谷与小海的连线上，腕背横纹上5寸。

［**功效**］清热解表，疏肝宁神。

［**主治**］头痛，目眩，好笑善忘，癫狂，惊恐悲愁，神经衰弱，神经性头痛，精神病等。

［**操作**］直刺0.3~0.5寸，可灸。

［**备注**］手太阳小肠经络穴。

《针灸甲乙经》："头项痛，狂易，支正主之。"

小海

［**归经**］手太阳小肠经。

［**定位**］在肘内侧，当尺骨鹰嘴与肱骨内上髁之间的凹陷处。

［**功效**］清热祛风，疏肝安神。

［**主治**］癫痫，耳鸣，耳聋，头痛，目眩，精神分裂症等。

［**操作**］直刺0.3~0.5寸，可灸。

［**备注**］手太阳小肠经合穴。

合谷

［**归经**］手阳明大肠经。

［**定位**］在手背，第1、2掌骨之间，约相当于第2掌骨桡骨侧之中点。

［**功效**］清热解表，明目聪耳，通络镇痛。

［**主治**］头痛，眩晕等。

［**操作**］直刺0.5~1寸，可灸。

[**备注**] 手阳明大肠经原穴。

阳溪

[**归经**] 手阳明大肠经。

[**别名**] 中魁。

[**定位**] 在腕背横纹桡侧，当拇指翘起时，拇短伸肌腱与拇长伸肌腱之间的凹陷中。

[**功效**] 清热散风，明目利咽。

[**主治**] 癫狂等。

[**操作**] 直刺0.5~0.8寸，可灸。

[**备注**] 手阳明大肠经经穴。

《医宗金鉴》："主治热病心烦，狂妄，惊恐见鬼等证。"

温溜

[**归经**] 手阳明大肠经。

[**别名**] 逆注、蛇头、池头。

[**定位**] 侧腕屈肘，在前臂背面桡侧，当阳溪与曲池的连线上，腕横纹上5寸。

[**功效**] 清热消肿，调理肠胃。

[**主治**] 癫狂等。

[**操作**] 直刺0.5~1寸，可灸。

[**备注**] 手阳明大肠经郄穴。

手三里

[**归经**] 手阳明大肠经。

[**定位**] 侧腕屈肘，在前臂背面桡侧，当阳溪与曲池连线上，肘横纹下2寸。

[**功效**] 清热明目，理气通腑。

[**主治**] 齿痛，颊肿，失喑等。

[**操作**] 直刺0.5~1寸，或点刺出血，可灸。

曲池

[**归经**] 手阳明大肠经。

[**别名**] 鬼臣、阳泽。

[**定位**] 侧腕屈肘，在肘横纹外侧端，当尺泽与肱骨外上髁连线的中点。

［**功效**］清热疏风，消肿止痒。

［**主治**］头痛，眩晕，目赤痛，癫狂等。

［**操作**］直刺1~1.5寸，可灸。

［**备注**］手阳明大肠经合穴。

肩髃

［**归经**］手阳明大肠经。

［**定位**］在肩部，三角肌上，臂外展或向前平伸时，当肩峰前下方凹陷处。

［**功效**］清热祛风，通利关节。

［**主治**］肩臂疼痛等。

［**操作**］直刺或向下斜刺0.8~1.5寸，可灸。

［**备注**］手阳明、阳跷交会穴。

郄门

［**归经**］手厥阴心包经。

［**别名**］掌后。

［**定位**］在前臂掌侧，腕横纹上5寸，当曲泽与大陵的连线上。

［**功效**］清心理气，宽胸止咳，凉血止血。

［**主治**］心痛，心烦，心悸，癫痫等。

［**操作**］直刺0.5~1寸，可灸。

［**备注**］手厥阴心包经郄穴。

间使

［**归经**］手厥阴心包经。

［**别名**］鬼营、鬼路。

［**定位**］在前臂掌侧，腕横纹上3寸，当曲泽与大陵的连线上，掌长肌腱与桡侧腕屈肌腱之间。

［**功效**］宽胸解郁，宁心，和胃祛痰。

［**主治**］心痛，心悸，癫狂，瘾症，精神分裂症等。

［**操作**］直刺0.5~1寸。

［**备注**］手厥阴心包经经穴。

内关

［**归经**］手厥阴心包经。

［别名］阴维。

［定位］在前臂掌侧，当曲泽与大陵的连线上，腕横纹上2寸，掌长肌腱与桡侧腕屈肌腱之间。

［功效］宁心安神，疏肝和胃，止痛。

［主治］癫狂，痫证，心痛，心悸，胸闷，眩晕，失眠，偏头痛，癔症等。

［操作］直刺0.5~1寸，可灸。

［备注］手厥阴心包经络穴，八脉交会穴通阴维脉。

大陵

［归经］手厥阴心包经。

［别名］心主、鬼心。

［定位］在掌横纹中，当掌长肌腱与桡侧腕屈肌腱之间。

［功效］宁心安神，宽胸和胃。

［主治］心悸，心痛，癫狂，痫证，精神分裂症等。

［操作］直刺0.3~0.5寸，可灸。

［备注］手厥阴心包经输穴、原穴。现代报道称针刺大陵可使部分癫痫患者脑电图趋于规则化。

《针灸甲乙经》："狂言，大陵主之。"

《铜人腧穴针灸图经》："治善笑不休，心悬若饥，喜悲泣惊恐。"

列缺

［归经］手太阴肺经。

［别名］童玄、腕劳。

［定位］微屈肘，侧腕掌心相对，在前臂桡侧缘，桡骨茎突上方，腕横纹上1.5寸，当肱桡肌与拇长展肌腱之间。

［功效］宣肺解表，通经活络，通调任脉。

［主治］健忘，惊痫等。

［操作］向肘部斜刺0.5~0.8寸，可灸。

［备注］手太阴肺经络穴，八脉交会穴通任脉。

太渊

［归经］手太阴肺经。

[**定位**] 伸臂仰掌。在腕横纹桡侧，桡动脉搏动处。

[**功效**] 宣肺平喘，通脉理血。

[**主治**] 胸中烦满等。

[**操作**] 避开血管，直刺0.3~0.5寸，可灸。

[**备注**] 手太阴肺经输穴、原穴，八会穴之脉会。

少商

[**归经**] 手太阴肺经。

[**别名**] 鬼信。

[**定位**] 伸拇指，在大拇指末节桡侧，距指甲角0.1寸（指寸）。

[**功效**] 沟通阴阳，宁神定志。

[**主治**] 癫狂，心下烦满，晕厥，癔症，精神分裂症等。

[**操作**] 直刺0.1寸，或向腕平刺0.2~0.3寸，或三棱针点刺出血，可灸。

[**备注**] 手太阴肺经井穴。

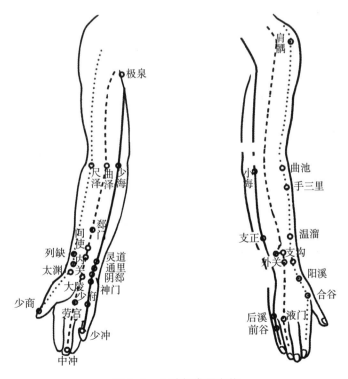

图4-4 上肢部常用穴位

六、下肢部（见图4-5）

环跳

[**归经**]足少阳胆经。

[**别名**]枢中、髀枢、髋骨、髋骨、分中、髀厌。

[**定位**]在股外侧部，侧卧屈股，当股骨大转子最凸点与骶管裂孔连线的外1/3与中1/3交点处。

[**功效**]祛风湿，利腰腿，通经络。

[**主治**]腰痛，下肢痿痹等。

[**操作**]直刺2~3寸，可灸。

[**备注**]足少阳、足太阳经交会穴。

阳交

[**归经**]足少阳胆经。

[**别名**]别阳、足髎。

[**定位**]在小腿外侧，当外踝尖上7寸，腓骨后缘。

[**功效**]疏肝利胆，安神定惊。

[**主治**]癫狂，胸胁胀满，精神病等。

[**操作**]直刺1~1.5寸，可灸。

[**备注**]阳维脉郄穴。

外丘

[**归经**]足少阳胆经。

[**定位**]在小腿外侧，当外踝尖上7寸，腓骨前缘，平阳交。

[**功效**]疏肝宽胸，安神镇痉。

[**主治**]癫狂，胸胁胀满等。

[**操作**]直刺1~1.5寸，可灸。

[**备注**]足少阳胆经郄穴。

悬钟

[**归经**]足少阳胆经。

［**定位**］在小腿外侧，当外踝尖上3寸，胫骨前缘。

［**功效**］平肝息风，益肾壮骨，通经活络。

［**主治**］忧恚，烦满，狂易等。

［**操作**］直刺0.8~1寸，可灸。

［**备注**］八会穴之髓会。

丘墟

［**归经**］足少阳胆经。

［**定位**］在足外踝的前下方，当趾长伸肌腱的外凹陷处。

［**功效**］扶正祛邪，疏肝健脾。

［**主治**］头痛，太息，胸胁胀满等。

［**操作**］直刺0.5~0.8寸，可灸。

［**备注**］足少阳胆经原穴。

足窍阴

［**归经**］足少阳胆经。

［**定位**］在足第4趾末节外侧，距指甲角0.1寸。

［**功效**］平肝息风，聪耳明目。

［**主治**］头痛，失眠，多梦，胸胁胀满等。

［**操作**］浅刺0.1寸，或点刺出血，可灸。

［**备注**］足少阳胆经井穴。

足三里

［**归经**］足阳明胃经。

［**定位**］在小腿前外侧，当犊鼻下3寸，距胫骨前缘一横指（中指）。

［**功效**］和胃健脾，通腑化痰，升降气机。本穴有强壮作用，为保健要穴。

［**主治**］失眠，癫狂心悸，气短，精神分裂症等。

［**操作**］直刺1~2寸，可灸。

［**备注**］足阳明胃经合穴，胃下合穴。

下巨虚

［**归经**］足阳明胃经。

［**别名**］巨虚下廉、下廉。

［**定位**］在小腿前外侧，当犊鼻下9寸，距胫骨前缘一横指（中指）。

［**功效**］理气通腑，宁神镇惊。

［**主治**］暴惊，狂言等。

［**操作**］直刺1~1.5寸，可灸。

［**备注**］小肠下合穴。

丰隆

［**归经**］足阳明胃经。

［**定位**］在小腿前外侧，当外踝尖上8寸，条口外，距胫骨前缘二横指（中指）。

［**功效**］化痰定喘，宁心安神。

［**主治**］头痛，眩晕，癫狂，痰多，神经衰弱，精神分裂症等。

［**操作**］直刺1~1.5寸，可灸。

［**备注**］足阳明胃经络穴。

解溪

［**归经**］足阳明胃经。

［**定位**］在足背与小腿交界处的横纹中央凹陷中，当拇长伸肌腱与趾长伸肌腱之间。

［**功效**］清胃降逆，镇惊宁神。

［**主治**］头痛，眩晕，癫狂等。

［**操作**］直刺0.5~1寸，可灸。

［**备注**］足阳明胃经经穴。

冲阳

［**归经**］足阳明胃经。

［**定位**］在足背最高处，当拇长伸肌腱与趾长伸肌腱之间，足背动脉搏动处。

［**功效**］健脾和胃，镇惊安神。

［**主治**］胃痛腹胀等。

［**操作**］避开动脉，直刺0.3~0.5寸，可灸。

[**备注**] 足阳明胃经原穴。

厉兑

[**归经**] 足阳明胃经。

[**定位**] 在足第2趾末节外侧，距趾甲角0.1寸。

[**功效**] 清化湿热，调胃安神，苏厥醒神。

[**主治**] 心烦，热病，多梦，癫狂，精神分裂症等。

[**操作**] 浅刺0.1寸。

[**备注**] 足阳明胃经井穴。

行间

[**归经**] 足厥阴肝经。

[**定位**] 在足背侧，当第1、2趾间，趾蹼缘的后方赤白肉际处。

[**功效**] 平肝息风，宁心安神。

[**主治**] 头痛，目眩，癫疾等。

[**操作**] 直刺0.5~0.8寸，可灸。

[**备注**] 足阳明胃经荥穴。

太冲

[**归经**] 足厥阴肝经。

[**定位**] 正坐或仰卧。在足背侧，当第1跖骨间隙的后方凹陷处。

[**功效**] 平肝息风，健脾化湿。

[**主治**] 头痛，眩晕，目赤肿痛，胁痛，郁闷，急躁易怒，精神分裂症等。

[**操作**] 直刺0.5~0.8寸，可灸。

[**备注**] 足厥阴肝经输穴、原穴。

曲泉

[**归经**] 足厥阴肝经。

[**定位**] 有膝内侧，屈膝，当膝关节内侧面横纹内侧端，股骨内侧踝后缘，半腱肌、半膜肌止端的前缘凹陷处。

[**功效**] 疏肝解郁，通调前阴。

[**主治**] 癫狂，阳痿，遗精，精神病等。

[**操作**] 直刺1~1.5寸，可灸。

［**备注**］足厥阴肝经合穴。

涌泉

［**归经**］足少阴肾经。

［**别名**］地冲、地衢、蹶心。

［**定位**］蜷足时，在足底2、3趾缝纹头端与足跟连线的前1/3与后2/3交点上。

［**功效**］益肾调便，平肝息风。

［**主治**］顶心头痛，眩晕，昏厥，失眠，癫狂，癔症，精神分裂症，奔豚气等。

［**操作**］直刺0.5~0.8寸，可灸。

［**备注**］足厥阴肝经井穴。取单侧涌泉，针刺深0.8寸，提插捻转，强刺激，行针1~3分钟，留针5分钟，可治癔症性昏厥和抽搐。针刺涌泉配合语言诱导治疗癔病性失语或瘫痪有一定疗效。温和灸涌泉15~20分钟，可治疗失眠。

太溪

［**归经**］足少阴肾经。

［**定位**］在足内踝尖与跟腱间的凹陷处。

［**功效**］益肾纳气，培土生金。

［**主治**］遗精，阳痿，失眠，头痛等。

［**操作**］直刺0.5~0.8寸，可灸。

［**备注**］足少阴肾经输穴、原穴。

大钟

［**归经**］足少阴肾经。

［**定位**］正坐平放足底，在足内侧内踝后下方，当跟腱附着部的内侧前下方凹陷处。

［**功效**］益肾平喘，通调二便。

［**主治**］痴呆，嗜卧，精神分裂症等。

［**操作**］直刺0.5~0.8寸，可灸。

［**备注**］足少阴肾经络穴。

照海

［**归经**］足少阴肾经。

[**定位**] 正坐平放足底，足内踝尖下方凹陷处。

[**功效**] 调阴宁神，通调二阴。

[**主治**] 痫证，失眠，惊恐不宁，梅核气，目赤肿痛等。

[**操作**] 直刺0.5~0.8寸，可灸。

[**备注**] 八脉交会穴通阴跷脉。

复溜

[**归经**] 足少阴肾经。

[**定位**] 小腿内侧，太溪直上2寸，跟腱的前方。

[**功效**] 补肾益阴，通调水道。

[**主治**] 汗证（盗汗、热病无汗或汗出不止），足痿，腿肿等。

[**操作**] 直刺0.8~1.2寸，可灸。

[**备注**] 足少阴肾经经穴。

筑宾

[**归经**] 足少阴肾经。

[**定位**] 正坐或仰卧位，小腿内侧，当太溪与阴谷的连线上，太溪直上5寸，腓肠肌肌腹的内下方。

[**功效**] 益肾宁心，理气止痛。

[**主治**] 癫狂，痫证，精神分裂症等。

[**操作**] 直刺0.8~1.2寸，可灸。

[**备注**] 阴维脉郄穴。

阴谷

[**归经**] 足少阴肾经。

[**定位**] 正坐微屈膝，在腘窝内侧，当半腱肌与半膜肌腱之间。

[**功效**] 益肾兴阳，调理月经。

[**主治**] 阳痿，癫狂，精神分裂症等。

[**操作**] 直刺0.8~1.5寸，可灸。

[**备注**] 足少阴肾经合穴。

飞扬

[**归经**] 足太阳膀胱经。

［**别名**］厥阳。

［**定位**］在小腿后面，当外踝后，昆仑穴直上7寸，承山外下方1寸。

［**功效**］祛风清热，宁神通络。

［**主治**］头痛，目眩，癫狂等。

［**操作**］直刺1~1.5寸，可灸。

［**备注**］足太阳膀胱经络穴。

《备急千金要方》："飞扬、太乙、滑肉门，主癫疾狂吐舌。"

申脉

［**归经**］足太阳膀胱经。

［**别名**］鬼路、阳跷、巨阳。

［**定位**］在足外侧部，外踝正下方凹陷中。

［**功效**］镇静安神，舒筋通络。

［**主治**］头痛，眩晕，失眠，嗜卧，癫狂，精神分裂症等。

［**操作**］直刺0.3~0.5寸，可灸。

［**备注**］八脉交会穴，通阳跷脉。

束骨

［**归经**］足太阳膀胱经。

［**定位**］在足外侧，足小趾本节（第5跖趾关节）的后方，赤白肉际处。

［**功效**］祛风清热，宁心通络。

［**主治**］头痛，癫狂，神经性头痛，精神分裂症等。

［**操作**］直刺0.3~0.5寸，可灸。

［**备注**］足太阳膀胱经输穴。

足通谷

［**归经**］足太阳膀胱经。

［**定位**］在足外侧，小趾本节（第5跖趾关节）的前方，赤白肉际处。

［**功效**］祛风清热，宁神通络。

［**主治**］头痛，癫狂，善惊，精神病等。

［**操作**］直刺0.2~0.3寸，可灸。

［备注］足太阳膀胱经荥穴。

隐白

［归经］足太阴脾经。

［别名］鬼垒、鬼眼、阴白。

［定位］仰卧或正坐位，平放足底，在足趾末节内侧，距趾甲角0.1寸。

［功效］沟通阴阳，健脾宁神。

［主治］癫狂，梦魇，失眠，多梦，尸厥，烦心善悲，昏厥，精神分裂症，神经衰弱等。

［操作］斜刺0.1~0.2寸，或用三棱针点刺出血，可灸。

［备注］足太阴脾经井穴。

大都

［归经］足太阴脾经。

［别名］太都。

［定位］仰卧或正坐位，平放足底，在足内侧缘，当足大趾本节前下方赤白肉际凹陷处。

［功效］健脾利湿，和胃宁神。

［主治］不得卧，心烦，急、慢性胃炎，急性胃肠炎等。

［操作］直刺0.3~0.5寸，可灸。

［备注］足太阴脾经荥穴。

太白

［归经］足太阴脾经。

［定位］在足内侧缘，当足大趾本节后下方赤白肉际凹陷处。

［功效］健脾化湿，理气和胃。

［主治］足痛，足肿，胃痛，腹胀，纳呆等。

［操作］直刺0.3~0.5寸，可灸。

［备注］足太阴脾经输穴、原穴。

公孙

［归经］足太阴脾经。

［**定位**］仰卧或正坐位，平放足底。在足内侧缘，当第1跖骨基底的前下方。

［**功效**］健脾化湿，和胃理中。

［**主治**］烦心失眠，发狂妄言，嗜卧，心痛，胸闷等。

［**操作**］直刺0.5~0.8寸，可灸。

［**备注**］足太阴脾经络穴。八脉交会穴通冲脉。

商丘

［**归经**］足太阴脾经。

［**定位**］仰卧或正坐位，平放足底。在足内踝前下方凹陷中，当舟骨结节与内踝尖连线的中点处。

［**功效**］健脾化湿，肃降肺气。

［**主治**］怠情嗜卧，癫狂，善笑等。

［**操作**］直刺0.3~0.5，可灸。

［**备注**］足太阴脾经经穴。

三阴交

［**归经**］足太阴脾经。

［**别名**］太阴、承命、下三里。

［**定位**］正坐或仰卧。在小腿内侧，当足内踝尖上3寸，胫骨内侧缘后方。

［**功效**］健脾化湿，肃降肺气。

［**主治**］怠情嗜卧，癫狂，善笑，性功能减退，神经衰弱等。

［**操作**］直刺1~1.5寸，可灸。

阴陵泉

［**归经**］足太阴脾经。

［**定位**］在小腿内侧，当胫骨内侧髁后下方凹陷处。

［**功效**］健脾渗湿，益肾固精。

［**主治**］腹胀，泄泻，阴茎痛，遗精等。

［**操作**］直刺0.5~0.8寸，可灸。

［**备注**］足太阴脾经合穴。

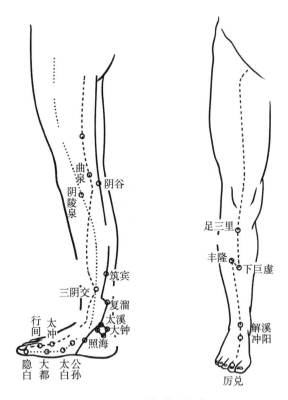

图4-5　下肢部常用穴位

附：孙真人针十三鬼穴

《备急千金要方·卷十四》治诸横邪癫狂针灸图诀："扁鹊曰：百邪所病者，针有十三穴也。凡针之体，先从鬼宫起。次针鬼信，便至鬼垒，又至鬼心，未必须并针，止五六穴即可知矣……男从左起针，女从右起针，若数处不言，便遍穴针也……"

第一针水沟，名鬼宫，以左边下针右边出；

第二针手大指爪甲下，名鬼信（即少商穴），入肉三分；

第三针足大指爪甲下，名鬼垒（即隐白穴），入肉二分；

第四针掌后横纹，名鬼心，入半寸，即太渊穴也（应为大陵穴）；

第五针外踝下白肉际足太阳，名鬼路，火针七锃，锃三下，即申脉穴也；

第六针大椎上入发际一寸，名鬼枕（即风府穴），火针七锃，锃三下；

第七针耳前发际宛宛中，耳垂下五分，名鬼床（即颊车穴）。火针七锃，锃三下；

第八针承浆，名鬼市，从左出右；

第九针手横纹上三寸两筋间，名鬼路（应为鬼窟），即劳宫穴也；（注：应为间使穴）；

第十针直鼻上入发际一寸，名鬼堂，火针七锃，锃三下，即上星穴也；

第十一针阴下缝，灸三壮，女人即玉门头（男即会阴穴），名鬼藏；

第十二针尺泽横纹外头接白肉际，名鬼臣，火针七锃，锃三下，此即曲池；

第十三针舌头一寸，当舌下中缝，刺贯出舌上，名鬼封，仍以一板横口吻，安针头，令舌不得动，已前若是手足皆相对针两穴，若是孤穴，即单针之。

| 第五章 |
精神病证的常用针灸疗法

针灸方法众多，临床应用颇为广泛，这里将治疗精神病证常用的刺法灸法略做介绍。

一、毫针刺法

毫针是临床应用最为广泛的一种针具，适用于全身任何穴位。毫针刺法是泛指持针、进针、行针、留针、出针等完整的针刺方法。

毫针针具现今多选用不锈钢为制针的原料，它具有较高的强度、韧性，能耐高热、防锈，不易被化学物品腐蚀的特点，被临床广泛采用。临床上以28~32号（直径0.25~0.38mm），1~3寸（25~75mm）的毫针最为常用。短针多用于耳穴和浅刺，中长针多用于肌肉丰厚部位的深刺。

毫针刺法讲究进针、运针及出针。比如较短的毫针多用单手进针或指切进针法，3寸以上的长针进针用挟持进针法，皮肉浅薄部位的腧穴用提捏进针法，皮肤松弛部位的腧穴用舒张进针法。

（一）进针法

进针法是指毫针在两手的密切配合下，运用各种手法将针刺入腧穴的方法。临床上一般将医者持针的右手称为"刺手"，按压局部的左手称为"押手"（或"压手"）。

1.单手进针法　用刺手的拇食指持针，中指端紧靠穴位，指腹抵住针身下段，当拇食指向下用力按压时，中指随之屈曲，将针刺入，直刺至要求的深度。此法多用于较短的毫针。

2.双手进针法

（1）指切进针法：又称爪切进针法。用左手拇指或食指端切按在腧穴位置的旁边，右手持针，紧靠左手指甲而将针刺入腧穴。

（2）夹持进针法：又称骈指进针法。用左手拇、食二指持捏消毒干棉球，夹住针身下段，将针尖固定在要刺腧穴表面，右手捻动针柄，将针刺入腧穴。

（3）舒张进针法：用左手拇指二指将所刺腧穴部位的皮肤向两侧撑开，使皮肤绷紧，右手持针，使针从左手拇、食二指之间刺入。此法主要用于皮肤松弛部位的腧穴。

（4）提捏进针法：用左手拇、食二指将针刺腧穴部位的皮肤捏起，右手持针，从捏起的上端将针刺入。

（二）运针法

针刺的基本手法，是指毫针刺入腧穴后，使针体在穴位中运动的最简单的手法。古今临床最常用的针刺手法有提插法和捻转法，两种基本手法既可单独使用，又可配合使用。

1.提插法　将针刺入腧穴一定深度后，施上提下插动作的操作方法。提插的幅度、频率，需视病情和腧穴而定，但不宜过大、过快。临床上，一般在得气的基础上将针反复重插轻提为补，将针反复轻插重提为泻。即补法以向内按纳为主，泻法以向外提引为主。

2.捻转法　将针刺入腧穴一定深度后，施向前向后捻转动作的操作方法，即为捻转法。捻转的幅度、频率也需视病情和腧穴而定。捻转幅度大、频率快，刺激量就大，反之则小。在临床上，一般在针下得气后，捻转幅度小，用力轻，频率慢，感应较轻的为捻转补法，捻转幅度大，用力重，频率快，感应较显著的为捻转泻法。

3.平补平泻法　将针刺入腧穴一定深度后，用缓慢的速度，均匀平和用力，边捻转、边提插，上提与下插、左转与右转的用力、幅度、频率相等，并注意捻转幅度要在90°~180°，提插幅度尽量要小，从而使针下得气，留针20~30分钟，再缓慢平和地将针渐渐退出。

（三）本书应用的一些临床刺法

1.透刺法　也称透穴刺法或透针刺法，指一针透达两个或多个穴位，治疗疾病的一种针刺方法。透刺法又可分直透法、斜透法、横透法。

（1）直透法：直刺进针，由一侧腧穴向其对侧腧穴透刺，刺入腧穴得气后，针尖继续刺入，在相应腧穴得气后，即可实施相应手法。如内关透外关。

（2）斜透法：斜刺进针，从一穴透至与病变经络、脏腑相关的腧穴，针刺得气后，可施行相应手法。如太冲透涌泉。

（3）横透法：横刺进针，从一穴向相关腧穴透刺，在得气的基础上，施行相应手法。如率谷透曲鬓。

2.丛刺法 丛刺法亦称五瓣梅花刺法。又分围刺法和群刺法。

（1）围刺法：其刺法多样，如中间直刺1针，四周斜向中心横透4针，其幅度在25°~45°；中间直刺1针，一边斜向中心刺2针，一边直刺2针；中间直刺1针，四周各直刺1针。四周针刺的距离可根据病灶大小，症情轻重灵活掌握。针刺入得气后，采取补泻之法，亦可加用电针或温针灸等。留针15~20分钟。

（2）群刺法：其刺法分为集中刺与分散刺。集中刺是在穴位或病灶点周围，将毫针向心浅刺，使针尖集中于一点，皮肤突起而形成一个小丘。要求针体悬浮而不掉下。此法多用于病在皮表者。分散刺是在穴区及附近的较大范围内一次刺入数根、十数根乃至数十根针。针的间距保持在0.5~1.0cm。此法多用于病在肌肉筋腱者。

丛刺法每次留针15~30分钟。

二、头针疗法

头针疗法是在传统的针灸学及现代解剖学、生理学的基础上融合而产生的一种治疗方法。在治疗精神病证中有着举足轻重的作用。

利用头部穴位治疗精神病证，文献多有论载，如《铜人腧穴针灸图经》载神庭治"癫疾风痫，戴目上不识人……"等。头针疗法学术流派众多，较有代表性的一是山西焦顺发根据大脑皮层功能定位在头皮的投影，在头皮上确定的十六个刺激区（后被广泛采纳的为十三个区）。二是陕西方云鹏提出的伏像伏脏学说，其根据大脑的生理解剖，将头部分成7个穴区和21个穴位。其他的还有"朱氏头针""经络头针""汤氏头针"以及"兰田头针"等。

根据世界卫生组织西太区的建议和要求，中国针灸学会于1983年主持召开了从事头皮针工作的专家会议，共同拟定了《头皮针穴名国际标准化方案》，并于1984年6月在日本东京召开的世界卫生组织西太区会议上正式通过，使头针疗法走入了规范化与标准化的发展轨道。

（一）头穴国际标准线的定位及主治

额区

1. MS1 Ezhongxian 额中线（Middle Line of Forehead）

【定位】在额部正中发际内，自发际上0.5寸，即神庭（GV24）起，沿经向下1寸的直线。属督脉。（见图5-1）

【功能】醒神开窍，祛风止痛。

【主治】神志病，头、鼻、舌、咽喉病等。

2. MS2 Epangxian Ⅰ 额旁1线（Line 1 Lateral to Forehead）

【定位】在额部额中线的外侧，直对眼内角，自发际上0.5寸，即眉冲（B3）起，沿经向下1寸的直线。属足太阳膀胱经。（见图5-1）

【功能】宣肺平喘，化痰止咳，宁心安神。

【主治】肺、支气管、心等上焦病证。

3. MS3 Epangxian Ⅱ 额旁2线（Line 2 Lateral to Forehead）

【定位】在额部额旁1线的外侧，直对瞳孔，自发际上0.5寸，即头临泣（G15）起，沿经向下1寸的直线。属足少阳胆经。（见图5-1）

【功能】健脾和胃，疏肝理气。

【主治】脾、胃、肝、胆、胰等中焦病证。

4. MS4 Epangxian Ⅲ 额旁3线（Line 3 Lateral to Forehead）

【定位】在额部额旁2线的外侧，直对眼外角，即在本神（G13）与头维（S8）之间，头维内侧0.75寸、发际上0.5寸的点起，向下1寸的直线。属足少阳胆经和足阳明胃经。（见图5-1）

【功能】补肾固精，清理湿热。

【主治】肾、膀胱、泌尿生殖系统等下焦病证。

顶区

1. MS5 Dingzhongxian 顶中线（Middle Line of Vertex）

【定位】在头顶部正中线，自百会（GV20）至前顶（GV21）。属督脉。

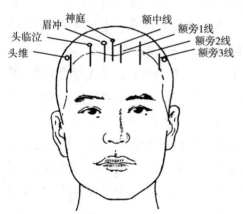

图5-1 额区

（见图5-2）

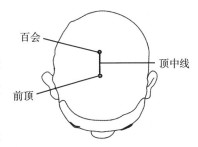

图5-2　顶中线

【功能】疏经通络，升阳益气，平肝息风。

【主治】腰、腿、足病，如下肢瘫痪、麻木、疼痛，以及皮层性多尿、脱肛、小儿遗尿、高血压、头顶痛等。

2. MS6 Dingnie Qianxiexian　顶颞前斜线（Anterior Oblique Line of Vertex–Temporal）

【定位】在头项部侧面，即自头项部前神聪（百会前1寸）至颞部悬厘（G6）的斜线。此线斜穿督脉、足太阳膀胱经、足少阳胆经。（见图5-3）

【功能】疏经通络。

【主治】可将全线分为5等份，上1/5治疗对侧下肢和躯干瘫痪，中2/5治疗上肢瘫痪，下2/5治疗中枢性面瘫、运动性失语、流涎、脑动脉粥样硬化等。

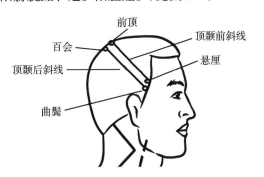

图5-3　顶颞部线1

3. MS7 Dingnie Houxiexian　顶颞后斜线（Posterior Oblique Line of Vertex–Temporal）

【定位】在头项部侧面，即自头项部百会（GV20）至颞部曲鬓（G7）的斜线。此线斜穿督脉、足太阳膀胱经、足少阳胆经。（见图5-3）

【功能】疏经通络。

【主治】可将全线分为5等份，上1/5治疗对侧下肢和躯干感觉异常，中2/5治疗上肢感觉异常，下2/5治疗头面部感觉异常。

4. MS8 Dingpangxian Ⅰ　顶旁1线（Line 1 Lateral to Vertex）

【定位】在头顶部，顶中线外侧，两线相距1.5寸，即自承光（B6）起沿经往后引一直线，长1.5寸。属足太阳膀胱经。（见图5-4）

【功能】疏经通络。

【主治】腰、腿、足病，如下肢瘫痪、麻木、疼痛等。

5. MS9 Dingpangxian Ⅱ　顶旁2线（Line 2 Lateral to Vertex）

【定位】在头顶部，顶旁1线外侧，两线相距0.75寸，即自正营（G17）起沿经往后引一直线，长1.5寸。属足少阳胆经。（见图5-4）

【功能】疏经通络。

【主治】肩、臂、手病，如上肢瘫痪、麻木、疼痛等。

颞区

1. MS10 Nieqianxian　颞前线（Anterior Temporal Line）

【定位】在头部侧面，颞部两鬓内，即自颔厌（G4）至悬厘（G6）连一直线。属足少阳胆经。（见图5-4）

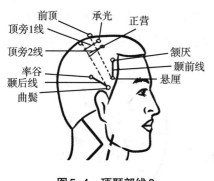

图5-4　顶颞部线2

【功能】疏经通络。

【主治】偏头痛、运动性失语、周围性面神经麻痹和口腔疾病等。

2. MS11 Niehouxian　颞后线（Posterior Temporal Line）

【定位】在头部侧面，颞部耳尖直上方，即自率谷（G8）至曲鬓（G7）连一直线。属足少阳胆经。（见图5-4）

【功能】疏经通络。

【主治】偏头痛、眩晕、耳聋、耳鸣等。

枕区

1. MS12 ZhenshangZhengzhongxian　枕上正中线（Upper-Middle Line of Occiput）

【定位】在枕部，为枕外粗隆上方正中的垂直线，即自强间（GV18）至脑户（GV17）连一直线。属督脉。（见图5-5）

【功能】明目，健腰。

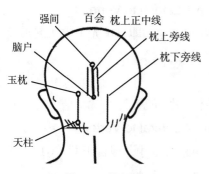

图5-5　枕部线

【主治】眼病、腰脊痛等。

2. MS13 Zhenshang Pangxian　枕上旁线（Upper-lateral Line of Occiput）

【定位】在枕部，与枕上正中线平行，往外旁开0.5寸。属足太阳膀胱经。（见图5-5）

【功能】明目，健腰。

【主治】皮层性视力障碍、白内障、近视等眼病，腰肌劳损等。

3. MS14 Zhenxia Pangxian　枕下旁线（Lower-lateral Line of Occiput）

【定位】在枕部。为枕外粗隆下方两侧各2寸长的垂直线，即自玉枕（B9）向下引一直线，止于天柱（B10）。属足太阳膀胱经。（见图5-5）

【功能】疏经通络，息风。

【主治】小脑疾病引起的平衡障碍症状，后头痛等。

（二）操作方法

头皮针针具采用30~34号（直径0.23~0.30mm），1~1.5寸（25~40mm）的毫针。

1.捻转法　同毫针的捻转法，但频率要求达到每分钟200次左右。

2.抽提法　头皮针抽提法是浙江省立同德医院孔尧其主任中医师参与总结提炼出来的一种行针手法，它采用《头皮针穴名国际标准化方案》的治疗线，用指切进针法快速破皮进针，在针尖刺入帽状腱膜下层后，使毫针与头皮呈15°~30°角，在腱膜下层进入皮肤1寸（25mm）左右，指下有不紧不松的的感觉和一种吸针感。然后进行行针操作，即用爆发力向外速提3次（约5秒钟），每次至多提出1分（2.5mm）许，又缓插至1寸，如此反复运针10遍，共计约5分钟。

头皮针抽提法源于汪机的《针灸问对》，由抽添法演化而成。抽添即提按出纳之状，抽者提而数拔也，添者按而数推也。抽提法是以向外抽提，一抽数抽的手法动作为主要特点，以紧提慢按为主。属小幅度提插手法范畴，是为泻法。抽提法的操作要领有二，一是力度，必须将全身的力量集中于手指，然后形成爆发力向外抽提；二是速度，即瞬间速度要快，但最好针体又不动，每次至多抽出1分（2.5mm）许，而不能将针体大幅度抽出。这样，才能保持较大的刺激量，又减少疼痛，有利于反复抽提和长时间留针，维持刺激量。有研究认为，刺激量与疗效关系密切，针刺间隔时间过长，疗效过短，刺激量过小，都可影响疗效。而头皮针抽提法，不仅有较大的刺激量，而且还有利于配合肢体运动，通过边行针、边运动、长留针、常运动，从而产生较强的针刺效应，是一种省时、省力、痛微、效捷的运针手法，是本书常用的头皮针手法。

电针法为加强刺激，也特别适用于精神病证。具体操作可参见电针疗法。

三、耳针疗法

耳针，是指运用针刺或其他的方法刺激耳穴，以诊断、防治疾病的一种方法。是针灸学的一个重要组成部分。

耳郭不只是一个孤立的听觉器官，其与脏腑、经络有着密切的内在联系，通过观察、触摸、探测耳郭对某些疾病进行诊断，并通过刺激耳郭上的穴位来防治疾病，在古典医籍中早有记载。如《理瀹骈文》："手摩耳轮，不拘数遍……治不睡。"20世纪50年代由法国人诺基尔（P·Nogier）提出的形如胚胎倒影的耳穴图，促进了耳穴疗法的发展。

（一）常用耳穴定位和主治（见图5-6）

1.心

定位：在耳甲腔正中凹陷处。

功能：宁心安神、调和营血、清泄心火、止痛止痒。

主治：神经衰弱、癫、狂、癔症、失眠、多梦、多汗、盗汗、心悸、气短、冠心病、高血压等。

2.脾

定位：在耳甲腔的后上方。

功能：化五谷、生营血、营养肌肉、健脾补气、调和脾胃。

主治：食欲不振、腹胀、腹泻、便秘、失眠、多梦、健忘、癫狂、遗精、阳痿、出血性疾病等。

3.内分泌

定位：在耳甲腔的前下部，屏间切迹内。

功能：调节内分泌、抗风湿、抗感染、抗过敏、利湿消肿。

主治：因内分泌紊乱引起的疾病、更年期综合征、过敏性疾病、生殖系统疾病、妇科病、糖尿病等。

4.口

定位：在耳轮脚下缘前1/3处，外耳道口的外上方。

功能：诊断和治疗口腔疾患、还具有一定的镇静催眠作用，也称之为疲劳恢复点。

主治：口腔溃疡、牙周炎、舌炎、面瘫、失眠、戒断综合征等。

5.胃（幽门、下垂点）

定位：在耳轮脚消失处。若耳轮脚延伸至对耳轮不消失，则取从外耳道口上方之耳轮脚部位至对耳轮内缘之间的外2/3处。

功能：健脾和胃、补中益气、疏肝理气、和胃降逆。

主治：胃痛、食欲不振、消化不良、恶心呕吐、前额痛、癫痫、癔症、精神分裂症、失眠等。

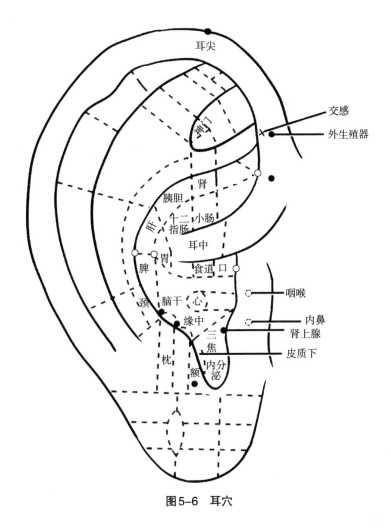

图5-6　耳穴

6.神门

定位：在三角窝内，对耳轮上脚的中、下1/3交界处。

功能：镇静、安神、消炎、止痛、降气镇咳，对大脑皮质的兴奋与抑制有调节作用。

主治：失眠多梦、痛证、戒断综合征、神经衰弱、高血压等。

7.脑干

定位：在轮屏切迹正中处。

功能：镇痉息风、益脑健神，对脑干有调节作用。

主治：脑膜刺激征、癫痫、精神分裂症及低热等。

8.缘中（名脑点）

定位：在对耳屏游离缘上，对屏尖与轮屏切迹之中点处。

功能：对脑垂体功能和内分泌功能有调节作用。

主治：遗尿、崩漏、烦躁不安、智力发育不全、角弓反张、内耳眩晕症等。

9.枕

定位：在对耳屏外侧面的后上方，缘中穴前下方，对耳屏软骨边缘处。

功能：镇静、镇惊、止痛、止晕、明目。

主治：头痛、头晕、哮喘、癫痫、面肌抽搐、神经衰弱、屈光不正等。

10.额（晕点）

定位：在对耳屏外侧面的前下方，对耳屏软骨边缘，同皮质下穴相对。

功能：镇静、止痛、止晕。

主治：额窦炎、头痛、头晕、失眠、多梦等。

11.皮质下（兴奋点、卵巢、睾丸）

定位：在对耳屏内侧面。

功能：具有调节大脑皮质的兴奋与抑制的作用，还有消炎、消肿、止汗、抗休克、止痛的作用。

主治：神经症、精神分裂症、癔症、失眠、多梦、炎症、痛证、阳痿等。

12.颈

定位：在对耳轮体前部下1/5处。

功能：有诊断和治疗颈部疾患的作用。

主治：颈部扭挫伤、甲状腺功能亢进或减退、颈动脉狭窄、落枕等。

13.肝

定位：在胃穴的外上方，耳甲艇后下方。

功能：舒肝利胆、健脾和胃、养肝益血、疏经止痛。

主治：胁痛、眩晕、更年期综合征、神经官能症、抽搐、多动、癫狂、高血压、肝病、眼疾等。

14.肾

定位：在对耳轮上、下脚分叉处下方的耳甲艇部。

功能：壮阳、益精、强腰脊、补脑髓、利水道、聪耳明目。

主治：慢性虚弱性疾病、泌尿系统疾病、头昏、头痛、失眠多梦、耳聋耳鸣、神经衰弱、阳痿遗精、月经不调、腰痛等。

15. 肾上腺

定位：耳屏前方有2个隆起的尖端，肾上腺穴位于下方。如耳屏呈单峰状，则在其下缘稍偏外侧。

功能：有调节肾上腺和肾上腺皮质激素的作用，有消炎、消肿、抗过敏、抗风湿、抗休克、解痉镇静、调节血管、兴奋呼吸中枢的作用。

主治：各种炎症、低血压、昏厥、无脉症、过敏性休克、过敏性皮炎、风湿病、咳嗽气喘等。

16. 内鼻

定位：在耳屏内侧面下1/2处，肾上腺穴的内侧。

功能：有诊断和治疗鼻内疾患的作用。

主治：鼻炎、鼻衄、感冒等。

17. 咽喉

定位：在耳屏内侧面上1/2处，外耳道口相对处。

功能：有诊断和治疗咽喉部疾患的作用。

主治：咽喉肿痛、声音嘶哑、失语、慢性支气管炎、哮喘等。

18. 交感

定位：在对耳轮下脚的末端与耳轮内缘交界处。

功能：调节自主神经功能，可缓解内脏平滑肌痉挛，对内脏有解痉镇痛的作用，对血管有舒张和调节作用，对腺体有抑制分泌的作用。

主治：胃肠痉挛、心绞痛、胆绞痛、肾绞痛、自主神经功能紊乱、心悸、多汗、失眠。

19. 耳中（神经官能症点、迷走神经点、支点、零点、膈）

定位：在耳轮脚处。

功能：可调节内脏功能，止血、止痒。

主治：咯血、荨麻疹、皮肤瘙痒症、呃逆、小儿遗尿等。

20. 外生殖器

定位：在对耳轮下脚前方的的耳轮处。

功能：消炎、止痒、壮阳。

主治：睾丸炎、副睾炎、阴道炎、外阴瘙痒、阴囊湿疹、阳痿、腰腿痛等。

21.耳尖（扁桃体1）

定位：在耳郭向前对折的上部尖端处。

功能：退热、消炎、降压、镇静、止痛、抗过敏、清脑、明目。

主治：发热、高血压、神经衰弱、顽固性失眠、头痛、麦粒肿、风疹等。

22.十二指肠

定位：在耳轮脚上方后部。

功能：解痉止痛。

主治：十二指肠球部溃疡、胆囊炎、胆石症、幽门痉挛、腹胀、腹泻、腹痛。

23.小肠

定位：在耳轮脚上方中部。

功能：促进消化吸收，清热利湿、通便止泻、解痉止痛，纠正心律失常。

主治：消化不良、腹痛、心动过速、心律不齐等。

24.胰胆

定位：在耳甲艇的后上部，肝与肾两穴之间。

功能：对胰、胆都有调节功能，使消化液增多，可增进食欲，帮助消化。

主治：胆囊炎、胆石症、胆蛔、偏头痛、带状疱疹、中耳炎、耳鸣、听力减退、胰腺炎、口苦、胁痛等。

25.三焦

定位：在外耳门后方，肺与内分泌之间。

功能：理气止痛、补心养肺、健脾益胃、补肾利水、化气输精、生津止渴、通利关节、消炎止痛。

主治：腹胀、便秘、水肿、耳鸣、耳聋、糖尿病、上肢外侧疼痛等。

26.食道

定位：在耳轮脚下方中1/3处。

功能：开胸利膈、消炎解痉。

主治：食道炎、食道痉挛等。

（二）操作方法

1.耳穴毫针刺法 用毫针针刺耳穴治疗精神病，一般采用坐位或仰卧位，针具选用28~30号，0.5~1寸长的毫针。进针时，术者用左手拇食两指固定耳郭，中指托着针刺部的耳背，然后用右手拇食指持针，在所选耳穴处速刺进针，一般刺入皮肤2~3分即可，以小幅度捻转为主，留针20~30分钟。

2.耳穴电针法 指将毫针法与脉冲电流相结合的一种方法，每组通电5~10分钟，每日或隔日1次，10次1疗程。具体操作方法可参见电针疗法。

3.耳穴埋针法 将皮内针埋于耳穴内，作为一种弱而持久的刺激，可起到巩固疗效和防止复发的作用。埋针时用左手固定耳郭，绷紧埋针处皮肤，右手用镊子夹住消毒的皮内针柄，轻轻刺入所选穴位皮内，一般刺入针体2/3，再用胶布固定。每耳可埋针2~5个穴位，一般只埋患侧单耳。每天自行按压3次，留针3~5天。

4.耳穴压籽法 在耳穴表面贴敷小颗粒药物的一种简易刺激方法。所选材料可就地取材，如油菜籽、小米、莱菔子、王不留行籽、酸枣仁等。贴敷时可用胶布固定，临床上以王不留行籽为常用，并有制作好的贴剂市售。贴后患者可每天自行按压数次，3~5天更换1次。

此外，还有耳穴注射法、耳穴磁疗法、耳穴割治敷药法、耳穴贴膏法、耳穴按摩法、耳穴激光照射法等，其操作方法在精神病证案例中有分别介绍。

耳针操作时，要特别注意针具、术者手指、耳穴皮肤都必须严格消毒，以免感染。

四、电针疗法

电针法是用电针仪输出脉冲电流，通过毫针等作用于人体经络腧穴，以治疗疾病的一种方法。电针可以提高治疗效果，减轻手法捻针的工作量，在针灸治疗精神病证时普遍使用。

（一）电针仪器

常用的有G6805-Ⅱ型电针仪，可输出连续波、疏密波、断续波等。

（1）连续波：其波形规律连续不变。频率高于30Hz的连续波为密波，频率低于30Hz的连续波为疏波。

（2）疏密波：是疏波和密波交替出现的一种波型，疏密交替持续的时间各约1.5秒。

（3）断续波：呈周期性间断的连续波，断时在1.5秒时间内无脉冲电输出，续时密波连续工作1.56秒。

（4）锯齿波：是脉冲波幅按锯齿状自动改变的起伏波。每分钟16~20次或20~25次。

电针的正脉冲幅度（峰值）为50V，负脉冲幅度（峰值）为35V。正脉冲波宽为500μs，负脉冲波宽为250μs。

（二）操作方法

1.使用方法 使用前应首先检查各部位旋钮是否都处于关闭状态，然后将电源插头插入220V交流电插座内。治疗时，将输出导线夹夹于毫针上，通常选择2个穴位为一对，形成电流回路。一般持续通电15~20分钟，5~10日为1个疗程，每日或隔日1次，急症可每日2次，疗程间隔3~5日。治疗完毕，各个旋钮重新转至零位。

2.波形选择

（1）密波：一般连续的密波能降低神经应激功能，常用于止痛、镇静、缓解肌肉和血管痉挛，也用于针刺麻醉等。

（2）疏波：一般连续的疏波刺激作用较强，能引起肌肉收缩，提高肌肉韧带张力。常用于治疗痿证，各种肌肉、关节、韧带的损伤。

（3）疏密波：该波形能促进代谢、血液循环，改善组织营养，消除炎症水肿等。常用于治疗外伤、关节炎、痛症、面瘫、肌肉无力等。

（4）断续波：该波是有节律且时断时续自动出现的组合波。其刺激作用较强，能提高肌肉组织的兴奋性，对横纹肌有良好的刺激收缩作用。常用于治疗痿证、瘫痪。

（5）锯齿波：其频率接近人体呼吸频率，故可用于刺激膈神经。作人工电动呼吸，配合抢救呼吸衰竭。

（三）注意事项

1.电针仪使用前必须检查其性能是否良好，并选择好波形。

2.调节输出量应缓慢，开机时输出强度应逐渐从小到大，切勿突然增大，以免发生意外。

3.靠近延脑、脊髓等部位使用电针时，电流量宜小，不可过强刺激。孕妇慎用电针。

4.年老、体弱、醉酒、饥饿、过饱、过劳等，不宜使用电针。狂躁、多动的精神病证患者使用电针时，必须有人看护。

五、腕踝针疗法

腕踝针疗法是一种皮下针刺疗法。它是由张心署教授于1966~1975年在电刺激疗法治疗以神经症为主的经验基础上，受传统的经络学说、耳针、穴位针刺法的启发，经过反复实践而形成的一种新的针刺疗法。

（一）取穴

腕踝针共有12个刺激点，其中6个在腕部，6个在踝部。腕部上1~上6位于腕横纹上2横指，环绕腕部一圈处，从腕部掌侧面的尺侧转到腕背部尺侧。内侧面从尺骨到桡骨方向依次划分为1区、2区、3区；外侧面从桡骨到尺骨方向依次划分为4区、5区、6区。踝部下1~下6六个刺激点位于内、外踝最高处上3横指环绕踝部一圈处，从跟腱内侧起向前转到外侧跟腱。内侧面从足跟到足趾方向依次划分为1区、2区、3区，外侧面从足趾到足跟方向依次划分为4区、5区、6区。（如图5-7）

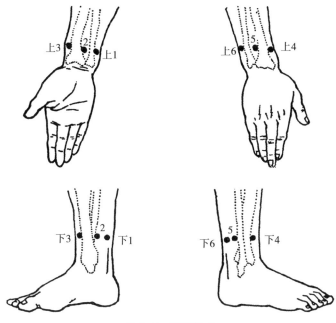

图5-7　腕踝针穴

（二）操作方法

选定进针点后，皮肤常规消毒，医生用28号或30号1.5寸针，左手固定进针点上部（拇指拉紧皮肤），右手拇指在下，食、中指在上夹持针柄，针与皮肤呈30°角，快速进入皮下，针体贴近皮肤表面，针体沿皮下表层刺入一定深度，以针下有松软感为宜。若患者有酸、麻、胀、沉感觉，说明针体深入筋膜下层，进针过深，须要调针至皮下浅表层。针刺深度约为1.5寸。针刺方向一般朝上，如病变在四肢末端则针刺方向朝下。针刺沿皮下浅表层进达一定深度后留针20~30分钟，不做捻转提插。一般隔日1次，10次为1个疗程。急症可每日1次。对局部病症，选病症所在的同侧分区的进针点，对全身性病症，如失眠、盗汗等可选两侧相应进针点。

六、腹针疗法

腹针疗法是以中医的理、法、方、穴理论为基础，通过在腹部进行针刺调节脏腑、经络治疗全身疾病的一种新方法。创始人薄智云认为人体腹部存在着一个全身高级调控系统即"神阙经络系统"。这个系统对全身具有宏观调控的作用，且腹部为五脏六腑之主要居所，通过针刺腹部穴位，可达到调五脏和六腑之效。

（一）取穴

中脘：神阙上4寸的任脉上。

下脘：神阙上2寸的任脉上。

水分：神阙上1寸的任脉上。

神阙：脐之正中。

气海：神阙下1.5寸的任脉上。

石门：神阙下2寸的任脉上。

关元（丹田）：神阙下3寸的任脉上。

商曲：下脘旁开5分处。

气旁：气海旁开5分。

气穴：关元旁5分处。

滑肉门：水分旁开2寸处取之。

天枢：脐正中旁开2寸处。

外陵：阴交旁开2寸处。

上风湿点：滑肉门外5分上5分。

上风湿外点：滑肉门外1寸。

下风湿点：外陵下5分外5分。

下风湿下点：下风湿点下5分外5分。

腹针疗法有几种适应证较广的常用处方，应用有一定的规定，但在临床上又可灵活加减。①天地针是一组腹针的常用方，由中脘、关元组成，两穴合用具有补脾肾之功能；②引气归元由中脘、下脘、气海、关元4穴组成，四穴有"以后天养先天"之意，故名"引气归元"，有治心肺、调脾胃、补肝肾的功能；③腹四关由左右滑肉门、外陵共4个穴位组成，具有通调气血，疏理经气使之上输下达肢体末端的作用，是引脏腑之气向全身布散的妙穴，故称"腹四关"，临床用于治疗全身性疾病，与引气归元或天地针合用时，兼有通腑之妙。

（二）操作方法

腹针施术时，应根据患者的胖瘦、脂肪的浮薄、病程的长短、病气的深浅、疾病的虚实等几个方面来选择针具的长短、进针的深浅及手法的补泻。体型较高大或矮胖体型的人，腹壁的脂肪层较厚，太短的针有时达不到施治的深度，一般选用60mm长度的不锈钢毫针治疗。而中度肥胖及普通体型的人，腹壁的脂肪层适中，一般采用50mm长度的不锈钢毫针治疗。削瘦体型的人，腹壁的脂肪很薄，较易刺穿腹壁层，一般采用更短一些的如40mm长度的不锈钢毫针治疗。腹针将进针深度分为天、地、人三部。一般病程较短或其邪在表的病针刺天部（即浅刺）；病程虽长，未及脏腑或其邪在膜里的病针刺人部（即中刺）；病程较长，累及脏腑或其邪在里的病针刺地部（即深刺）。腹部进针时应避开血管，然后施术要轻、缓，如针尖抵达预计的深度时，一般采用只捻转不提插或轻捻转，慢提插的手法，使腹腔内的大网膜有足够的时间游离，避开针体，以避免刺伤内脏。施术时一般采用三部法，即候气、行气、催气手法。进针后，停留3~5分钟谓之候气，3~5分钟后再捻转使局部产生针感，谓之行气，再隔5分钟行针1次加强针感使之向四周或远处扩散谓之催气，留针30分钟起针。

七、皮内针法

皮内针法是以特制的小型针具固定于腧穴的皮内或皮下，进行较长时间埋

藏的一种方法。又称为埋针法。《素问·离合真邪论》有"静以久留"的记载,

(一)针具

皮内针是用不锈钢丝特制的小型针具,有颗粒型、揿针型两种。颗粒型又称麦粒型,一般长约1cm,针柄形似麦粒或呈环形,针身与针柄成一直线。揿针型又称图钉型,针身长0.2~0.3cm,针柄呈环形,针身与针柄呈垂直状。(如图5-8)

(二)操作方法

1.颗粒型皮内针的操作 针刺前针具和皮肤进行常规消毒。针刺时先用左手拇食指按压穴位上下皮肤,稍用力将针刺部皮肤撑开固定,右手用小镊子夹住针柄,横向将针刺入皮内,针身可沿皮下平行埋入0.5~1cm。在露出皮外部的针身和针柄下的皮肤表面粘贴一小块方形胶布,然后再用一条较前稍大的胶布覆盖在针上。这样可以保护针身固定在皮内,不致因活动使针具移动或丢失。

2.揿针型皮内针的操作 针刺前针具和皮肤进行常规消毒。施术时以小镊子或持针钳夹住针柄,将针尖对准所选的穴位轻轻刺入,然后以小方块胶布粘贴固定。另外,也可用小镊子夹针,将针柄放在预先剪好的小方块胶布上粘住,手执胶布将其连针贴刺在选定的穴位上。此法多用于面部及耳穴等须垂直浅刺的部位。

3.埋针时间 埋针时间的长短可根据季节及病情而定,夏天一般留针1~2天,冬天可留置3~7天。慢性疼痛性疾病留针时间可较长。留针期间可经常按压埋针处,一般每天可按压3~4次,每次1~2分钟,以加强刺激,增加疗效。

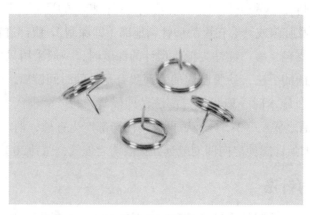

图5-8 揿针

八、舌针疗法

舌针疗法是针刺舌体上的一些特定穴位,以治疗疾病的一种针刺方法。

(一)舌针常用穴位

舌针分为舌面穴、舌下穴。舌面穴包括舌根属肾称肾穴(下焦),舌尖属心称心穴(上焦),中央属脾胃称脾胃穴(中焦),四畔属肝胆称肝胆穴。舌下穴位于舌与下腭交界处,包括金津玉液穴。

心穴:位于舌尖部。主治心经相应疾病。

胃穴:位于舌面中央,心穴后1寸处。主治胃经相应疾病。

脾穴:位于胃穴旁开4分处。主治脾经相应疾病。

胆穴:位于胃穴旁开8分处。主治胆经相应疾病。

肝穴:位于胆穴后5分处。主治肝经相应疾病。

小肠穴:位于胃穴后3分处。主治小肠经相应疾病。

膀胱穴:位于小肠穴后3分处。主治膀胱经相应疾病。

肾穴:位于膀胱穴旁开4分处。主治肾经相应疾病。

金津玉液穴:将舌尖向上反卷,上下门齿夹住舌,使舌固定,舌下系带两侧静脉上,左名金津,右名玉液。

(二)操作方法

舌针疗法一般采用直径28~30号1~1.5寸的毫针,舌针刺血选用直径26号1.5寸的毫针。

舌针治疗前,一般给予患者3%过氧化氢或0.02%高锰酸钾溶液漱口,以清洁口腔。

针刺舌面穴位,患者自然伸舌于口外。针舌底穴位,患者将舌卷起,舌尖抵住上门齿,将舌固定或将舌尖向上反卷,用上下门齿夹住舌,使舌固定,或由术者左手垫纱布敷料,将患者舌体固定于舌外,进行针刺。

针刺时采用快速进针,斜刺1寸左右,采用捻转与提插相结合的手法留针5分钟或不留针。舌穴刺血法,在选定的穴位上施快速浅刺放血。

九、刺络疗法

刺络疗法,俗称刺血疗法、放血疗法、三棱针疗法。刺络所用三棱针即古代"九针"中的"锋针",是一种点刺放血的针具。用三棱针刺破患者身体上的一定穴位或浅表血络,放出少量血液治疗疾病,故也叫三棱针疗法,又称为"刺血络"或"刺络""络刺"。这种方法是从砭石刺血法发展而来的。刺络疗法具有行气活血、消肿止痛、开窍泻热、调和全血的作用,临床主要用于气滞证、血瘀证、实热证所致的以疼痛、发热、肿胀等为主要表现的疾病和急症的治疗。有时对疑难杂症有特殊的疗效。

(一)针具

1.三棱针 三棱针古称是"锋针",为不锈钢制成,针长约6cm,针柄转粗呈圆柱形,针身呈三棱形,尖端三面有刃,针尖锋利。(如图5-9)

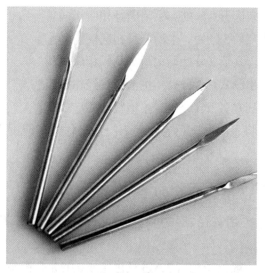

图5-9 三棱针

2.小眉刀 是古代九针中"铍针"的发展。形状为柄粗而圆,针身扁平,口如刀刃,锋刃锐利。多用于割划皮肤浅表络脉,使之出血以治疗疾病。

(二)操作方法

三棱针一般分为点刺法、散刺法、刺络法、挑刺法等,常用的是点刺法。点刺法又分速刺法和缓刺法。

速刺法以左手夹持应刺部位的肌肤,右手持针对准刺血部位,迅速刺入1~2分,随即迅速退出,直入直出,以出血为度,或出针后挤压局部出血数滴。

缓刺法用于浅层络（静）脉中等量出血。针前推按皮肤，使络（静）脉明显暴露然后，持三棱针对准施术部位直针刺或斜刺1~2分，以刺破络（静）脉管壁为度，再将针缓缓退出，或边退边摇大针孔，使之出血。

十、皮肤针疗法

皮肤针疗法是一种多针浅刺疗法。其是以多支短针集成一束浅刺人体一定部位（腧穴）的一种治疗方法，从古代"毛刺""扬刺""半刺"等刺法发展而来。因为它刺得浅，"刺皮不刺肉"，所以被称为皮肤针。皮肤针的治病原理是"病之于内，形之于外"。《景岳全书》认为内脏病变，可以在经脉所通过的部位或相应体表发生症状或出现阳性物，而通过皮肤针叩打这些体表部位、穴位或阳性反应区，便可以通过皮部—孙脉—络脉—经脉，起到调整脏腑虚实、调和气血、通经活络、平衡阴阳的作用。

（一）针具

皮肤针，是一种形如小锤的针，结构分针柄、针锤、针盘和针尖等几个部分，针柄坚固而富有弹性，针尖呈松针形，尖中带秃，排列整齐。针具名因针数、式样等不同而异。五根针捆成一束、形似梅花，叫梅花针；将七根针捆在一起，叫七星针（如图5-10）；将十八根针嵌在竹签上的，叫罗汉针。现代还有通电以加强刺激的叫电梅花针。

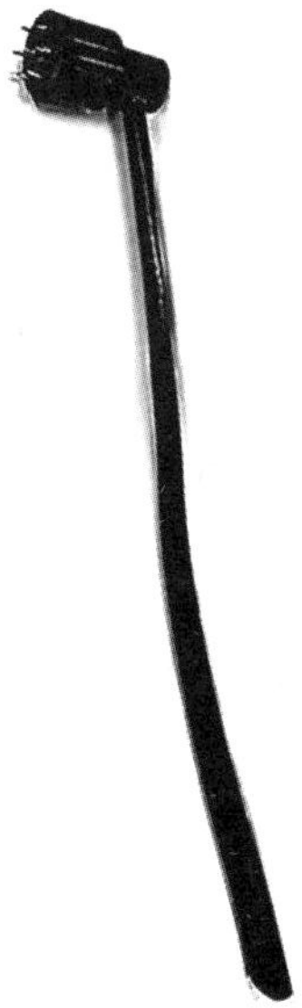

（二）治疗方式

1.循经叩刺 即沿着与疾病有关的经脉循行路线叩刺，主要用于项、背、腰骶的督脉和膀胱经，其次是四肢肘、膝以下的三阴、三阳经。可治疗相应脏腑经络病变。

2.穴位叩刺 主要用于背俞穴、夹脊穴、某些特定穴和阳性反应点。

3.局部叩刺 指在病变部位叩刺，如头面五官疾病、关节疾病及其他局部病变。

图5-10　梅花针

（三）操作方法

用右手握持针柄，以无名指、小指将针柄末端固定于小鱼际处，以拇、中型指夹持针柄，食指置于针柄中段上面，使用腕部弹力进行叩刺，叩刺时要求落点正确，速度一致，用力均匀，避免针尖斜向刺入和向后拖拉提起，而引起疼痛。

皮肤针刺激强度分轻、中、重三种，是补泻手法的具体应用。

（1）轻度刺激：叩打时使用腕力较轻，患者稍有疼痛感，皮肤局部略有潮红。具有补的性质。

（2）中度刺激：叩打时使用腕力稍大，介于轻、重度之间，患者有轻度疼痛感，皮肤局部有潮红、丘疹，但不出血。具有平补平泻的性质。

（3）重度刺激：叩打时使用腕力较重，冲力大，患者有较明显痛感，但能忍受。叩打局部皮肤明显发红，并可有轻微出血。属于泻的手法。

十一、浮针疗法

由符仲华博士发明的浮针疗法是来源于《灵枢·官针》的刺法、皮部理论，腕踝针理论和现代针灸研究的成果，再结合符仲华博士发明的扫散手法，再灌注和患肌理论等所创立的一种针刺治疗方法。浮针疗法主要治疗局限性疼痛，也可以治疗部分非疼痛性局限性疾病。

（一）针具

浮针疗法所用的针具，是由符仲华博士发明的一次性浮针针具。它是一种复式结构，由针芯、软套管及针座、保护套管3部分组成。主要部分是特制软套管和不锈钢针芯组成（如图5-11）。进针用浮针专用进针器（如图5-12）。

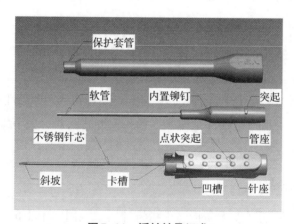

图5-11 浮针针具组成

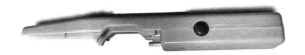

图5-12　浮针专用进针器

（二）操作方法

（1）以患肌理论（在运动中枢正常情况下，放松状态时，目标肌肉的全部或一部分处于紧张状态，该肌肉就叫患肌）选择合适的进针点。

（2）采用浮针专用进针器进针。

（3）在皮下组织层运作。

（4）针进皮下组织后，针体左右摇摆如扇形的扫散运针。

（5）配合再灌注活动，即让患者主动或被动地活动患处肌肉或关节，使其收缩时缺血，舒张时充血，如此反复操作使得患者身体局部得到血液再灌注而改善其缺血状态。

（6）抽出不锈钢针芯，将软套管仍留置皮下24小时，胶布固定露出皮外的与软套管紧密连接的管柄。留置于体内的软套管柔软，不影响患者作息，留针期间患者继续配合再灌注活动。

十二、火针疗法

火针疗法是将特制的金属针烧红，迅速刺入一定部位，并快速退出以治疗疾病的方法。火针古称"燔针"。

（一）针具

针体多用高温下硬度高的材料（如钨合金）制作，针柄多用不易导热的非金属材料制作。细火针针头直径为0.5mm，粗火针针头直径为1.2mm。也可用止血钳钳住大头针替代。（如图5-13）

（二）操作方法

（1）局部皮肤严格消毒。

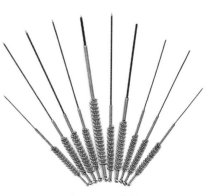

图5-13　火针

（2）烧针：先针身，后针头，将针烧红。若针刺四肢、腰腹较深部位（2~5分），则烧至白亮；若针刺胸背较浅部位，可烧至通红；若针刺表浅，烧至微红即可。

（3）针刺：烧针后对准穴位垂直点刺，速进速退，用无菌棉球按压针孔，以减少疼痛并防止出血。

（三）注意事项

有大血管、神经干的部位禁用火针；有出血倾向者禁用火针；针后避免洗浴；局部发痒，不宜搔抓。

十三、眼针疗法

眼针疗法是由彭静山教授以《易经》的阴阳八卦，眼科的五轮八廓和脏腑经络学说为理论依据所首创的一种针灸疗法。它通过针刺眼球周围、眼眶边缘的穴位，来治疗全身疾病。晋代皇甫谧的《针灸甲乙经》就有针刺睛明、攒竹等眼周穴位治疗疾病的记载。

（一）针具

30号0.5寸不锈钢针。

（二）操作方法

1.用30号0.5寸不锈钢针，先以左手压住眼球严密保护，并使眼眶内皮肤绷紧，右手持针轻轻刺入。

2.找出针刺点，可斜刺。按经区分布，可以横刺，但不可超越所刺的经区。一般不用手法。如针后没有得气，可把针稍微提出一点，重新调整后刺入。得气有多种感觉，如触电样，或酥酥地上下窜动，或酸、麻、胀、重，或发热、发凉等。针刺后如得气，效果必好，无任何感觉的，叫作"不得气"，则效果不佳。需补泻时，顺眼针经穴分布顺序进针为补，逆眼针经穴分布顺序进针，则为泻。

3.眼球经区的划分方法。两眼向前平视，经瞳孔中心做一水平线，并延伸过内外眦，再经瞳孔中心做该水平线的垂直线，并延伸过上、下眼眶，将眼区分成4个象限，然后再将每个象限划分成2个相等区，即4个象限，共分8个相等区。

左眼八区排列顺序是顺时针方向的，右眼八区排列顺序是逆时针方向的。

但各经区所代表的脏腑左右皆同。口诀：一区肺大肠，二区肾膀胱，三区属上焦，四区肝胆藏，五区中焦居，六区心小肠，七区脾和胃，八区下焦乡。每区所占的范围，以钟表为例，用时针计算为90分钟。例如，左眼一区由10时30分钟至12时，右眼逆行，右一区7时30分钟至6时。其他依此类推八区十三穴，一区、二区、四区、六区、七区这五个区，每区一脏一腑，即肺与大肠、肾与膀胱、肝与胆、心与小肠、脾与胃，各占二分之一；三区、五区、八区为上焦、中焦、下焦，各占整个经区。

（三）注意事项

（1）针刺时要避开血管，防止眼周皮下出血。

（2）进针时，按找好的穴位向皮内快速进针，留针时间要短，最长不应超过15分钟，以防止因留针时间长而引起皮下出血。

（3）起针时，左手持干棉球，轻轻放在穴位上，待拔出针后，轻轻按压穴位片刻，以防出血。

十四、芒针疗法

芒针用不锈钢丝制成，常用长度为5~8寸，因其针身细长如麦芒而得名，由九针之一的长针发展而来。用芒针针刺穴位以治疗疾病的方法，称为芒针疗法。

（一）针具

芒针采用不锈钢制成，以26~28号，长度5~8寸的针具最为常用。用前必须严格消毒。

（二）操作方法

采用夹持进针法，双手配合，压捻结合，迅速破皮，缓慢将针刺至所需深度。多用捻转手法，幅度在180°~360°之间，不宜过大。出针时动作宜轻柔、缓慢，提捻结合，退至皮下再轻轻地抽出，迅速按压干棉球，以防出血。

十五、穴位敷贴疗法

穴位敷贴疗法指在某些穴位上敷贴药物，通过药物和腧穴的共同作用以治疗疾病的一种方法。其中某些刺激性的药物（如毛茛、斑蝥、白芥子、甘遂、蓖麻子等）捣烂或研末，敷贴穴位，可引起局部发疱化脓如"灸疮"，则称为"天灸"或"自灸"，现代也称发疱疗法。穴位敷贴疗法既有对穴位的刺激作用，又通过皮肤对药物有效成分的吸收，发挥明显的药理效应，因而具有双重治疗作用。此法一般无危险性和毒副作用，较为安全、简便，对于衰老稚弱者、药入即吐者尤宜。

（一）敷贴药物

1.药物的选择　临床上有效的汤剂、丸剂，一般都可以熬膏或研末作腧穴敷贴。正如《理瀹骈文》所云："外治之理即内治之理，外治之药亦即内治之药，所异者，法耳。"但敷贴用药又有如下特点：①应有通经走窜、拔毒外出之品为引，现在常用的有冰片、麝香、丁香、花椒、白芥子、姜、葱、蒜、肉桂、细辛、白芷、皂角等。②多选气味俱厚之品，有时甚至选力猛有毒的药物，如生胆南星、生半夏、川乌、草乌、巴豆、斑蝥、附子、大戟等。③选择适当溶剂调和敷贴药物或熬膏，以达药力专、吸收快、收效速的目的。醋调敷贴药，而起解毒、化瘀、敛疮等作用，虽用药猛，可缓其性。酒调敷贴药，则有行气、通络、消肿、止痛作用，虽用药缓，可激其性。油调敷贴药，又可润肤生肌。

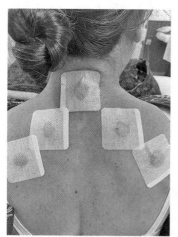

常用溶剂有水、白酒、黄酒、醋、姜汁、蜂蜜、蛋清、凡士林等。

2.药物的制作　可将药物研成末备用，治疗时，脐部可直接填方，其他部位可加适量的溶剂（如水、白酒、食醋等）调拌，制成丸、糊、膏、饼剂敷贴。

（二）操作方法

敷贴药物之前，定准穴位，局部要洗净擦干消毒，然后敷贴在腧穴上或病变局部，再用专供敷贴穴位的特制敷料或胶布固定。一般情况下，刺激性小的药物，每隔1~3天换药1次，刺激性大

图5-14　穴位敷贴疗法

的药物，应视患者的反应和发疱程度确定敷贴时间，数分钟或数小时不等，如需再敷贴，应待局部皮肤基本恢复正常后再进行（如图5-14）。

十六、穴位注射疗法

穴位注射疗法又称为"水针",是将小剂量药液注入穴位、压痛点或反应点以防治疾病的一种治疗方法(如图5-15)。

(一)用具及常用药物

1.用具 使用消毒的注射器和针头。根据使用药物的剂量大小及针刺的深度选用不同的注射器和针头。常用的注射器为1ml(用于耳穴和眼区穴位)、2ml、5ml、10ml、20ml,常用针头为4~6号普通注射针头,封闭用长针头。

2.穴位注射常用药物 中药制剂如丹参注射液、川芎嗪注射液、银黄注射液等。西药制剂如维生素制剂如维生素B_1注射液、甲钴胺注射液、氯丙嗪注射液、奋乃静注射液等其他药物制剂。

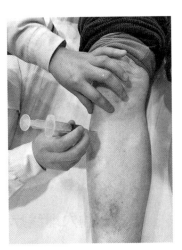

图5-15 穴位注射疗法

(二)操作方法

选择合适的消毒注射器和针头,抽取适量的药液,在穴位局部消毒后右手持注射器对准穴位或阳性反应点,快速刺入皮下,然后将针缓慢推进,达一定深度后,进行缓慢的提插,获得得气感后,回抽无血,再将药液缓缓注入。

十七、腧穴激光照射疗法

腧穴激光照射疗法是利用低功率激光束直接照射腧穴以治疗疾病的一种疗法,可替代针刺对穴位起刺激作用。激光具有单色性好、相干性强、方向性优和能量密度高等特点。

(一)激光器具

医学上常用的激光治疗仪有氦-氖(He-Ne)激光腧穴治疗仪、二氧化碳激光腧穴治疗仪和掺钕钇铝石榴石激光腧穴治疗仪等。

氦-氖(He-Ne)激光腧穴治疗仪是一种原子气体激光器,作为激光腧穴治疗的光源,工作物质为He-Ne原子气体,发射波长6328,功率可达数十兆瓦，光斑直径为1~2mm。小功率的He-Ne激光束能部分到达生物组织10~15mm深处。

二氧化碳激光照射穴位时，既有热作用，又有类似毫针的刺激作用。其工作物质是二氧化碳分子气体，发射波长为10.6μm，属长波红外线波段输出形式为连续发射或脉冲发射。

掺钕钇铝石榴石激光腧穴治疗仪发出近红外激光，可进入皮下深部组织，并引起深部的强刺激反应。工作物质为固体掺钕钇铝石榴石，输出形式为连续发射。

（二）操作方法

He-Ne激光器应发射出红色的光束，其光斑对准需要照射的穴位直接垂直照射，光源至皮肤的距离为8~100cm，每次每穴照射5~10分钟，共计照射时间一般不超过20分钟，每日照射1次，10次为1个疗程。

十八、腧穴埋线疗法

腧穴埋线疗法是将羊肠线埋入穴位，利用羊肠线对穴位的持续刺激作用以治疗疾病的一种方法。

（一）针具及其他用品

皮肤消毒用品、洞巾、注射器、镊子、埋线针或经改制的18号腰椎穿刺针（将针芯前端磨平）、持针器、0~1号铬羊肠线、盐酸普鲁卡因或利多卡因、注射用具、剪刀、消毒纱布及敷料等。

（二）操作方法

医者双手、埋线部位、器械均常规消毒，局部麻醉（每穴用0.5%~1%的盐酸普鲁卡因或利多卡因作皮内麻醉），将羊肠线剪成2~3cm的线段，用镊子夹持从穿刺针尖部装入套管，推动针心，验证线段出针是否顺利，将线段全部装入，针尖斜面不宜有线外露。医者左手握固埋线部位，右手持穿刺针斜面向下，用力钻捻刺入皮下，然后转动穿刺针使斜面向上，再用力刺进，达到预定深度，左手固定针心，右手外拉套管，直至针头的凸凹对齐，说明羊肠线已全部出管而置于穴位，再外拉针心，用酒精棉球按紧埋线部位，右手将穿刺针全部拔出。

如无出血，随用含碘酒棉球敷于针眼，用方形胶布粘敷。如有出血，用碘酒棉球按压片刻，出血即止，然后用胶布粘敷。若需第二次埋置，须20天后，并要错开原来针眼，一般可连续3次。

（三）注意事项

（1）局部麻醉不可过深，以免降低疗效。

（2）严格无菌操作，防止感染。

（3）一次埋线，取穴一般以5个为限。

（4）如果术后1~5天内局部出现红肿热痛等无菌性炎症反应，或有少量白色液体自创口流出，属正常现象，一般不需处理，若渗出液较多突出于皮肤表面，可将白色液体挤出，用75%乙醇棉球擦去，覆盖消毒纱布，施术后患肢局部温度升高，少数患者可有全身反应，体温升高，要注意观察，如果高热不退，全身瘙痒等异常反应明显，则应到医院就治。

十九、灸法

灸法是针灸疗法的重要内容之一。据考察，早在3000年以前，我国医家已有针灸经验总结。1972年长沙马王堆汉墓出土的周代医书，即记载有《足臂十一脉灸经》和《阴阳十一脉灸经》两部帛书。帛书除载有经脉循行路线上的各种疼痛、痉挛、麻木、肿胀等局部症状及眼、耳、口、鼻等器官症状外，还有一些全身症状，如心烦、嗜卧、恶寒等。当时对这些病症，都是用灸法治疗的。《黄帝内经》载："针所不为，灸之所宜。"《本草纲目·火部》载："艾火灸百病。"

（一）艾条灸

艾条灸分温和灸、雀啄灸、回旋灸和热敏灸。

1.温和灸　将艾条一端点燃，对准施灸部位，约距2~3cm，至皮肤稍呈红晕为度。对于昏厥、局部知觉减退的患者和小儿，医者可将食指、中指，置于施灸部位两侧，这样可能通过医生手指的感觉来测知患者局部受热程度，以便随时调节施灸距离，掌握施灸时间，防止烫伤。一般每穴灸10~15分钟。

2.雀啄灸　施灸时，将点燃的一端与施灸部位的皮肤并不固定在一定距离，而是像鸟雀啄食一样，一上一下活动施灸。一般每穴灸5分钟。

3.回旋灸 点燃艾条，悬于施灸部位上方约3cm高处。艾条在施灸部位上左右往返移动或反复旋转进行灸治。一般每穴灸10~15分钟。

4.热敏灸 此灸法是陈日新发明的一种艾灸新疗法，通过刺激疾病的反应点，即敏化的腧穴，来治疗疾病。认为热敏穴位对艾热异常敏感，最易激发经气传感，能产生小刺激大反应。

患者取卧位，在穴位施灸部位，分别按下述步骤逐一进行回旋灸、雀啄灸、往返灸、温和灸。行回旋灸1~3分钟温通局部气血，继以雀啄灸1~2分钟加强施灸部位的热敏化程度，循经往返灸2~3分钟，疏通经络，激发经气，再施以温和灸发动灸性传感、开通经络。只要出现灸感反应透热、扩热、传热、局部不热（微热）远部热、表面不热（微热）深部热，施灸部位或远离施灸部位产生酸、胀、压、重、痛、麻、冷等非热感觉，则表明该腧穴已发生热敏化。

灸量即艾灸的每次有效作用量。灸量由艾灸强度、艾灸面积、艾灸时间三个因素组成，在前两个因素基本不变的情况下，艾灸最佳剂量以个体化的热敏灸感消失为度的施灸时间为主，这是患病机体自身表达出来的需求灸量，所以是最适的个体化充足灸量即饱和消敏灸量。

（二）艾炷灸

古代针灸著作中的灸法大多是指艾炷灸。所谓艾炷灸就是将艾绒制成大小不等的圆锥艾炷，置于穴位上点燃施灸。制作艾炷的方法，一般用手捻，将艾绒搓紧，捻成上尖下大的圆锥状。搓成如蚕豆大者为大艾炷，常用于隔物灸；如黄豆大或杏核大者为中炷，常用于无瘢痕灸；如麦粒大者为小炷，常用于瘢痕灸（麦粒灸）。临床上以是否形成灸疮（遗留永久性瘢痕）为度，分为无瘢痕灸和瘢痕灸。

1.瘢痕灸 摆正患者体位，选好穴位，以75%乙醇棉球消毒，而后于穴位上涂敷大蒜液或凡士林，将艾炷黏附于皮肤之上，用线香从艾炷顶部轻轻接触点燃，使之均匀向下燃烧，直到艾炷全部烧尽，艾火自熄，除去艾灰，再易炷施灸，直至预定壮数灸完。一般每灸完1次，即涂蒜液1次，施灸时艾火烧灼皮肤，患者感到灼痛时，医者可用手在穴位四周轻轻拍打，以缓解疼痛。灸后施灸部位往往被烧坏，甚至呈焦黑色，可用一般药膏贴于创面，嘱患者多食营养较丰富的食物，促使灸疮的正常透发，有利于提高疗效。一般7天左右疮面即可化脓，化脓时每天更换膏药1次，灸疮约45天愈合，疮痂脱落，遗留永久性瘢痕。如果患者体质虚弱，可以将艾炷做成麦粒大小，患者灼痛时间很短，患者易于接受，艾炷灸以3~7壮，小儿1~3壮。

2. 无瘢痕灸 如果当患者感到烫时即用镊子将艾炷夹去，以局部发生红晕不起泡的则为无瘢痕灸。

3. 隔物灸 隔物灸又称"间接灸"，就是用药物将艾炷与施灸腧穴位皮肤隔开，本书应用的有隔姜灸和隔附子饼灸。①隔姜灸：将生姜切成厚0.2~0.3cm厚的姜片，大小可据穴区部位所在和选用的艾炷的大小而定，中间用三棱针穿刺数孔。施灸时，将其放在穴区，置大或中等艾炷放在其上，点燃。待患者有局部灼痛感时，略略提起姜片，或更换艾炷再灸。一般每次灸6~9壮，以皮肤局部潮红不起疱为度。②隔附子饼灸：将附子切细研末，以黄酒调和作饼，约1cm左右厚，中间用三棱针穿刺数孔，上置艾炷点燃施灸。

4. 温针灸 温针灸是针刺与艾灸相结合的一种方法，在《备急千金要方》中称为烧针尾。具体操作方法是在针刺得气后，将毫针留在适当的深度，在针柄上捏一小团艾绒点燃施灸，或在针柄上穿置一段长约1~2cm艾条施灸，直到艾绒或艾炷烧完为止，使热力通过针身传入体内，达到治疗目的。

5. 温灸器灸 温灸器是一种特制的灸具，有灸架、灸筒、灸盒。有市售，也可自制。可将艾条插在灸架上，或将艾条（艾绒）置于灸筒、灸盒中实施灸治。可免去手持艾条的劳累，又作用稳定持久，因盒内有铁窗纱挡住灰火，故安全简便。

6. 灯火灸 选择烧灼穴位，并在皮肤上做出记号。取灯心草10~15cm长1根，蘸植物油少许，约浸3~4cm，用右手拇、食指捏住灯心草1/3处。点燃灯心草一端，迅速敏捷地向选定腧穴或部位点灸烧灼，一触即提起，可有清脆的"叭"一声爆响，若没有，可再重复1次。

二十、拔罐法（刺络拔罐法）

拔罐法，古称角法或角吸法，又称筒法。民间俗称拔火罐。这是一种以罐作工具，借助热力排除其中的空气，造成负压，使之吸附于腧穴或应拔部位的体表，产生刺激，使局部皮肤充血、瘀血，以达到防治疾病的目的的治疗方法。

（一）器具

目前临床上常用的有玻璃罐，竹罐，透明塑料抽气罐等。

（二）操作方法

玻璃罐和竹罐，多用点火棒蘸取95%乙醇溶液，点燃后放置罐内燃尽空气，迅速将罐扣在应拔的部位上即可吸住，这种方法比较安全，是常用的拔罐方法。

近年临床上为了方便，又用透明塑料罐制成，上面加置活塞，便于抽气，使之吸拔在穴位或疼痛部位。

拔罐一般留罐10~15分钟，待拔罐范围部位的皮肤充血，出现瘀血时，将罐取下，时间不宜过长，以免起泡。

附：刺络拔罐法

一种将针刺和拔罐相结合的方法。即在应拔罐部位的皮肤消毒后，先用三棱针点刺出血或用皮肤针叩刺，然后将点燃的火罐吸拔于点刺的部位上，使之出血，以加强刺血（刺络）治疗的作用。一般针后拔罐留置10~15分钟，亦可稍长，然后将罐取下，擦净血迹。临床上常用于精神病证急性发作。

| 第六章 |
常见精神病证的针灸治疗

一、焦虑症

【概述】

焦虑症，又称焦虑性神经症，是一种常见的以焦虑情绪为主的神经症。本病以广泛性、持续性焦虑和反复发作的惊恐不安为主要特征，常伴有自主神经紊乱、肌肉紧张等症状。焦虑症是一种普遍的心理障碍，发病于青壮年期，女性的发病率是男性的2倍。流行病学研究表明城市人口中有4.1%~6.6%在其一生中会得焦虑症。

中医学并无"焦虑症"病名，但其主要特征可分别在中医典籍的"郁证""恐""惊""心悸""惊悸""怔忡""百合病""不寐""健忘""脏躁""卑慄""奔豚气"等病证的记载中找到相关的论述。中医认为，焦虑症主要表现为情志异常，焦虑症首先应咎之于心。《类经》云："心为五脏六腑之大主，而总统魂魄，兼该意志，故忧动于心则肺应，思动于心则脾应，怒动于心则肝应，恐动于心则肾应，此所以五志惟心使也?情志之伤，虽五脏各有所属，然求其所由，则无不从心而发。"同时，焦虑症还表现为持续地无明确对象或无固定内容的恐惧，或提心吊胆，或精神紧张，这属于中医情志的惊恐。《素问·举痛论》云："惊则心无所倚，神无所归，虑无所定。"而"肾在志为恐"，因此，该病发生与肾相关。《素问·举痛论》云："惊则气乱。"气机紊乱则使肝之调畅异常。焦虑症具有突然性而类风象，常伴有易恼火、易动、易怒和易急躁，这些特点应该从肝论治。焦虑症是对非现实情况的过度担心、忧虑，是"思"的过度活动。"脾在志为思""久思伤脾""思则气结"。脾胃乃后天之本，气血生化之源。焦虑症患者往往有多虑、乏力、眠差、健忘、心悸、神疲懒言、头晕、面色无华、纳呆、腹胀，舌淡红、苔薄白、脉细弱等，这是脾虚的表现。因此，中医认为焦虑症的病因病机还应责之于心、肾、肝、脾，从气、痰、瘀、虚辨证，以气为总纲，《素问·举痛论》云："恐则气下……惊则气乱。"本病发病初期多为七情所伤，气机运行不畅，气郁生痰湿，而致痰气郁结、痰热内扰，在中后期气郁血滞不通致血瘀，后期久病则虚，虚证占据主要方面。

【临床表现】

焦虑并非由于实际的威胁所致，其紧张、惊恐的程度与现实情况很不相称。在临床上焦虑症主要分为惊恐障碍和广泛性焦虑两种形式：

惊恐障碍又称急性焦虑症，好发于青春后期或成年早期。表现为在日常活动中无明显诱因或并不面临危险处境时，突然出现强烈的恐惧感，伴濒死感或失控感以及严重的自主神经功能紊乱如心悸、胸闷、头晕、出汗、过度换气、手足发麻、震颤、全身发软、面部潮红、胃肠道不适及窒息感，惊恐发作通常起病急骤，终止也迅速，一般历时5~20分钟，很少超过1小时，但不久又可突然再发。发作时始终意识清楚，高度警觉，发作后仍心有余悸，担心再发，且已虚弱无力，并可进一步发展为惊恐发作、预期焦虑、求助和回避行为。

广泛性焦虑又称慢性焦虑症，大多起病于20~40岁。表现为慢性起病，以经常或持续存在的焦虑为主症，临床最为常见。常表现为①精神焦虑：无明确对象和固定内容的担心或害怕，或对现实生活中可能发生的事情过分担忧，如担心家人外出时会遭遇车祸等。患者常终日心烦意乱、坐卧不宁、忧心忡忡、好像大祸将临；②躯体焦虑：表现为运动不安如搓手顿足，不停地来回走动，做一些无目的的小动作。有的患者有舌、唇、手指和肢体震颤，胸骨后有压缩感，气短，胸部、颈部和肩背部等肌肉紧张、酸痛，伴自主神经功能紊乱如心悸、胸闷、气急、口干、出汗、胃肠道不舒、便秘腹泻、尿频尿急等；有的出现早泄、阳痿、月经紊乱；③觉醒度提高：表现为过度警觉，对外界刺激易出现惊跳反应，情绪易激惹，注意力难以集中，易受干扰，难以入睡，睡中易惊醒，记忆力下降，对周围事物缺乏兴趣，以致严重影响工作和学习。④合并疲劳、抑郁、强迫、恐惧、惊恐发作及人格解体等症状，但这些非疾病的主要症状。

【辨证分型】

中医认为，焦虑症主要与心、肝、脾、肾相关，临床可分为心脾两虚、肝郁气滞、脾肾阳虚和痰热互结4个证型。

1.心脾两虚，心神不宁型 症见多虑，神疲乏力，心悸怔忡，失眠多梦，面色不华，食欲不振，腹胀便溏，眩晕健忘，女子月经量少色淡或淋漓不尽。舌淡，脉细弱。

2.**肝郁气滞，虑无所定型** 症见多虑，精神抑郁，情绪低落，心烦易怒，头痛头胀，胸胁胀痛，脘闷善太息，口苦目干，腹胀纳呆，月经不调。苔薄脉弦。

3.**脾肾阳虚，神无所归型** 症见多虑易惊，神疲乏力，耳鸣耳聋，腰膝酸软，畏寒肢冷，小便清长频数，或面目肢体浮肿，或下利清谷，或泄泻滑脱，或五更泄泻，男人阳痿早泄，女人不孕，性欲减退。舌淡苔白，脉沉细。

4.**痰热互结，上扰神明型** 症见坐立不安，烦躁易怒，头重如裹，惊悸呕恶，多梦易醒，体倦食少。苔黄腻，脉滑数。

【针灸处方】

[毫针刺法]

方1 水沟长留针法

取穴：水沟、百会、四神聪、太阳、风池、内关、神门。

操作：患者取仰卧位，常规消毒后采用0.35mm×25~50mm不锈钢毫针，水沟向上斜刺7.5~13mm，不捻转不提插，留针50分钟。百会、四神聪平刺13~20mm，风池向鼻尖斜刺20~30mm，太阳斜刺7.5~13mm，内关直刺13~20mm，神门直刺7.5~13mm，诸穴得气后行捻转提插泻法，留针50分钟。

疗程：每日1次，连续治疗4个星期为1个疗程。

方2 膻中合谷刺法

取穴：膻中、神门、合谷、太冲、三阴交为主穴，阴虚明显者加太溪；心悸明显者加内关、间使；不寐明显者加安神。

操作：膻中使用1.0寸一次性针灸针，常规消毒后针刺合谷，向上、下、左、右4个方向用泻法各刺1次后针尖向下（逆经）留针。其余各穴经常规消毒后使用1.0~1.5寸一次性针灸针刺入后使用手法治疗，合谷、太冲用泻法，强刺激治疗；神门、三阴交用平补平泻法或补法；太溪用补法。

疗程：每日1次，12次为1个疗程。

方3 辨证取穴法

取穴：主穴百会、上星、神庭、水沟、膻中、巨阙、中脘。痰火扰心者加内关、丰隆；肝郁脾虚者加太冲、足三里；心肝火盛者加行间、劳宫；心脾两虚者加神门、足三里。

操作：患者取仰卧位或坐位，常规消毒后针刺百会、上星神庭分别平刺进针1寸、0.5寸、0.5寸，以患者头皮有紧涩感或重胀感为度，膻中平刺进针0.5寸，巨阙向下斜刺进针1.5寸，中脘直刺进针1.5寸，以患者得气为度。以平泻法每隔10分钟，进针1次，留针30分钟。配穴每次选2~3穴，内关、丰隆用泻法；太冲用泻法，足三里用补法；行间、劳宫用泻法；神门、足三里用补法。

疗程：每日1次，每周6次，6周为1个疗程。

方4 靳三针法

取穴：主穴四神穴（百会前后左右各旁开1.5寸）、定神（印堂上5分，双侧阳白各上5分）、内关、神门、三阴交。肝郁脾虚者加太冲、足三里；肝郁痰火者加太冲、期门、膻中、丰隆；心脾两虚者加神门、足三里；心肝火旺者加行间、劳宫。

操作：取1寸针于百会前后左右各旁开1.5寸向四周斜刺，使患者头皮有紧涩感或重胀感为度，定神均向下平刺，内关、神门、三阴交均用补法。肝郁脾虚配太冲用泻法，足三里用补法；肝郁痰火配太冲用泻法，期门用平补平泻，膻中用平补平泻，丰隆用泻法；心脾两虚配神门用补法，足三里用补法；心肝火旺配行间用泻法，劳宫用泻法。每隔10分钟捻针1次，留针45分钟。

疗程：每天1次，每周6次，6周为1个疗程。

方5 醒脑开窍法

取穴：主穴百会、内关、水沟、三阴交等穴。配穴四神聪、本神、神庭、神堂、身柱等穴。

操作：穴位常规消毒。百会向后刺0.5~1寸，提插捻转1分钟。内关直刺1~1.5寸，提插捻转泻1分钟左右，至手指抽动。水沟向鼻中隔斜向下刺0.5寸，施雀啄泻法至眼珠湿润或至流泪。三阴交向后斜刺1~1.5寸，提插捻转至下肢抽动3次。配穴按常规针刺操作。

疗程：每日1次，每周6次，30次为1个疗程。

方6 背俞穴法

取穴：心俞、厥阴俞、百会、神庭、神门为主穴，随证配穴。

操作：常规消毒。心俞、厥阴俞采用针刺背俞穴的方法，针尖向脊柱方向斜刺0.5~0.8寸，百会、神庭平刺0.5~1寸，神门直刺0.3~0.5寸，平补平泻，每次留针30~40分钟。

疗程：每日1次，6天为1个疗程，疗程间歇1天。

方7 四神聪法

取穴：四神聪（配合印堂）。

操作：选用0.3mm×25mm针灸针，经局部酒精消毒后，沿皮肤约15°斜刺入 15~20mm，留针 30 分钟，每 5~10 分钟轻弹针柄 1 次，不行提插，手法平补平泻。心烦明显者，印堂出针后，局部采用放血疗法，以 4~5 滴为宜。

疗程：隔日行针 1 次，5 次为 1 个疗程。

方 8　针刺加心理暗示法

取穴：百会、四神聪、神门、内关、足三里。

操作：常规消毒施术，手法平补平泻，留针 30 分钟。留针期间作心理暗示疗法。

疗程：应试前施用。

注：本法适宜于应试焦虑症。

[头皮针疗法]

方 1　抽提法

取穴：额中线、额旁 1 线（右）、额旁 2 线（左）、顶中线。失眠多梦加四神聪；胃痛纳差、腹胀便溏加额旁 2 线（右）、额顶线中 1/3；阳痿早泄、五更泄泻加额旁 3 线（双）、额顶线后 1/3。

操作：常规消毒后用 0.25mm×25mm 或 0.25mm×40mm 一次性不锈钢毫针，针刺进帽状腱膜下层后，每穴行抽提法 15 次。额中线与顶中线 1 组，额旁 1 线与额旁 2 线 1 组，额旁 3 线双侧为 1 组，接 G6805 型电针仪，疏密波，强度以患者能忍受为度，通电 30 分钟。

疗程：每日 1 次，10 次为 1 个疗程。

方 2　于氏头针法

取穴：情感区（从囟会至神庭及其向左、右各 1 寸及 2 寸的平行线，此 5 条线所在位置）。

操作：常规消毒后采用 0.35mm×40mm 毫针行斜刺法进行针刺，即在此穴区与头皮呈 45° 角自前向后刺入约 1 寸，进针后立即捻转，捻转速度以每分钟200 次为宜，持续 2 分钟，留针 2 个小时。留针其间每隔 30 分钟捻转 1 次，医者针下有沉紧胀满之感以及患者有酸、麻、胀、重者效果更佳。

疗程：每日 1 次，2 周为 1 个疗程，疗程间休息 1 天。

注：头部情感区是根据大脑皮层的功能定位在头部的投影，进而选取相对应的头穴线。该区域的划分与西医解剖中额极的位置相对应。现代研究认为额区又与情感以及高级思维活动密切相关。当额叶发生损害时，可表现为记忆力减退，表情淡漠，易兴奋躁狂，生活懒散，注意力不集中，缺乏自知力，可出

现运动障碍,定向力以及计算力障碍。所以额叶病变能影响人的情绪、情感和社会行为等。

方3 丛刺法

取穴:以百会为中心,百会前1寸,百会前1寸左右各旁开1寸,百会前1寸左右各旁开两寸,百会左右各旁开0.5寸,百会左右各旁开1.5寸,百会后1寸及其左右各旁开1寸。共12穴,呈楔形分布。配穴大陵(双侧)、太溪(双侧)。

操作:患者仰卧位,常规消毒后,采用0.30mm×40mm一次性针灸针,针尖与头皮呈30°角,快速进针,使针身达帽状腱膜下25mm左右,每针捻转1分钟,频率约每分钟200次。配穴采用直刺进针法,针刺深度约10mm,行补法至酸胀为度,留针40分钟。

疗程:每日1次,每周连续针刺6天,停针1天,连续针刺2周为1个疗程。

[耳针疗法]

取穴:神门、心、脑、肝、肾、脾、交感。

操作:耳穴贴压。常规消毒后各用1粒王不留行籽粘贴于胶布上,然后贴压至耳穴,每次选4个穴位,每穴自行按压至有酸痛、麻胀、发热感。每天按压3~4次,每次每穴按压时间应不少于20秒,以使耳郭发红发热为度。左右耳交替贴压,每次3~5分钟,临睡前半小时再按压1次。

疗程:每3~5天换贴1次,每周2次,中间休息1天,连压4周为1个疗程。

[电针疗法]

方1

取穴:百会、上星、内关、神门、足三里、三阴交、太冲。

操作:常规消毒。百会、上星平刺,余皆直刺。捻转得气后,行电针治疗,接G6805型电针仪,选连续波,电刺激频率为每分钟40次,强度以患者能忍受为度,留针30分钟。

疗程:每日1次,10次为1个疗程。

方2

取穴:百会、后顶。

操作:常规消毒后,取0.4mm×40mm毫针由前向后沿皮下贴近骨膜进针,加以通电,选连续波,中等频率,患者能忍受的电流强度,每次通电20~30分钟。

疗程：隔日1次，20次为1个疗程。

[芒针疗法]

方1 常规法

取穴：神门、少海。

操作：常规消毒。取6寸长毫针，先直刺入一侧神门3~5mm，得气后针尖斜向少海进行透刺，后再行另一侧神门透刺少海，然后双侧同时快速捻转约3分钟，留针20~30分钟，出针。

疗程：每日1次，10次为1个疗程。

方2 电针法

取穴：双侧心俞、肝俞。

操作：心俞透肝俞。患者取俯卧位，穴位常规消毒，使用芒针，右手拇、食、中指三指持芒针针柄，左手拇、食、中指三指用酒精棉球夹持芒针下1/3处，芒针针尖与后背皮肤呈5°~10°角，双手齐用力，将针尖迅速刺入心俞，双手持续均匀用力，向下平刺（透刺）到肝俞。刺入时精力集中，双手用力均衡，控制好针尖方向及针刺幅度。芒针刺入后询问患者疼痛感觉，嘱患者深呼吸，无明显不适表现后双侧心俞连接电针治仪，不分正负极，连续波刺激30分钟，强度以患者耐受为度。

疗程：每日1次，每周6天为1个疗程，疗程间歇1天。

[腹针疗法]

取穴：引气归元（中脘、下脘、气海、关元）、气穴（双）、气旁（双）。

操作：下腹部穴针刺前排空膀胱，常规消毒后，选取规格0.22×40mm的一次性管针直刺上述穴位皮下，引气归元穴组针刺至地部，其他穴针至人部。留针30分钟。

疗程：每周治疗2次，8周为1个疗程。

[穴位埋线疗法]

取穴：肝俞、膻中、大椎、中脘、肾俞、章门。

操作：先令患者俯卧位选取肾俞、肝俞或大椎，再仰卧位取膻中或中脘、章门。局部皮肤常规消毒后，带上消毒手套，用2%利多卡因做穴位局部浸润麻醉。剪取021号医用羊肠线1~2cm，用小镊子将其穿入高压消毒后的9号腰椎穿刺针管中前端。垂直快速进针，当针尖达皮下组织及肌肉层时，迅速调整针尖方向，以15°角向前速刺。当有针感后，将针芯向前推进，边推针芯，边退针管，将羊肠线植入穴位的肌肉层，退至皮下后出针。用消毒干棉球紧压针孔，查无线头外露，无出血，贴创可贴保护针孔。

疗程：2周1次，3次为1个疗程。

注：本法适用于儿童广泛性焦虑症。

[**穴位注射疗法**]

取穴：根据患者描述的症状，选用2~3个相应的背俞穴及其相应的五志穴，心悸、失眠、心烦选用心俞、神堂，胃痛、食少、腹胀选用脾俞、胃俞、意舍。

药物：天麻注射液、当归注射液。

操作：取穴后，常规消毒，用4号半针头的空针吸取天麻注射液和当归注射液各1ml，注入穴位后当患者的酸、麻、胀、重的得气后，抽无回血时，缓慢注入药液，每次选用1个穴位。

疗程：每日1次，每周6次，30次为1个疗程。

[**皮内针疗法**]

取穴：神门、内关、心俞、厥阴俞。

操作：常规消毒后采取一次性撤钉型皮内针，左手拇食指按压穴位周围皮肤，稍用力将针刺部位皮肤撑展固定，右手用小镊子夹住针柄胶布，将针尖对准选定的穴位，轻轻刺入约3mm，埋针时间为24小时。

疗程：每周2次，8周为1个疗程。

[**刺络疗法**]

取穴：大椎、委中。配合针刺百会、印堂、翳风，外关透内关、悬中、足三里、头维、角孙、合谷、太冲。

操作：患者取卧位，常规消毒所选穴位。首先用28号1.0~1.5寸一次性毫针，进针得气后依病情虚实采取不同手法。留针30~40分钟，消毒干棉球按压针孔出针。刺络放血用三棱针，取站立位，肝阳上亢选用大椎放血。肝气郁结选用委中放血。

疗程：每日1次，10日为1个疗程。刺络放血1周1次。

[**艾灸疗法**]

取穴：鬼哭（位于大拇指背侧桡侧缘，拇指桡侧爪甲角1穴，直对桡侧指甲角处之皮部1穴，左右共计4穴）。

操作：直接灸。首先将患者两大拇指相并，指甲前缘、指甲根对齐，用普通缝衣线于两大拇指前缘稍后处缠绕数圈以固定，如果有助手，可令其用手直接将患者大指固定。把艾炷（其底边周长大致与男士衬衫钮扣相近）置于鬼哭，点燃，以患者能够忍受为度，取下艾炷，是为1壮，1次3壮。

疗程：每日1次，5次为1疗程。

【评述】

1.随着现代社会生活节奏加快和工作强度、经济压力加剧，焦虑是最常见的情感反应，也是各类神经症的中心症状，被称为"人人都有的现代病"。美国临床心理学家和教育学博士Bill Knaus认为，不论是对什么特定的事物或者情景产生焦虑情绪，隐藏在其中的核心问题大致可以分为3类：自我焦虑、不安焦虑和关于焦虑的焦虑。目前西医治疗存在价格昂贵、副作用大的缺陷，有些药物长期应用还有成瘾的危险，从而影响治疗的依从性。而针灸疗法具有开窍醒脑、调节气血的作用，在焦虑症的治疗领域有独特地位，具有疗效显著、治疗方便、价格低廉以及使用安全等优点。

2.焦虑症患者大多胆小怕事、自卑多疑、做事思前想后、犹豫不决、对新事物及新环境不能很快适应。如处于紧张的环境不能适应，遭遇不幸或难以承担比较复杂而困难的工作等精神刺激时，就容易引起焦虑症的发作。医务人员应该以关心体贴患者，对疾病的性质加以科学的解释，使患者对该病有正确的认识。焦虑的性质是一种心理反应，虽然有各种身体症状，但不是身体发生了严重疾病，对人的生命没有直接威胁，焦虑反应消退后不会留下任何严重后果，并尽可能地协助其消除病因，解决患者的精神压力和心理负担。

3.指导患者学会调节情绪和自我控制，如唱歌、听音乐、看电视、体育运动等。放松心理，转移注意力，排除杂念，以达到顺其自然，泰然处之的境界。教育患者学会正确处理各种应急事件的方法，增强心理防御能力。培养广泛的兴趣和爱好，做自己想做的事，使心情豁达开朗。

二、抑郁症

【概述】

抑郁症是以心境显著而持久的低落为突出症状的一种精神病证，也是一种危害人类身心健康的常见病。

抑郁症由社会心理因素诱发，多为急性或亚急性起病，好发于秋冬季节。发作时间短者几天，长者可超过10年，平均病程在6~8个月。大多数患者有反复发作的倾向，每次发作大多能缓解，而缓解期的精神活动、社会功能趋向正常。该病属于中医郁证、癫证范畴。

据1994年WHO的调查，抑郁症患病率为11.4%，终身患病率为20%~30%，全球有抑郁症患者1.2~2.0亿。到2020年，由于抑郁症造成的功能残缺患者人数将上升到第二位。大约有2/3的抑郁症患者存在自杀倾向，而有15%~25%的患者最终死于自杀。

【临床表现】

抑郁症发作时，临床表现以情绪低落，思维迟缓，意志活动减退和躯体症状为主。①情绪低落，表现为显著而持久的情感低落、失落悲观、终日忧心忡忡，愁眉苦脸。严重的可表现为悲观绝望，有度日如年、生不如死之感，存在无用感、无望感和无助感的"三无"症状。②思维迟缓，思路闭塞，反应迟钝，主动语言减少，对答困难。③意志活动减退，行为缓慢，生活被动，疏懒，疏远亲友，回避社交，严重时发展为不语、不动、不食，可达木僵状态，常出现自杀观念或行为。④躯体症状主要有不同部位的疼痛、睡眠障碍（主要表现为早醒、醒后不能再入睡）、疲乏无力、食欲减退、体重下降、便秘、性欲减退、阳痿、闭经等，也常见恶心、呕吐、心慌、胸闷、出汗等自主神经症状。

中医认为抑郁症以"郁"为主。郁者，《素问·六元正纪大论》载有木郁、火郁、土郁、金郁、水郁，属五气之郁；《丹溪心法》载有气郁、血郁、湿郁、热郁、痰郁、食郁，合称六郁；《景岳全书》提出情志之郁，有怒郁、思郁、忧郁、悲郁、惊郁、恐郁之分；《赤水玄珠·郁证门》又提出五脏本气自郁，载有心郁、肝郁、脾郁、肺郁、肾郁、胆郁等。但本症所指为情志不舒，气机郁结，忧郁伤神，同时，又神郁互变，互为因果。

【辨证分型】

临床上虚实互见，可分为肝气郁结、气滞痰郁、心脾两虚、肝肾亏虚等4型。

1.肝气郁结型　症见神情郁闷，心境低落，忧伤愁苦，悲观绝望，胸闷胁痛，不思饮食，大便失常，女子月事不行。舌苔薄腻，脉多弦细。

2.气滞痰郁型　症见神志呆钝，胸中窒闷，忧虑自责，淡漠不语，不思饮食，生活疏懒，惊恐心慌，或兼胁痛。舌苔白腻，脉弦滑。

3.心脾两虚型　症见神志恍惚，多思善虑，心悸胆怯，失寐多梦，面色不华，食不倦怠，脘闷腹胀，头晕神疲。舌淡苔白，脉细弱。

4.肝肾亏虚型　症见神疲倦怠，喜静少语或心烦易怒，思维迟缓，行动呆滞，头晕目眩，健忘失眠，焦虑多疑，阳痿早泄，月经不调。舌红少苔或无苔，脉弦细而数。

【针灸处方】

[毫针刺法]

方1 醒脑开窍法

取穴：内关、水沟、上星、印堂、百会。心情抑郁、善太息、咽中如有异物梗塞者配膻中、廉泉、丰隆；急躁易怒、咽干、口苦、目赤者配太冲、行间、风池；心神不宁、神疲、健忘、失眠者配神门、三阴交、四神聪。

操作：常规消毒，取双侧内关穴，进针1~1.5寸，施捻转提插泻法，继刺水沟，向鼻中隔方向针刺0.3~0.5寸，用雀啄泻法，至眼球湿润或流泪为度；上星沿头皮刺向百会，捻转泻法；印堂平刺0.3~0.5寸，提插泻法；百会沿头皮平刺0.5~1寸，捻转补法。随证取穴均以补虚泻实为原则施以针刺手法，留针20分钟。

疗程：隔日1次，10次为1个疗程。

方2 调督解郁法

取穴：百会、印堂、合谷（双）、太冲（双）、大椎。

操作：常规消毒，先将大椎向上斜刺0.5~1寸后嘱患者仰卧；百会平刺0.5~0.8寸，印堂提捏局部皮肤，与皮肤成15°角，向下平刺0.5~0.8寸，合谷、太冲直刺0.5~0.8寸，留针30分钟。

疗程：隔日1次，每周3次，连续治疗24次（8周）为1个疗程。

方3 通督启神法

取穴：百会、印堂、水沟、神庭、本神（双侧）、膻中、四关穴（双侧合谷、太冲），心俞（双）、肝俞（双）、胆俞（双）、脾俞（双）、胃俞（双）、足三里（双）、三阴交（双）、内关（双）、神门（双）、劳宫（双）。

操作：常规消毒，先针刺背俞穴，针体与皮肤呈45°角斜刺进针，得气后留针10分钟，百会、印堂、水沟操作同前。针刺神庭、本神时，针体与皮肤呈45°角，对准穴位将针快速刺入帽状腱膜下后，调整针尖幅度，使针体与头皮成15°角，向脑后方向平刺10~15mm，行小幅度捻转手法得气，患者感觉有酸胀感。针刺膻中时，针体与皮肤呈15°角平刺进针，采用捻转泻法；劳宫、神门直刺；四关、内关、足三里、三阴交等穴直刺并施以提插补法，使患者有酸、麻、重、胀感。诸穴得气后留针20分钟。

疗程：每周治疗5次，1个月为1个疗程。

方4 八脉交会穴法

取穴：水沟、印堂、百会、四神聪、列缺（双）、后溪（双）、申脉（双）、照海（双）、太冲（双）。

操作：患者取仰卧位，严格消毒，持1寸毫针针刺水沟，向鼻中隔方向斜刺0.3~0.5寸，用雀啄泻法以患者能耐受为度；印堂针尖向下平刺0.3~0.5寸，用捻转泻法1~2分钟；百会针尖向前平刺0.5~0.8寸，用平补平泻手法1~2分钟；四神聪向百会方向斜刺0.5~0.8寸，用捻转补法1分钟；后溪向掌心直刺1寸，列缺、申脉、照海平刺，均用捻转补法1分钟；太冲直刺0.5~1寸，用捻转泻法1分钟。每次留针30分钟，期间行针1次。

疗程：每日1次，20次为1个疗程。

方5 五脏俞穴法

取穴：五脏俞穴（肺俞、心俞、肝俞、脾俞、肾俞）、膈俞。

操作：常规消毒，针具选用0.35mm×25mm针灸针。毫针针尖向脊柱方向，与皮肤成45°角斜刺0.5~0.8寸，施平补平泻手法，以患者产生酸胀感为度。留针30分钟。

疗程：每日1次，每周5次，休息2天，6周为1个疗程。

方6 头部腧穴法

取穴：百会、上星、四神聪、神庭、眉冲、头维、五处，配内关（双）、心俞（双）、神门（双）、三阴交（双）。

操作：常规消毒，上星向神庭平刺，百会向四神聪平刺，各穴针刺以得气为宜。百会、心俞施捻转补法，余穴平补平泻。

疗程：每日1次，14次为1个疗程，中间休息1天，连续3个疗程。

方7 七神针法

取穴：神庭、本神、四神聪，并针刺百会、印堂、安眠、膻中、中脘、内关、神门、少府、太冲、足三里、三阴交、太溪、蠡沟。

操作：常规消毒，头部腧穴平刺进帽状腱膜下层，印堂向鼻尖斜刺，膻中向下平刺，平补平泻；余穴直刺，足三里、太溪用补法，少府、太冲用泻法，余平补平泻。留针20分钟。

疗程：每周3次，4周为1个疗程。

方8 十三鬼穴法

取穴：鬼宫（督脉水沟穴），鬼信（肺经少商穴），鬼垒（脾经隐白穴），鬼心（心包经大陵穴），鬼路（膀胱经申脉穴，用火针），鬼床（胃经颊车穴），鬼市（任脉承浆穴），鬼窟（心包经劳宫穴），鬼堂（督脉上星穴），鬼腿（大肠经曲池穴）。由于操作不便及患者配合度较低，故舍去鬼枕（督脉风府穴），鬼藏（男为任脉会阴穴，女为奇穴玉门头穴），廉泉/鬼封（奇穴海泉穴，位于舌系带中点）。

操作：患者取仰卧位，常规消毒后，根据穴位所在部位分别选用0.20mm×28mm与0.20mm×40mm一次性使用无菌针灸针，按上述取穴中的穴位顺序依次针刺，双侧穴位则先针刺右侧腧穴，再针刺左侧，快速进针，其中上星向后平刺15mm，少商、隐白浅刺2mm，水沟、承浆向上斜刺9~10mm，颊车、大陵、劳宫、申脉直刺9~15mm，曲池直刺20~30mm，行平补平泻，得气后即出针。

疗程：隔日1次，每周3次，4周为1个疗程。

［头皮针疗法］

取穴：额中线、额旁1线（右）、额旁2线（左），四神聪。肝肾亏虚加额旁3线（双）；心脾两虚加额旁2线（右）、额顶线中1/3（神庭穴至前顶穴3等份，取中1/3）；痰气郁结加额旁2线（右）、额顶线中1/3；腰脊酸楚加枕上正中线、枕上旁线；耳鸣加颞后线。

操作：用0.25mm×25mm或0.25mm×40mm一次性不锈钢毫针，穴位消毒后，顶中线由前顶穴刺向百会，其余头穴均由上向下，用指切进针法进针，针进帽状腱膜下层后，将针进1寸许，然后根据辨证虚补实泻。泻法用抽提法，即先用爆发力每5秒钟向外抽提3次，然后频率减慢，至每10秒、20秒……分别向外抽提3次，如此抽提5分钟，为泻法。补法用添气法，用爆发力向里速插3次，频率与行针时间同泻法。间歇动留针数小时。行针和留针期间配合导引：全身放松，排除杂念，气守丹田，做深呼吸运动等。

疗程：每日1次，10次为1个疗程。

［电针疗法］

方1

取穴：百会、印堂。

操作：穴位消毒后，百会向前斜刺5~8分，印堂向上斜刺5~8分，采用G6805型电针仪，电压6V，疏密波，频率2Hz。强度调节至患者能耐受而穴位局部皮肤肌肉轻微抽动为度。每次40分钟。

疗程：每日1次，6周为1个疗程。

方2

取穴：内关、建里。

操作：患者取仰卧位，穴位局部皮肤以碘伏消毒，内关（每次取一侧，双侧交替使用）以指切进针法，快速刺入0.8~1.2寸，令患者出现酸麻胀感并向心方向传导，最好不出现电麻感。建里以舒张进针法，快速刺入0.8~1.2寸，以得气为度。然后接G6805型电针仪，频率为20Hz，强度以针柄轻微颤动，患者能耐受为度。每次留针30分钟。

疗程：每日1次，10次为1个疗程。疗程间歇3天，继续下一个疗程。

方3

取穴：完骨、太冲。

操作：常规消毒皮肤，选用1.5寸毫针，提插捻转得气后，连接G6805型电针仪，选用高频，疏密波，强度以患者能耐受为度，留针期间多次调高频率，以达到患者能够保持电针持续的刺激感，通电30分钟后关机出针。

疗程：每日1次，每周5次为1个疗程，疗程间歇2天。

方4

取穴：百会、神庭、印堂。心烦易怒，胸胁满痛加太冲、行间；失眠多梦，悲忧善哭，心神不宁加神门、内关、太溪、三阴交；胸闷脘痞，口苦痰多加丰隆、内庭、足三里；头晕耳鸣，心悸健忘加风池（速刺不留针）、太溪、三阴交。

操作：患者安静仰卧，先取百会常规消毒，逆督脉循行方向平刺0.5~1寸。接着于头部中线入前发际0.5寸处取神庭，平刺0.5~1寸。再取印堂常规消毒，正对鼻尖处平刺0.3~0.5寸。头部穴位加用电针，针柄接通G6805型电针仪，频率1Hz，强度以患者感觉有轻微跳动感为度，留针30~60分钟。

疗程：每周2次，10次为1个疗程。

方5

取穴：百会、四神聪、本神、神庭、神门。忧郁寡言加风府、风池；失眠健忘加内关、足三里；多梦眩晕加太溪、太冲；呆滞少动加液门、后溪；伴有妄想加水沟、百会。

操作：严格消毒皮肤及毫针，百会向前斜刺0.5~1寸，四神聪向百会方向斜刺0.5~1寸，本神、神庭向前斜刺0.5~1寸，余配穴采用平补平泻法，然后接通G6805-Ⅱ型电针仪，选择疏密波，电压6V，频率6~8Hz，电流强度以患者能忍受为度，每次治疗30~60分钟。

疗程：每日1次，每周治疗6次，每周休息1天，2周为1个疗程，

方6

取穴：神庭、百会、大椎、身柱、膻中、巨阙、风池、内关。肝郁脾虚加足三里、三阴交、太冲；肝血瘀滞加合谷、太冲、血海；心脾两虚加神门、大陵、三阴交、足三里；脾肾阳虚加太溪、太白、三阴交、足三里、关元。

操作：常规消毒，针刺神庭、百会、双侧风池得气后接G6805型电针仪，频率6~8Hz，刺激量以患者能耐受为度，余穴平补平泻法。

疗程：每日1次，每周6次，休息1天，6周为1个疗程。

方7

取穴：百会、印堂、神庭、承浆、巨阙、三阴交、太冲、合谷。

操作：患者取端坐位或卧位，选取0.25mm×25mm无菌针灸针，进针前常规皮肤消毒。神庭、承浆、巨阙斜刺0.3~0.5寸，三阴交直刺1~1.5寸，太冲、合谷等穴直刺0.5~1.0寸。各穴位均采取平补平泻的手法，配穴根据患者兼证不同而随证加减。印堂刺向鼻尖，百会刺入后方，均平刺0.3~0.5寸，小幅度捻转得气后连接KWD-808-I脉冲针灸治疗仪，选用2Hz的低频疏密波，根据不同患者耐受度调整电流强度，留针40分钟。

疗程：每日1次，每周6次，休息1日。4周为1个疗程。

[耳针疗法]

方1　毫针刺法

取穴：肝、胆、心、脾、肾、神门、内分泌、皮质下、交感、小肠、胃、三焦、肝阳、枕。肝郁善太息者加大肠；易怒者加耳尖；记忆衰退者加脑干；气郁痰滞伴强迫思维者加三焦、肾上腺；纳呆、体重下降者加口、食道；恐惧者加肾上腺；气滞血瘀伴疼痛者加耳中；中焦胀满者加十二指肠；气血两虚伴神疲者加胰；肢冷恶寒加相应四肢穴位。

操作：每次取5~6个穴位，左右耳穴交替使用。选取短毫针，用75%乙醇棉球消毒诸穴，根据临床所需直刺或斜刺，所刺诸穴深度以不刺穿耳软骨为度。其中神门透向肾，胆透向肝，脾透向皮质下，口透向肺，皮质下透向内分泌，三焦透向内分泌。针感以耳郭局部热胀为度。留针40分钟，留针期间每10分钟行针1次。

疗程：1周针刺2次，10次为1个疗程。

方2 耳皮内刺法

取穴：选择单侧外耳的耳甲区作为进针区域，选取位置相对固定的4个进针点。三角窝内：对耳轮上脚和对耳轮下脚分叉处（1处）；耳甲艇内：对耳轮下脚下方和耳轮脚上方（各1处）；耳甲腔（1处），选择上述区域内相对平坦处进针。

操作：常规耳部皮肤消毒，用短毫针，采用平刺（进针角度<15°）方法刺入皮肤内，尽可能将针体贯穿皮肤内而不是皮下，不触及耳软骨，避免产生疼痛感。针毕胶布贴敷针体隐藏，留针4小时。

疗程：每日1次，每周5次，3周为1个疗程。

方3 压豆法

取穴：皮质下、神门、交感、内分泌、心、肾、垂前、鼻。

操作：取患者坐位，应用75%乙醇棉球对局部穴位进行消毒，在耳穴探棒引导下将王不留行籽贴片贴于上述穴位，操作者以食指及拇指捻压所取穴位。各个穴位按压时间为3~5分钟，根据患者反应情况及耐受力灵活掌握按压强度和力度，直至患者双耳发红且产生痛、胀、酸、麻等感觉，按压过程中询问患者主观感受并适当调整按压力度和时间，确保取得最佳疗效。每天揉按3~5次。双耳交替。

疗程：每次留置3天，休息2天，2周为1个疗程。

［腹针疗法］

取穴：引气归元（中脘、下脘、关元、气海）、气穴、气旁。

操作：针具采用0.22mm×30~40mm一次性针灸针，常规消毒。针刺时先避开毛孔、血管，然后严格按照腹针的三步针刺手法，即进针后停留3~5分钟（候气），再捻转使局部产生针感（行气）；再隔5分钟行针1次加强针感使之向四周扩散（催气）。留针30分钟。

疗程：每天1次，10次为1个疗程。

［腧穴敷贴疗法］

方1

取穴：天突、膻中、中脘、神阙、身柱、灵台、至阳。厌食者加内关，腹痛者加足三里。

药物：皂角10g，白芥子10g，芦荟10g，白芷5g，细辛5g，川乌5g，草乌5g，甘遂5g，红花10g，桃仁10g，杏仁10g，草决明10g，白胡椒5g，山栀子

20g，使君子10g，冰片2g。共研细末，在密封干燥处保存备用。

操作：治疗时取适量药末用姜汁调成膏状，摊于方形硬纸上，每块5~8g，每次选取6~8个穴位敷贴，用胶布固定。

疗程：每次贴48~72小时，2次为1个疗程。

方2

取穴：神阙及双侧内关、太冲、足三里、涌泉。

药物：黄芪15g，柴胡10g，白芍10g，郁金10g，薄荷5g共研细末，均匀混合，加入羊毛脂、凡士林及水和乙醇的提取物研匀备用。

操作：选择患者的穴位贴敷。

疗程：每日1剂，连续4周为1个疗程。

方3

取穴：间使、大陵、太渊、列缺、内关、神门、水突、人迎、气舍、缺盆、天突、颈臂。

药物：将黄连、黄芩和黄柏为主的配方研磨制成药粉，配以50%~100%（蒸馏水调配）浓度的生姜汁，按1:1的比例充分混合生姜汁和生药粉，并制成大约2mm厚10mm×10mm大小的药饼，置于专用敷贴上待用。

操作：早饭后，将准备好的药剂贴于患者手腕间使、大陵、太渊、列缺、内关、神门，睡前1小时，于患者水突、人迎、气舍、缺盆、天突、颈臂敷贴药剂。

疗程：每天1次，28天为1个疗程。

[**穴位注射疗法**]

方1

取穴：双侧肺俞、心俞、肝俞、脾俞、肾俞、膈俞。

药物：维生素B_{12}注射液。

操作：常规消毒后，用5ml一次性注射器抽吸维生素B_{12}注射液，快速刺入穴位，针尖向脊柱方向，与皮肤呈45°角斜刺0.5~0.8寸，待患者出现酸胀感时，回抽无血，缓慢推进注射液，每穴各注入液体1ml。拔针后，用棉签按压数分钟。

疗程：隔日1次，2周为1个疗程。

方2

取穴：百会。

药物：灯盏细辛注射液。

操作：局部消毒后用5ml注射器及5号针头，抽取灯盏细辛注射液0.5ml，对准百会，缓慢平刺进针约0.5~0.8寸，回抽无回血后将药液缓慢推注，边退针边推注，出针后用棉签按压5分钟。

疗程：2天1次，14天为1个疗程，疗程间隔2天。

[穴位埋线疗法]

取穴：百会、三阴交、肝俞。肝气郁结和气郁化火者加阳陵泉、合谷、太冲；痰热内扰者加中脘、丰隆；心脾两虚者加心俞、脾俞、足三里；心胆气虚者加心俞、胆俞；阴虚火旺者加太溪、太冲。

操作：常规皮肤消毒后，选取穴位，用改良简易注线法，取一次性医用7号注射针头做套管，取不锈钢毫针做针芯，可吸收性外科缝线用75%乙醇消毒备用。将针芯退出少许，外科缝线放入针头内，垂直穴位快速进针后稍做提插，出现针感后，推动针芯将外科缝线留于穴内，将针管退出。再将各针孔涂以碘酒，覆盖纱布，以胶布固定1~2小时。

疗法：每周1次，4周为1个疗程。

[皮内针疗法]

取穴：神庭、百会、大椎、命门。肝郁气滞加太冲、肝俞；心脾两虚加心俞、足三里；肝肾阴虚加太溪、肝俞。

操作：穴位处常规消毒后，神庭、百会采用0.30mm×40mm毫针，缓慢平刺，得气后留针2小时。大椎、命门选用麦粒型小皮内针，将针纵行刺入皮下，并活动周围皮肤，无刺痛后，用防水纸质胶布固定，留针48小时。

疗程：隔日1次，每周3次，6周为1个疗程。

[针刺拔罐发疱疗法]

取穴：百会、印堂、合谷、内关、心俞、肝俞、三阴交、足三里、期门、气海、血海、中脘。脏躁加劳宫、神门、曲池；气郁噫气加太冲；奔豚气加膻中；咽喉异物感加天突、膻中、照海；肠鸣腹胀加天枢；肝气郁结加太冲、风池；心脾两虚加脾俞、间使、太阳。

操作：常规消毒。毫针刺入穴位（根据临床取穴）得气后，脏躁、气郁噫气、奔豚气及肝气郁结选用泻法行针。心脾两虚选用补法行针。然后在心俞、肝俞、足三里、中脘、期门、气海、血海上拔罐，若病程时间长，留针留罐1.5小时，若病程时间短，留针留罐1小时，达到出水泡为止。取下罐和针，用针刺破水泡，让水湿瘀血排出体外，用消毒棉花盖在出水处，第2天用同样的方法继续拔出水处，一直拔到水出尽为止。

疗程：每天1次，10次为1个疗程。

[眼针疗法]

取穴：双上焦区、右肝区、头点区、肝点区配郁三针（四神聪、内关、三阴交）、太冲、曲池、足三里。

操作：常规消毒，双上焦区、右肝区、头点区、肝点区以0.2mm×13mm的毫针针刺0.5分，以酸胀为度，不行针，留针10分钟，其他针以泻法为主，留针30分钟。

疗程：隔日1次，42天为1个疗程。

[刺络疗法]

取穴：百会。

操作：患者取坐位，百会常规消毒，操作者位于患者左侧，用一次性三棱针点刺出血后，使其自然流血，放出1~2ml的血，用干棉球按压止血。

疗程：每周放血1次，连续治疗1个月为1个疗程。

[走罐疗法]

取穴：为背腰部督脉以及两侧足太阳膀胱经的腧穴，即背俞穴。

操作：选用最常见的玻璃罐，容积为30~60ml，边宽厚光滑，不易漏气，吸拔时可观察到皮肤的变化情况，便于掌握时间和刺激量。患者采取俯卧位，肩部放平。先采用连续闪罐法把罐吸拔在背俞穴上，随后用腕力取下反复操作由上至下，以皮肤潮红时为止。然后在取穴部位的皮肤表面和玻璃罐口涂上少许石蜡油，用闪火法把罐吸拔在大椎穴处，向下沿督脉至尾骶部，上下推拉数次后，推拉旋转移至夹脊穴及背俞穴，依次垂直于脊柱方向上下推拉，吸拔力的大小，以推拉顺手，患者疼痛能忍为宜，观察经走罐部位皮肤充血情况，颜色变为紫红色尤以局部出现紫色血瘀为最佳。起罐后将石蜡油擦净。

疗程：每周2次，6周为1个疗程。

[艾灸疗法]

方1 温和灸

取穴：百会。

操作：嘱咐患者接受艾灸前排空大小便，保持端坐体位，将艾条点燃后先行2分钟回旋灸，使患者局部皮肤预热，然后再使用艾灸盒戴帽式固定于穴位处，然后将艾条插入，行温和灸。每次15~30分钟。以患者实际耐受程度为根据合理调整施灸距离，通常与皮肤距离控制在2~3cm。以患者头顶部出现温热感而无灼痛为宜，以皮肤出现红晕为度。

疗程：每日1次，连续2个月为1个疗程。

方2 艾盒灸

取穴：百会、四神聪、合谷、膻中、太冲、肝俞、心俞。

操作：将直径2cm，高6cm左右的艾炷点燃后放入艾灸盒内，然后将其放置在灸穴上进行施灸。每次20分钟。

疗程：每日1次，连续治疗8周为1个疗程。

方3 隔药盐灸

取穴：神阙。

疗程：每天1次，6周为1个疗程。

药盐组成：党参1g，白术2g，茯苓2g，甘草1g，川芎1g，熟地黄2g，当归2g，白芍1g，山药2g，砂仁1g，吴茱萸1g，肉桂1g，炮姜1g，花椒0.5g，厚朴0.5g，精盐60g。研磨成精细粉与精盐1：3，炒混。

用法用量：每包80g，外用作隔衬药盐。

操作：患者平卧，取神阙，将直径6cm，高3cm的治疗圈中心对准并紧贴神阙穴，用易撕胶带把圈外缘固定于腹部，然后铺上36cm×28cm的治疗巾，使中心洞孔穿过并套在治疗圈上，然后将药盐约80g倒入治疗圈并抚平，用镊子将艾炷（橄榄大小，约2g）夹到圈内药盐上，从上往下点燃艾炷，每壮燃尽时，更换另一燃至1/3的艾炷（可事先点燃），并将艾灰夹至盛水的钢碗内熄灭，如此反复，直至20个艾炷全部燃完，最后一壮艾绒需全部燃尽，以不见火星为宜，然后用治疗巾翻盖住治疗圈，让余温维持1~2分钟，再用毛刷扫掉药盐。在治疗期间随时询问患者神阙皮肤的温度，以神阙及周围皮肤持续温暖红润为度，每次约50分钟。

【评述】

1.抑郁症须与正常的情绪低落相区别。正常抑郁情绪一般都事出有因，情绪变化是短期的，不应超过2周，可自我调适恢复正常，一般情绪低落程度也较轻而且无家族史。而抑郁症往往无缘无故地产生，抑郁症状常持续存在，超过半月以上，甚至数月。抑郁程度也比较严重，影响学习、工作和生活，社会功能和生活质量明显下降。抑郁症常有节律特征，晨重夜轻，有家族史。常见持续性、顽固性失眠，体重、食欲和性欲下降征象，严重的还会有精神病特点，具有听幻觉、虚无妄想、牵连观念和被害妄想及有自杀、自伤言行和行为等。儿童、老人、孕妇患者，产褥期、更年期、中风后常易发生，且好发于秋冬季节。

2.抑郁症大多急性或亚急性起病，能恢复，但易复发。有研究发现大多数经治疗恢复的抑郁症患者，仍有30%一年内复发；有过1次发作的患者，有50%会复发；有过2次发作的患者，几乎100%会复发。西药抗抑郁制剂有的疗效好，副作用多，有的疗效肯定，副作用也小，但价格昂贵。西药的有效率一般为60%~80%，且起效缓慢，需服用2~4周才能见显效果，常使患者和家属缺乏信心和耐心，这就给针灸治疗抑郁症提供了空间。针灸治疗抑郁症效果显著，起效也快，无副作用，有简单、方便、廉价、有效、安全的特点，故患者容易坚持，有利于提高依从性，减少复发率。据英国《每日电讯》报道，越来越多患有妊娠期抑郁症的女性通过针灸获得了很好的治疗效果，这种效果远比普通按摩或是针剂注射要好。这项研究是由美国斯坦福大学医学院研究团队进行的，他们对150位患有抑郁症的孕妇作了研究并指出："我希望人们能尊重这项治疗方法，并且接受这样一个研究结果：传统针灸能够让抑郁症症状得到显著改善。"有研究表明，针灸对抑郁症治疗的机制主要是对神经内分泌系统和相关神经递质及炎症反应的影响。

3.抑郁症分轻度、中度、重度和极重四种类型，分急性期、治疗期、恢复期等不同阶段。针灸方法可选择使用，针灸频次、针灸疗程可灵活掌握。在针灸治疗的同时，可选择认知行为治疗、人际关系心理治疗、婚姻和家庭治疗、体育运动、光线疗法、音乐疗法、维生素疗法及中药等与针灸疗法联合治疗。有自杀倾向和行为者，必要时加服西药。

4.针灸治疗之前要让患者知情，如用什么针灸方法，针灸治疗有什么作用，进针后产生什么针感，留针期间要注意些什么等情况。针刺可能产生轻微疼痛，出针后个别穴位有可能出血等细节都须告知，以免造成不必要的情绪波动，影响依从性。同时，术者要努力提高即时疗效，注意患者意念配合，注意用治疗后每一个细微的进步鼓励患者，提高信赖度，建立良好的医患关系。

三、强迫症

【概述】

强迫症又叫强迫神经症，是一种以强迫观念和强迫动作为特征的神经官能症。强迫症为当今致残或使人丧失劳动能力的主要疾病之一。

强迫症的特点是有意识的强迫和反强迫并存。患者主观上有某种不可抗拒的，不能自行克制的观念、意向和行为的存在，虽能意识到这些观念、意向和行为是不必要的或毫无意义的，但就是难以将其排除，两者强烈冲突使患者感到焦虑和痛苦。患者体验到观念和冲动来源于自我，但违反自己意愿，想极力抵抗但无法控制，也意识到强迫症状的异常性，却无法摆脱。它既有自我强迫，又有自我反强迫，是一种典型的冲突疾病。病程迁延者可表现仪式动作为主而精神痛苦减轻，但社会功能严重受损。强迫症发病原因较为复杂，目前临床研究认为，其与心理、社会、个性、遗传及神经内分泌等因素有关。

强迫症平均发病的年龄多在19~35岁，有将近1/3的患者在15岁前便开始发病，有3/4的患者在30岁以前发病，平均发病年龄为20岁左右，以青少年前期及成年早期两个阶段为发病高峰期，患病率约为0.5‰，女性的患病率远远高于男性，并且以脑力劳动者居多，其终生患病率为1%~3%。

本病属中医学"烦躁""惊恐""脏躁"的范畴。《灵枢·本神》云："心怵惕思虑则伤神，神伤则恐惧自失。"从病因和症状分析，本病与先天不足、胆气虚弱有关，其根本原因是心胆气虚影响了心主神志和胆主决断。《素问·灵兰秘典论》云："心者，君主之官也，神明出焉……胆者，中正之官，决断出焉。"患者或禀受父母之气，遗传得病，或肝肾亏损，胆气虚弱，胆气虚则怯，善太息，或数谋虑而不能决。

【临床表现】

本症多在无明显诱因下缓慢起病。其基本症状为强迫观念和强迫动作与行为。可以以一种症状为主，也可几种症状同时存在。

1.强迫观念的表现

（1）强迫意向：在做某事时，患者同时出现某种不愿意甚至是相反的意向。

（2）强迫性穷思竭虑：对于一些缺乏现实意义的问题，如大自然的现象、日常生活中常见的事实，无休止地加以思索。

（3）强迫怀疑：对已完成的事仍然放心不下，总是疑虑不安，常驱使自己反复核对才能放心。

（4）强迫性对立思维：患者脑子里出现一个观念或看到一句话，便不由自主地联想起另一个对立性质的观念或词句。

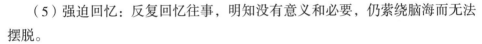

（5）强迫回忆：反复回忆往事，明知没有意义和必要，仍萦绕脑海而无法摆脱。

2.强迫动作和行为的表现

（1）强迫检查：多为减轻强迫怀疑引起的焦虑而采取的措施，如反复检查门窗、煤气是否关好等。

（2）强迫洗涤：生怕不清洁而患病，反复洗手、洗澡、洗衣物。

（3）强迫性仪式动作：患者总要做一定的动作，以此象征吉祥福祉，明知毫无意义，但不做会焦虑不安。

（4）强迫询问：患者常常不相信自己，非要反复询问他人，以消除疑虑和由此引起的焦虑。

【辨证分型】

1.先天不足型 症见自幼羸弱，生性怕事，优柔寡断，遇事较真、古板，井井有条，力求一丝不苟和反复推敲、核对，生怕出错。舌红或淡，脉细弱。

2.胆气虚弱型 症见形容憔悴，胆小怕事，疑心重重，心烦少睡，焦虑难安，遇事喜穷思竭虑，常见谋虑不决，或有强迫联想、强迫洗涤、强迫询问。舌红，脉弦细。

【针灸处方】

［毫针刺法］

方1 健脑补髓、醒脑开窍法

取穴：百会、内关（双）、印堂、水沟、劳宫（双）、三阴交（双）。

操作：穴位常规消毒，行平补平泻法，留针30分钟，并辅助支持性心理治疗配合反应防止行为疗法。

疗程：每日1次，每周5次，8周为1个疗程。

方2 透穴法

取穴：四神聪透百会，神庭透上星，风池透风池，透四关穴（合谷透劳宫，太冲透涌泉），内关透外关，丘墟透照海。也可配合十三鬼穴去会阴、海泉交替使用。

操作：选用30号2寸毫针，各穴常规消毒，四神聪透百会于百会前、后、左、右各旁开1寸处分别进针，待得气后沿皮刺向百会，令四针尖相碰。神庭透上星于神庭处进针，得气后沿皮刺向上星。风池透风池，从一侧风池斜刺进针平行刺向对侧风池。合谷透劳宫，先直刺合谷，令得气，使针感达于食指后再刺向劳宫，深至第三掌骨尺侧缘，使针感达于无名指。太冲透涌泉，先直刺太冲0.5寸许，令得气，使针感达于足大趾，后将针尖提至皮下，再斜刺向涌泉，针尖抵至涌泉皮下。内关透外关，先直刺内关，得气后直刺向外关，针尖抵外关皮下即可。丘墟透照海，从丘墟处进针，得气后对准足内踝下，刺向照海，针尖抵至照海皮下即可。以上各穴均留针30分钟。

疗程：隔日1次，10次为1个疗程，每个疗程间歇2天。

方3 夹脊透刺法

取穴：内关、三阴交、百会、夹脊穴。

操作：穴位常规消毒。取28号1.5寸毫针，内关、三阴交、百会平补平泻，患者出现酸麻胀等针刺感应，留针30分钟；背部夹脊穴取28号3寸毫针，从第1胸椎棘突下进针0.2寸后分别转向后正中线左右各0.5寸，平刺与捻转相结合，使针感下传至第7~9胸椎棘突下，得气后出针，使针感保留1小时左右。同时配合认知疗法，1周进行1次，每次50分钟。

疗程：每日1次，持续治疗8周为1个疗程。

方4 背俞穴法

取穴：四花穴（膈俞、胆俞）、心俞、肝俞、肾俞。

操作：穴位常规消毒。采用0.25mm×40mm不锈钢毫针，向脊柱方向斜刺0.5~0.8寸，平补平泻，肾俞捻转补法或用温针。留针30分钟，其间每10分钟行针1次。

疗程：隔日1次，10次为1个疗程，每个疗程间歇2天。

［头皮针疗法］

取穴：额中线、额旁1线（右）、额旁2线（左）、额旁3线（双）、顶中线、四神聪、颞前线（双）。

操作：坐位。皮肤消毒后，用指切快速进针法与皮肤呈15°~30°角进针，针进帽状腱膜下层后，行提插捻转补法，同时配合患者通过鼻道缓慢深呼吸。留针2小时以上，最好至睡前出针，出针时若见针孔出血，立刻压迫止血。

疗程：每日1次，10次为1个疗程。

［电针疗法］

方1

取穴：百会、印堂、照海、太冲。

操作：穴位常规消毒。电针治疗仪正、负极分别连接百会和印堂、太冲和照海，用疏密波，频率为20~100Hz，电流以能耐受为度，每次20分钟。

疗程：每日1次，7次为1个疗程。

方2

取穴：百会、印堂、前顶、后顶、脑户、哑门、太阳（双）。

操作：常规消毒穴位。采用G6805-Ⅱ型电针仪，选择疏密波，电压以穴位局部可见肌肉轻微抽动，患者能够耐受的最高限度。用26号1.5~2寸毫针，每次选用4穴，百会向前斜刺8分~1寸，印堂向鼻根部斜刺，哑门向下颌方向缓缓刺入1寸许，前顶、后顶、脑户和太阳均斜刺8分~1.2寸，每次45分钟。

疗程：每日1次，1周6次，8周为1个疗程。

方3

取穴：内关、水沟、承浆。

操作：穴位常规消毒。嘱患者全身放松，用心感受强迫观念或行为冲动与电针刺激。使用BT701-1B电针治疗仪，采用低电流强度、低脉冲频率进行治疗，并结合患者耐受程度对电压与频率进行适当调整，每次治疗时间一般不超过15分钟。

疗程：开始每日1次，每周6次，2周后改为隔日1次，8周为1个疗程。

方4

取穴：印堂、百会、太阳（双）。

操作：常规消毒穴位。印堂针尖从下向上沿皮平刺0.8寸；百会向后枕部平刺0.5~1.0寸；太阳向耳垂方向平刺1.5~2.5寸透安眠。然后连接ZJ7型多频波电麻治疗仪。连接的方法是双侧太阳一组，印堂和百会一组。电压调至患者感到舒适而穴位局部皮肤肌肉轻微抽动为限，频率为20~100Hz，每治疗15分钟增加电压2.4V，持续刺激。每次结束前将电压调至34V，连续强刺激冲击3~5次，每次1~3秒。每次1小时。

疗程：每日1次，连续30日为1个疗程。

方5

取穴：印堂、百会、安眠（双）。

操作：穴位常规消毒。用57-6D电脉冲医疗刺激器，以电压4~6V的电刺激刺激患者的印堂、百会、安眠（双）。刺激时间为35分钟，并与行为治疗穿插进行，每次30分钟左右。

疗程：隔日1次，10次为1个疗程。

方6

取穴：风池、百会、印堂、中脘、气海、神门、合谷、丰隆、绝骨、照海、太冲、风池、中脘、气海。

操作：穴位常规消毒。针刺得气后不留针，百会、印堂接电针用连续波刺激，余穴得气后行捻转泻法，留针20分钟。

疗程：每日1次，12次为1个疗程，每个疗程间歇1天。

［**穴位注射疗法**］

取穴：印堂。

药物：氯丙嗪注射液。

操作：常规消毒。取6号注射器将氯丙嗪注射液5~15ml推注到印堂中。治疗过程中，如果发生感染或精神症状得到控制，停止治疗。

疗程：每日1次，10次为1个疗程。

【评述】

1.本病应与精神分裂症、恐惧症、焦虑症和脑器质性精神障碍等疾病相鉴别，后几种精神病证都可能出现强迫症状，临床上容易造成误诊。神经系统病史、体征及相关辅助检查和确定原发症状，将有助于鉴别。

2.本病预后尚好，部分患者能在一年内缓解。症状严重或有强迫人格特征及工作、生活环境刺激太多者，病程相对会较长，预后也差。

3.针灸治疗本病前人鲜有经验可资借鉴，从近年临床看疗效尚佳。脑病理学分析和现代脑影像学研究发现强迫症患者可能存在涉及额叶和基底节神经回路的异常，而本病治疗方案中的头穴刺激部位，恰是它们在头皮的投影部位，针灸的近治作用显而易见。

4.针灸治疗本病，贵在坚持。同时配合心理治疗、行为治疗、认知治疗、精神分析治疗等，效果会更好。

四、精神分裂症

【**概述**】

精神分裂症是常见的精神病证，以往被称为精神错乱、精神失常等。本病具有思维、情感、行为等多方面障碍，以精神活动的不协调以及知觉歪曲、情感不协调或淡漠为总体特点。所谓的"精神分裂"，一是指精神活动和环境的不协调，二是指思维、情感及行为之间的分裂。本病患者通常意识清晰、智能尚好，部分患者可出现认知功能损害。

精神分裂症多起病于青壮年，常缓慢起病，也可为急性。病程迁延，部分患者发展为慢性或衰退，也有部分患者痊愈或近乎痊愈。两性的患病率大致相等，但女性起病较晚。终生患病率在成年人口中占1%，全国有700多万人患有精神分裂症，其患病率与家庭经济水平呈负相关。有50%的患者曾试图自杀，10%的患者最终死于自杀。精神分裂症是当今世界10种致残或使人失去劳动能力的主要疾病之一。

精神分裂症属中医学"癫狂"范畴。

【临床表现】

1.基本症状

（1）联想障碍：联想过程缺乏连贯性和逻辑性是本病的特征性症状。表现为对答不切题，叙述无中心内容，使人难以理解，严重时言语支离破碎，思维突然中断，或突然涌现大量的意念并伴有明显的不自主感。

（2）情感障碍：情感障碍为本病基本症状之一。常涉及的是较细致的情感，如对同事的关怀、同情，对亲人的体贴，随着病情的发展而日益冷漠，对周围的事物不关心，对工作、学习和生活毫无兴趣，对一切无动于衷，对情感反应可见本质上的倒错。

（3）意志活动减退：表现为缺乏主动性，行为被动退缩，不主动与人交往，对工作、学习和生活缺乏积极性和主动性。严重时终日呆坐或卧床，长年不理发、不梳头，孤僻离群，意向倒错，摄入禁忌食物（如泥土等），自残。

2.附加症状

（1）幻觉和感知综合障碍：幻觉以幻听的形式最为常见，主要有言语性幻听，内容往往是使患者不愉快的，如威胁患者，命令患者等；争论性幻听，两人或两人以上的声音在互相争论；评论性幻听，评论患者言行；思维鸣响，说出患者的思想，或思维被广播。患者行为常受幻听支配，或作倾听状，或与之对话，或在幻听中自语自笑。其他类型的幻觉有幻视、幻嗅、幻触、幻味等。

感知综合障碍在精神分裂症中并不少见，如人格解体、丧失体重、走路时感知不到下肢的存在等。

（2）妄想：妄想为常见症状，具有内容荒谬和泛化的特点，以关系妄想、被害妄想和影响妄想最常见。有的患者坚信有外力在控制、干扰和支配自己的思想和行为，认为有特殊的仪器、电波在操纵控制自己，或坚信自己所想的事已人人皆知。这些常是精神分裂症的特征性症状。

（3）紧张症状群：典型表现是患者可交替出现紧张性木僵和紧张性兴奋。木僵时以缄默、随意运动减少或缺失及精神运动无反应为特征。严重时不语不动、不饮食、自动排便，保持一个固定姿势，对任何刺激没有反应。

精神分裂症患者一般没有意识障碍，上述症状一般都在意识清楚的情况下发现。无智能障碍，自知力多缺如。

【辨证分型】

中医认为精神分裂症的病因病机多与阴阳失调、七情内伤、痰气上扰、气血凝滞有关。其病变在肝、胆、心、脾等脏腑。临床可分为痰火上扰，神志昏乱型、瘀血内阻，凝滞清窍型、火盛伤阴，虚火扰神型、心脾两虚，心神失养型4型。

1.痰火上扰，神志昏乱型　症见起病急骤，性情急躁，头痛失眠，两目怒视，面红目赤，狂乱无知，幻觉频生，不避亲疏，毁物伤人，气力逾常，不食不眠，便秘溲赤。舌红绛，苔多黄腻，脉弦大滑数。

2.瘀血内阻，凝滞清窍型　症见面色晦滞，情绪烦躁，恼怒多言，或呆滞少语，行为怪异，妄见妄闻，言语性幻听，联想障碍，胸胁满闷，心悸头痛。舌紫暗，舌下脉络瘀阻，脉沉涩或弦涩。

3.火盛伤阴，虚火扰神型　症见狂久不已，其势日减，形瘦面赤，且现疲惫之象，幻觉妄想，孤独多疑，多言善惊，时而烦躁，或长期木僵状态。舌红无苔，脉细数。

4.心脾两虚，心神失养型　症见神思恍惚，魂梦颠倒，心悸易惊，善悲欲哭，面色㿠白，肢体困乏，思维迟钝，言语无序，饮食不思。舌淡苔白，脉细无力。

【针灸处方】

［毫针刺法］

方1　辨证选穴法

取穴：百会、神庭、大椎、风府、内关、水沟、丰隆、大陵。痰火上扰加曲池、中脘、少商、隐白；瘀血内阻加太阳、尺泽；火盛伤阴加涌泉、肾俞、照海、申脉；心脾两虚加心俞、脾俞、气海、足三里。躁狂明显者加鸠尾、太冲；有幻听者加听宫、翳风、外关、双侧颞后线；有幻视者加双侧枕上旁线、攒竹、鱼腰；抑郁明显者加通里、神门；胸脘痞满者加膻中；强迫感明显者加四神聪。

操作：患者仰卧位，常规消毒。百会、神庭用爆发力抽提，也可用电针，断续波密波，强刺激，每次1小时；少商、隐白用0.5寸毫针，刺入1~2分，不做手法；太阳、尺泽用三棱针放血；肾俞、照海、心俞、脾俞、气海、足三里用提插捻转补法。余穴均用提插捻转泻法，大椎不留针。

疗程：每日1次，10次为1个疗程。

方2　醒脑开窍法

取穴：水沟、少商、隐白、大陵、申脉、风府、百会、内关、三阴交。

操作：患者仰卧位，常规消毒，取1寸或1.5寸针按上述取穴顺序进针，小幅度轻捻转，偶伴提插，捻转速度每分钟200次以上，连续3~5分钟。获效后百会、水沟（第1组），双侧内关（第2组），接电针连续波，中等频率刺激，强度以患者耐受为度，通电30分钟。

疗程：每日1次，10次为1个疗程。电针星期1、3、5第1组，星期2、4、6第2组，8周为1个疗程。

方3　透穴法

取穴：治疗幻觉以后顶透百会为主。视幻觉：正营透目窗；听幻觉：颅息透翳风；味幻觉：窍阴透天柱；嗅幻觉：承光透五处；触幻觉：百会透正营；前庭幻觉：风府透风池；内脏幻觉：头窍阴透颅息。

操作：常规消毒，沿皮透刺（不要透出皮肤），行捻转和震颤手法1~3分钟，患者有得气感，最好能引气至病所，然后留针1~3小时。

疗程：每日1次，10次为1个疗程。第1疗程后改为隔日1次。

方4　狂症三穴法

取穴：①金钟：又称降龙穴，位于素髎下3分许，鼻柱正中，系督脉之奇穴。②通海：又称伏虎穴，位于肘关节尺侧，去肘端1寸许，即少海与小海之间，经外奇穴。③锁喉：位于喉结即甲状软骨两旁，任脉旁开1寸许，即人迎与天突连线中点。

操作：凡遇狂躁不安，打人毁物，不服从治疗的患者，首选狂症三穴法。进针3~5分，强刺激降龙、伏虎，行泻法。若遇悲哭不止者，可用拇、食两指轻点掐锁喉。

方5　四神针法

取穴：四神聪、内关（双）、三阴交（双）、印堂。

操作：皮肤消毒后，以0.5~1寸毫针针刺四神聪，即以百会为中心，向前、后、左、右各旁开1.5寸取穴，针尖向外，将针平刺入穴位0.5~1寸，印堂向前平刺0.5~1寸，内关和三阴交均直刺1~1.5寸。每次治疗30分钟。

疗程：每周治疗5次，6周为1个疗程。

方6　转枢阴阳、开窍醒神法

取穴：百会、神门、大椎、太冲、鸠尾、哑门、涌泉、头临泣、三阴交。

操作：常规消毒。用26~28号1.5寸针按常规针刺方法操作，以得气为度，留针20分钟。

疗程：每日1次，10次为1个疗程，疗程间歇1天。

方7　强刺激法

取穴：第1组：水沟，上星、内关透外关（双）、悬钟透三阴交（双）。第2组：印堂、合谷透后溪（双）、太冲（双）、阳陵泉透阴陵泉（双）。第3组：百会、膻中、曲池透少海（双）、涌泉（双）。

操作：3组穴位轮流应用，每天用1组。行强刺激5分钟，休息5分钟后再行强刺激5分钟，交替进行，应用提插捻转及弧度刮针法。针后灸百会、鸠尾各20分钟。

疗程：每天1次，7天为1个疗程，休息1~3天，再进行第2个疗程。

方8　合并肠易激综合征

取穴：中脘、天枢、大横、关元、手三里、足三里、合谷，情绪明显激动者加太冲。

操作：穴位经消毒后，中脘、天枢、大横、关元平刺，进针深度为2寸；手三里、足三里、合谷直刺，进针深度为2寸，以得气为度，留针30分钟。

疗程：每日1次，每周5次，10次为1个疗程。

［头皮针疗法］

方1　抽提法

取穴：顶中线、额中线、额旁1线（右）、额旁2线（左）。

操作：采用抽提法，用0.25mm×25mm或0.25mm×40mm一次性不锈钢毫针，穴位消毒后，顶中线由前顶刺向百会，其余头穴均由上向下，针进帽状腱膜下层后，缓缓插入1寸许，先用爆发力每5秒钟向外速提3次，如此抽提5分钟，每日抽提3~5次。留针2~8个小时。

疗程：每日1次，10次为1个疗程。

方2　电针法

取穴：晕听区，位于耳尖上1.5厘米处向前、后各引2厘米水平线。情绪低落、淡漠者配百会、印堂。

操作：取穴左、右对称位。皮肤常规消毒后，用30号3寸针灸针成10°~15°角刺进针到皮下层或肌层，用WQ-6F型电针治疗仪通电30分钟，频率为20Hz，电压最高6V，最低2V。刺激强度以患者能够忍受的最大限度为宜。

疗程：每日1次，15次为1个疗程。

注：本法适用于治疗精神分裂症引起的幻听。

［穴位割治疗法］

取穴：①第2与第3胸椎间距背中线1.4cm，第3、第4胸椎间。②第4、第5胸椎间，第5、第6胸椎间。③第6、第7胸椎间，第7、第8胸椎间。④第8、第9胸椎间，第9、第10胸椎间。

操作：常规消毒。用手术刀切开上述部位皮肤，先左后右，先上后下，横割出长1.5cm、深2~3cm的切口，手法要快。切开后即用闪火法连续拔火罐2次，每次6~8分钟，第1次拔出血液10~30ml，第2次可不出血或少量出血。去罐后，将白药或止血粉撒于切口上以止血，并用消毒敷料覆盖，胶布固定。

疗程：每次割治1组。按①②③④顺序进行，隔2周割治1次。

［电针疗法］

方1　宁神法

取穴：风池（双）、百会、神庭、印堂、内关（双）、神门（双）、合谷（双）、太阳（双）。

操作：常规消毒，风池不留针，余穴令患者仰卧，采用夹持进针，捻转泻法，得气后通电（除百会外）留针60分钟。

疗程：每日1次，特殊情况可2次。20天为1个疗程，病未好转，间隔5天后进行第2疗程治疗。

方2　合用氯丙嗪

取穴：百会、印堂、太阳（双，交替使用）。

操作：常规消毒，针刺后接G6805型电针仪。输出电压为0.01~0.4V、电流为0.001~0.03mA，以穴位局部肌肉可见抽动，头部轻微摇动，患者无严重不适为限。连续波，电流频率为每分钟60~80次，留针时间为30分钟左右。同时合用氯丙嗪，用量为每日200~450mg，平均每日剂量为325±38.6mg。

疗程：每日1次，6次为1个疗程，疗程间歇1天。

方3 合用舒必利

取穴：①风池、四神聪、印堂、内关、足三里；②风府、百会、合谷、三阴交。

操作：常规消毒，两组穴位交替。针刺后接BT–70121A电针仪，以1~3Hz的疏密波，电压以患者能耐受为度。同时合用舒必利，用量为每日200~400mg。

疗效：电针和药物滴注均每日1次，连续3周为1个疗程。

方4 合用阿立哌唑

取穴：①百会，内关（双）；②水沟，三阴交（双）。每次选一组。

操作：常规消毒，两组穴位交替进行。针刺后接G6805–Ⅲ型电针仪，每次45分钟。合并服用阿立哌唑，起始剂量为每天5mg，根据患者的病情和不良反应，两周内逐渐加量到每天10~30mg，平均每天（18.4±6.2）mg。

疗程：每天1次，每周连续5次，一周间歇2天。12周为1个疗程。

方5 智能电针仪法

取穴：①印堂、百会；②神庭、哑门。

操作：常规消毒。两组穴位隔日交替一次，针刺深度均5分，接智能电针仪（CCEA）治疗，时间第1组20分钟，第2组25分钟以正弦波为调制波，基波1频率为250Hz，基波2频率为750Hz，电压以患者能够耐受为最大限度，一般在2~9V。

疗程：每日1次，每次45分钟，8次为1个疗程。

［穴位注射疗法］

方1

取穴：大椎、陶道、身柱、神道、灵台、一光（经外奇穴，位于颈正中线第5、6椎棘突间点）、足三里（双）、丰隆（双）。

药物：2%复方当归液、维生素B$_1$注射液。

操作：常规消毒。①患者俯卧，胸前垫一枕头，用10ml注射器接7号针头抽吸2%复方当归液6ml，分别注入6个穴位。针刺椎间略向上，呈45°左右，得气后回抽无脑脊液，将药液快速注入。全过程约2分钟。②患者仰卧，用10ml注射器接5号针头，抽吸维生素B$_1$注射液6ml，将针垂直快速刺入穴位，得气后回抽无血，快速将药液分别注入4个穴位。全过程约1分钟。

疗程：每日1次。20日为1个疗程。

方2

取穴：听宫。

药物：奋乃静注射液。

操作：常规消毒。用常规穴位注射法，双侧听宫共注射奋乃静5mg。

疗程：每日1次，5日为1个疗程，每月间断治疗2个疗程，治疗半年。

［穴位埋线疗法］

取穴：听宫。

操作：将羊肠线剪成0.5cm长，常规高压消毒后备用。取一段羊肠线插入9号针头内，将针灸针作芯插入针中。患者取坐位，常规消毒两侧听宫后，张口取穴，医者右手持针进针约2cm，左手推针芯将肠线埋入穴位内退针。

疗程：隔7天埋线1次，1个月为1个疗程。

注：本法适用于治疗精神分裂症引起的顽固性幻听。

［穴位敷贴疗法］

取穴：涌泉（双）、太冲（双）、太溪（双）。

药物制备：将中药吴茱萸研成细末，备用。

操作：使用时将药末用醋调成糊状，涂于纱布上约钱币大小，贴敷于患者涌泉、太冲、太溪。每次敷贴2.5小时。

疗程：每周4次，6周为1个疗程。

注：本法适用于提高精神分裂症患者的睡眠质量。

［耳穴压豆疗法］

方1 兼便秘

取穴：胃、大肠、三焦、脾。

操作：用王不留行籽贴压，每5~10分钟按压1次，每日不少于3次。中等量刺激，以耳郭充血、发热为度。

疗程：隔日两耳交替，10次为1个疗程。

注：精神病患者的便秘发生率为57.14%~63.64%，高于国内一般成年人的便秘发生率。严重便秘可能诱发心血管意外、麻痹性肠梗阻甚至死亡等不良后果。

方2 兼睡眠障碍

取穴：心、神门、肝、皮质下、内分泌、交感、失眠。

操作：患者取坐位，医者以探针找出以上耳穴敏感点，常规消毒皮肤后，用胶布将王不留行籽贴压于耳穴，实施适当的按压、揉、捏等手法，以患者有麻、胀、酸痛等得气感为宜，患者每天自行按压3~4次。

疗程：隔日交替贴压对侧耳穴，6周为1个疗程。

[**艾灸疗法**]

取穴：神阙。

操作：先敷艾绒一层，再敷已经捣碎的姜一层，再取艾炷予隔姜灸，以温热为度，每次3~7壮。

疗程：每天1次，连续治疗5天后，休息2天。10次为1个疗程。

【评述】

1.本病应与脑器质性病变（如癫痫、颅内感染、脑肿瘤）及某些躯体疾病（如系统性红斑狼疮），药物中毒等所致的精神障碍、躁狂症、抑郁症、偏执性精神病及神经症相鉴别。本病预后尚好，在第一次发作的精神分裂症患者中，有75%可治愈，约20%可保持终生健康。其关键是早期发现、早期诊断、早期治疗、缩短病程、防止复发，使慢性率下降。

2.针灸对本病有较好的治疗效果，尤其是针灸配合抗精神类药物有显著优势。应用时，可根据病情、病程有选择地进行。在针灸治疗的同时，最好能配合心理疗法、康复疗法等，同时应避免对患者的各种精神刺激，以提高针灸的依从性和疗效。

3.针灸治疗本病的安全性也相对较高。有人研究了电针治疗精神病与电休克疗法对比，用电量之比为1∶27.5，刺激时间短、刺激量小、抽搐较温和、昏迷轻，不影响疗效但增加了治疗的安全性。同时，针灸出现的锥体束外的不良事件明显低于抗精神病药组。

4.对狂躁型患者，要防止其自杀和伤人毁物。针刺时要防止折针、弯针、滞针、晕针等意外情况发生。如患者发生晕厥、虚脱现象，前者可急刺水沟、内关，后者可急灸百会、神阙。必要时送医院急救。

5.在针灸治疗时，要求医生或家属不脱离患者，密切关注病情变化，采取必要的防范措施，以免意外发生。

五、神经衰弱

【概述】

神经衰弱是一种以脑和躯体功能衰弱为主的神经症。以精神容易兴奋但又容易疲乏为特征，并常伴有情绪紧张、烦恼、易激惹等情绪症状及肌肉紧张性疼痛、睡眠障碍等生理功能紊乱症状。而这些症状不能归因于脑、躯体疾病及其他精神病证。神经衰弱是一种常见病，据全国流行病学调查，其总患病率为13.03%，居各种神经官能症的首位。发病年龄多数在16~40岁之间，以脑力劳动者占多数。该病常慢性起病，病程迁延，症状时轻时重，常常严重地影响人们正常的学习、工作，增加家庭负担，影响家庭的和睦。

中医学中没有神经衰弱这个病名，但从其睡眠障碍、记忆力减退、焦虑、烦躁、心慌、头昏等症状，属于郁证、虚劳、心悸、肾虚、不寐、心肾不交等范畴。

按中医学阴阳学说分析，神经衰弱是由于脏腑的阴阳平衡失调所致。失眠是神经衰弱的主症之一，中医称"目不瞑"，《灵枢·大惑论》较为详细地论述其病机："卫气不得入于阴，常留于阳。留于阳则阳气满，阳气满则阳跷盛；不得入于阴则阴气虚，故目不瞑矣。"本病发生主要与心、肝、脾、肾、胆等脏腑有关。

【临床表现】

1.脑功能衰弱症状精神易兴奋与脑力易疲劳。精神易兴奋表现为回忆和联想增多，但无言语运动的增多，脑力易疲劳表现为精力缺乏、注意力不集中、记忆力差，疲劳常伴有不良心境，烦恼、紧张、苦闷、压抑，疲劳常有情境性、弥散性，不伴有欲望与动机的减退。

2.情绪症状易激惹、易烦恼和易紧张。

3.心理生理症状常有身体不适症状，但各种检查结果均无病理性改变。最常见的是紧张性疼痛和睡眠障碍，入睡困难，早醒或醒后不易再入睡，多噩梦。另外还有自主神经功能紊乱表现，如心动过速、出汗、肢端发冷、厌食、便秘、腹泻、尿频、月经不调、早泄、继发性疑病观念。

【辨证分型】

中医辨证神经衰弱，可主要分为肝气郁结、痰热内扰、阴虚火旺、心脾两虚4型。

1.肝气郁结型　症见心烦，失眠，精种抑郁，神疲，健忘，胸胁胀闷，脘腹痞满，不思饮食。苔薄白，脉弦。

2.痰热内扰型　症见心烦失眠，头重，痰多胸闷，健忘，容易激动，口苦口干，胸闷胁胀。舌红，苔黄腻，脉滑数。

3.阴虚火旺型　症见焦虑烦躁，失眠多梦，精神疲乏，头晕耳鸣，心悸或盗汗。舌红苔少，脉细数。

4.心脾两虚型 症见心悸失眠，神疲乏力，头晕健忘，食少便溏，面色萎黄。舌淡，脉弱。

【针灸治疗】

［毫针刺法］

方1 治神十法

取穴：百会、神庭、四神聪、本神、神门。失眠健忘加三阴交；眩晕加太冲；偏头痛加行间；心悸气短加内关；心烦易怒加四关；遗精阳痿或月经不调加关元；自汗盗汗加太渊、太溪；纳呆加中脘、足三里；哭笑无常加水沟、少商、隐白；精神萎靡不振加关元。共十种治法，故称"治神十法"。

操作：常规消毒。毫针刺，平补平泻，留针30分钟。关元加灸。

疗程：每日1次，10次为1个疗程。

方2 辨证选穴法

取穴：神门、巨阙、内关、足三里、三阴交、风池。肝郁气滞型加肝俞、大椎、太冲；心肾不交型加心俞、肾俞、太溪、百会；心脾两虚型加心俞、脾俞、气海。

操作：确定穴位后，常规消毒皮肤，选用1寸一次性针灸针在上述穴位缓慢刺入，针刺时力求得气感扩散，可作小幅快速捻转。肝郁气滞者施捻转提插之泻法。可留针30分钟。气海、肾俞、足三里、三阴交均可用灸法，嘱患者每晚于睡前每穴自灸10分钟。

疗程：每日1次，10次为1个疗程。

方3 针刺兴奋法

取穴：风池（双）、太阳（双）、百会、内关（双）。有体质虚弱者加足三里（双）。

操作：让患者取坐位。选常规消毒方法。取30号1寸长不锈钢毫针，先针双侧风池，然后针百会，再针双侧太阳，针刺深度0.5~0.8寸。后针双侧内关，针刺深度0.8寸。体质虚弱者取1.5寸长不锈钢毫针，针刺双侧足三里，直刺1寸深。留针40分钟，患者自觉神清气爽，方可起针。

疗程：每日上午针1次，10次为1个疗程。

方4 头四针腹三针法

取穴：神庭、前顶、目窗（双）（合称头四针）；天枢（双）、气海（简称腹三针）。三阴交（双）、神门（双）、太冲（双）、安眠（双）、风池（双）。若肝气郁结、胸闷加内关；肝肾阴虚加太溪；胃脘胀满加中脘。

操作：常规消毒。神庭、前顶，循督脉向后斜刺，目窗（双）顺前顶至头维方向斜刺，天枢（双）、气海均直刺，三阴交（双）直刺，神门（双）、太冲（双）分别循经向胸腹方向斜刺，安眠透风池（双）。手法均用平补平泻。留针30分钟。

疗程：每日1次，10次为1个疗程。

方5 五心四关穴法

取穴：水沟、劳宫（双）、涌泉（双）、太冲（双）、合谷（双）。

操作：使用普通型不锈钢针灸针，患者取仰卧位，穴位常规消毒后，水沟向上斜刺0.3~0.5寸，施用重雀啄法至眼球湿润或微微流泪为度。劳宫直刺0.3~0.5寸，针感胀痛即可。涌泉直刺0.5~0.8寸，针感胀痛即可。太冲向上斜刺0.5~1寸，行重手法提插捻转，使针感向上传至踝部以上，局部酸胀感较重为佳。合谷直刺0.5~1寸，针刺时手呈半握拳状，手法用提插捻转，感觉重酸胀感为佳。以上穴位均行平补平泻，操作得气后留针30分钟，其间行针1次。

疗程：每天1次，连续治疗5天，休息2天，2周为1个疗程。

［**头针疗法**］

方1 抽提法

取穴：额中线、额旁1线（右）、额旁2线（左）、额旁3线（双）、大陵、神门、足三里。头重头晕加百会、风池；胸胁胀闷加行间、期门；痰多胸闷加丰隆、膻中；食少便溏加阴陵泉、中脘。

操作：常规消毒。额中线、额旁1线（右）、额旁2线（左）、额旁3线（双）均用指切进针法。进帽状腱膜下层1寸后，用爆发力向外速拔3次，每次至多提出1分许，然后又缓插至1寸，如此反复10遍。大陵、神门进针0.5~0.8寸，平补平泻，足三里用捻转补法，得气后温针。

疗程：每日或隔日1次，10次为1个疗程。

方2 头穴透刺法

取穴：神庭透印堂、百会透四神聪、囟会透头临泣。

操作：患者取坐位，皮肤常规消毒后快速斜刺进针，针与头皮呈15°夹角，当针尖达到帽状腱膜下层时，使针与头皮平行，继续捻转进针，到达相应穴位。

快速捻转1~2分钟，频率为每分钟200转。取得较强针感后，留针30分钟。

疗程：每日1次，30次为1个疗程。

[电针疗法]

方1 四神聪穴法

取穴：四神聪。

操作：取患者四神聪，常规消毒。用四根1.5寸毫针沿皮刺入帽状腱膜下，进针1寸，针尖均向后。取得针感后，取相对的穴位通电，每2个穴位通电30分钟，共60分钟。波形为疏密波，频率每分钟100次，同时配合心理疗法。

疗程：每日1次，10次为1个疗程。

方2 华佗夹脊穴法

取穴：双侧华佗夹脊穴，共34穴。

操作：患者俯卧位，取双侧华佗夹脊穴，常规消毒后，毫针直刺0.5寸。电针导线接同侧3~5穴串联为一组，将所有的穴位全部接通，接KWD2808-Ⅱ全能脉冲电疗仪，每输出端串联穴位相等，左为"+"极，右为"−"级，疏密波，中等程度电刺激，留针30分钟。

疗程：每天1次，10次为1个疗程，休息3~5天，再进行第2个疗程。

方3 任督脉穴法

取穴：百会、气海、大椎、命门、关元。

操作：常规消毒。毫针针刺得气后通电针，直流电5mA左右，连续波，每次通电20分钟。

疗程：每日1次，20次为1个疗程。

[耳针疗法]

方1 辨证压豆法

取穴：心、神门、神经衰弱点、肘点。心脾两虚者加脾；心肾不交者加肾；心虚胆怯者加胆；情志不舒者加肝、胆；阴虚火旺者加肝、肾；胃失和降者加脾、胃、三焦。

操作：在1.0cm×0.5cm的医用胶布上粘1粒王不留行籽（大小要适中），贴于所选的耳穴上，轻轻揉捏。并嘱患者经常揉捏，每天不少于3次，尤其睡前30分钟必须揉捏。

疗程：每3天换药1次。每次贴一侧耳穴，左右耳穴交替施用。10次为1个疗程。

方2　分型压豆法

取穴：心肾不交型取心、肾、神门、镇静、脑点；心脾两虚型取心、脾、胃、神经衰弱点、脑干、神门；心胆气虚型取心、神门、交感、内分泌、肝；心肝火旺型取心、肝、神经衰弱点、镇静、安眠。

操作：根据辨证，用王不留行籽敷贴，胶布固定。每日自行按压3~5次，每次按压30秒钟，以自觉酸痛麻重感为度。睡前必压。

疗程：隔日换药1次，两耳交替，10次为1个疗程。

方3　药物敷贴法

取穴：皮质下、垂前、神门、交感。

药物制备：将龙骨、百合、珍珠母、酸枣仁、朱砂、牡蛎、柴胡、琥珀等中药研磨加工制成粉剂，用蜂蜜或醋汁调成中药膏剂，备用。

操作：常规消毒耳穴，将中药膏剂粘于0.6cm×0.6cm的胶布中间，贴敷于上述耳穴上。应用指腹顺时针方向轻轻按压，单耳贴压，双侧耳郭交替进行，力度以患者感到发热、胀痛、酸麻，但能忍受为度。每日按压5次，每次每穴按压1~2分钟。

疗程：4天更换1次，28天为1个疗程。

方4　捻豆疗法

取穴：神门、心、脾、肾、垂前、皮质下。

操作：取绿豆两粒，用食指将绿豆左右各一按压于患者耳前的耳甲腔内，拇指贴在耳背的对应部位，然后食指、拇指相配合轻轻捻压滚动绿豆，手腕及指关节需灵活，根据患者感受，捻压力度由轻到重，轻重结合，以轻柔缓慢、患者能够耐受为宜，以达到平调的作用。捻动部位由耳甲腔慢慢转移到耳甲艇、三角窝、耳垂等处，在神门、心、脾、肾、垂前、皮质下等穴位上捻动时间要长，如此反复捻压滚动约10分钟，患者感到耳部发热，精神有所振奋，头闷胀痛感减轻，接着操作2~3分钟后结束。手法以重为泻，轻柔为补。

疗程：每天1~2次，7天为1个疗程。

［穴位敷贴疗法］

取穴：涌泉、神阙、神门、内关、心俞。肝气郁结加太冲，阴虚火旺加太溪、三阴交，心脾两虚加脾俞，心肾不交加肾俞、三阴交，痰热扰神加丰隆。

药物制备：当归、川芎、百合、丁香、乳香、白芷、木香、吴茱萸，上述药物研磨成粉，适量白醋调制成膏，备用。

操作：敷贴时取5g药膏置于敷贴圈中，每晚睡前贴敷腧穴上，次日取下，每次12小时。

疗程：每日1次，2周为1个疗程。

[**皮肤针疗法**]

取穴：颈椎1~7两侧、胸椎5~12两侧、额部、头部、眉弓、神门、足三里、三阴交。

操作：常规消毒，重点用皮肤针叩刺上述部位手法轻度或中度。先从颈椎开始，自上而下叩刺两遍，然后在胸椎5~12作横行刺，每横行部位三针。在穴位表面0.5~1.5厘米范围内按常规叩刺20~50下。额部横叩刺，头部呈网状叩打。

疗程：每日或隔日1次，12次为1个疗程，疗程间隔1周。

[**穴位埋线疗法**]

取穴：心俞、神门、神道、内关、足三里。肝郁化火加肝俞、心俞、太冲；痰热内扰加丰隆、阴陵泉、脾俞；阴虚火旺加太溪、三阴交、肾俞；心脾两虚加厥阴俞、脾俞；心肾不交加肾俞、三阴交。

操作：常规消毒，将所选的生物蛋白线装入一次性9号埋线针内，手法为"两快一慢"，快速进针过皮，慢推针至穴位后，边退针边放线，至皮下时快速出针，用消毒棉球按压片刻，贴创可贴。线在体内0.5~3个月自然被溶解吸收。

疗程：每次取5~8个穴，2周为1个疗程。

[**穴位注射疗法**]

取穴：风池。

药物：脑多肽注射液。

操作：以5ml一次性注射器吸取脑多肽注射液1ml。令患者取端坐低头位，用2%碘酒在一侧风池消毒，再用75%酒精脱碘，按穴位注射操作常规进针，破皮肤，进针慢，针尖对准鼻尖方向，进针约0.5寸，不必提插，缓缓推入药液约0.5ml后出针。按同样方法在另一侧风池注射。

疗程：每日1次，10次为1个疗程。

[**腹针疗法**]

取穴：心肾不交取引气归元、商曲、气旁；心脾两虚取引气归元、太乙、梁门、左上风湿点；心胆气虚取引气归元、大横（右）、日月；心肝火旺取引气归元、阴都、商曲。

操作：常规消毒，用30号或32号针进针后候气再行气。实证刺激略强，可刺地部，可行针以泻实。虚证刺激稍弱，刺天、人部，神阙艾灸。

疗程：每日1次，10次为1个疗程。

[**眼针疗法**]

取穴：上、中、下三焦区，心、肝、脾、肾区。心脾两虚型，眼穴取上中焦、脾、心区，配大陵、神门、三阴交、风池；肝郁化火型，眼穴取上焦、肝胆、心区，配太阳、大椎刺络拔罐放血，风池、太溪；阴虚火旺型，眼穴取上焦、下焦、肾、心区，配百会、风池、太溪。

操作：常规消毒。用30号0.5寸不锈钢毫针，用横刺法，针在眶外2mm处与皮肤呈15°角快速沿眶横刺，待有酸麻重胀感时，留针15分钟，每5分钟行针一次。根据辨证，每次取2~4个相应穴区。体针按常规针刺，平补平泻，太阳、大椎刺络拔罐放血。

疗程：每日1次，10次为1个疗程。

[**艾灸疗法**]

方1 艾条温和灸法

取穴：①涌泉、内关、百会。②单用百会。

操作：①涌泉用艾条温和灸法，每次灸15分钟左右，内关用泻法针刺。②百会艾条悬灸15分钟左右，悬灸距离以局部有热感为度。

疗程：①隔日1次，10次为1个疗程，疗程间歇1周。②每日1次，10次为1个疗程。

方2 隔姜灸

取穴：百会、风池、内关、神门、关元。

操作：姜片厚约3mm，戳数个小孔，上置艾炷如黄豆或半个枣核大，点燃施灸，每穴5~10壮。

疗程：每日1次，10次为1个疗程。

方3 热敏灸

取穴：关元、腰阳关、百会、率谷（双）。

操作：探查热敏穴位：根据灸感法腧穴热敏态检测技术进行热敏腧穴探查，探查出热敏腧穴。①悬灸关元，潜伏期约5秒，自觉有热量由上而下向会阴部涌动传走，会阴部有热胀感甚至有灼热感；并且感觉沿任脉自关元至会阴部有中空感，自述感觉热量迅速透至腹腔深部，且范围不断扩大至于整个腹腔。随着艾灸时间增加上述传热感，中空感，透热扩热感逐渐降低，小腹处充实感逐渐增加，整个腹内热感充实，灸至45分钟时上全部热敏现象消失，停灸。②回旋灸腰阳关，约30秒后，有明显热感透向腹腔内，并觉有热流在腹腔内沿脊柱向骶尖部传走，约灸至40分钟时透热和传热感消退，停灸。③悬灸百会，潜伏期约15秒。自觉有物质（非热感）穿过颅骨深透至颅腔内，顿感精神清灵，艾灸至约50分钟时透热感消退百会穴感到灼热，停灸。④悬灸双侧率谷，并配合以回旋灸手法，潜伏期约10秒。感觉大椎穴有明显热感，且随着艾灸时间增加大椎穴热感沿督脉向下传走，最远至至阳穴，约灸至35分钟时传至至阳穴的热感开始沿督脉回缩，约50分钟时大椎穴热感减弱率谷穴感灼热不适，停灸。

疗程：每日1次，连续治疗2周为1个疗程。在此过程中上述热敏现象的潜伏期随着治疗天数增加而不断增长，而热敏现象的持续时间则不断减短。

注：本法尤适合神经衰弱型性功能减退。

方4　蒙医灸法

取穴：根据患者病情选择实施灸疗穴位，患者脑供血不足，伴耳鸣时选择头顶穴（前发际后1寸）；患者心慌、气短、失眠时选第7颈椎棘突上穴、胸椎5、6间穴、胸椎6、7间穴；患者抑郁时选双乳间穴、双乳间穴上2寸左右旁开1.5寸穴。

操作：患者取坐位，将蒜片置于选定的穴位上，再将艾绒捏成椎状，放在蒜片上，用点燃的香引燃艾炷。待艾炷燃灭后，用镊子将灰烬压平，放第2壮。每穴灸3壮。因胸部皮肤薄嫩，以防烫伤。

疗程：每天治疗1次或隔天1次，10次为1个疗程。

［红外线穴位照射疗法］

取穴：涌泉（双）

操作：采用普通红外线灯，电压为220V，功率500W，直接照射双侧足底部涌泉，距离30cm左右，每次30分钟。

疗程：每日照射2次，10次为1个疗程，休息1周，再行第2个疗程。

［芒针疗法］

取穴：神庭透百会，神门透少海，配合四神聪、安眠、内关。肝气郁结者加肝俞、太冲；痰热胃火上扰者加丰隆、中脘；心脾两虚者加大陵、三阴交、心俞、脾俞；肝肾阴虚者加肝俞、脾俞、太溪、三阴交。

操作：常规消毒。用20号8寸芒针，取上述2条穴道针刺。毫针针刺用28号1.5寸一次性不锈钢毫针，虚补实泻。得气后留针30~40分钟。

疗程：每日1次，15次为1个疗程。

[**磁圆针疗法**]

取穴：督脉、膀胱经、夹脊穴、肾经、心包经，百会、太阳、风池和神门。

操作：常规消毒。首先用磁圆针叩击患者背部督脉、膀胱经、夹脊穴，叩击3~5分钟后，再由督脉向两侧进行疏散叩击约1~2分钟，接着叩击下肢膀胱经及肾经、心包经，重点再叩击百会、太阳、风池和神门1~2分钟，叩击时要求用腕力弹叩，提针要稳，落针要快的手法。叩击力量以中等刺激为宜。

疗程：每日1次，10次为1个疗程。

注：磁圆针形如扣诊锤，锤的两端配有用稀土钴永久磁性材料制成的圆针头。磁圆针针柄为合金铝所制，分两节，两节间由螺旋丝口衔接，前节较细，长12cm，后节较粗，长10cm，针头长6cm，两端针尖嵌有3000高斯的磁铁，针头一端形如绿豆大圆粒状，名曰磁圆针，另一端形如梅花针头状，名曰磁梅花针。磁圆针使用时，以右手紧握针柄，右肘屈曲为90°，以右腕部之上下活动的力量。循经叩击穴位，每穴反复叩击5~10次，顺经叩打为补法，逆经叩打为泻法。通过循经叩击可通经活络、活血化瘀，具有磁疗针、圆针和梅花针循经捶叩治疗的综合作用。

【评述】

1.近年来，由于人们工作繁忙，竞争激烈，压力过大，焦虑过度，精神刺激等，神经衰弱等疾病的发病率迅速上升，居高不下，严重地危害人类生命与健康。以往靠单纯的药物治疗或其他一些辅助治疗方法，存在很大的毒副作用，疗效不佳。而大量临床观察表明针灸治疗神经衰弱疗效确切，并具有操作简便、价格低廉、无副作用的优点，值得大力推广和广泛应用。

2.神经衰弱的发病由于复合因素所致。精神创伤、易感素质是决定因素，暗示和自我暗示起一定的作用，躯体疾病是发病的附加因素或诱因。临床医生应该找出患者发病的主因，结合其具体情况，积极地纠正或解决主要的、基本的致病原因，才能事半功倍地治愈神经衰弱。

3.在治疗的过程中，医生要使患者首先认识到神经衰弱的原因是精神创伤，而易感素质是发病的基础。对原因进行耐心细致的分析，若能解决问题当然更好，若不能解决问题，可使其提高认识能力，正确对待。特别要改造易感素质，使患者坚信神经衰弱是完全可以治愈的。

4.妥善安排好工作、学习和生活。注意劳逸结合，脑力劳动和体力劳动相结合，坚持锻炼身体，适当参加文娱活动，既注意消极的休息（睡眠，安静的休息等），又应注意积极的休息（文体活动等），以巩固疗效和防止再复发。

六、失眠

【概述】

失眠是常见的生理心理疾患。失眠通常指患者对睡眠时间和（或）质量不满足并影响白天社会功能的一种主观体验，是一种非常常见的精神障碍，几乎每个人都会有失眠。根据2002年全球失眠调查显示，有43.4%的中国人在过去一年中曾经历过不同程度的失眠。

失眠又分为器质性失眠和非器质性失眠。器质性失眠是指由于生理原因导致的失眠，可能大脑某部分的功能缺损或者某种躯体疾病导致的失眠；非器质性失眠是指各种心理社会因素引起的非器质性失眠障碍。若是器质性失眠，应去医院治疗原发病。我们这里讨论的仅是非器质性失眠，病程必须持续1个月以上，睡眠的始发和维持发生障碍，致使睡眠的质和（或）量不能满足个体正常需要的一种状况。常表现为难以入睡、睡眠不深、易醒、多梦、早醒、醒后不易再睡、睡后不适感、疲乏或仅感困倦等。其一般人群患病率在10%~20%，男女差别不大。失眠可引起患者焦虑、抑郁或恐惧心理，并导致精神活动效率下降，妨碍社会功能。

失眠在中医古代文献中称"不寐"，亦称"不得卧""不得眠""目不瞑"等。中医认为本症多由七情所伤、饮食不节、素体虚弱、劳倦思虑过度、心虚胆怯所致，常责之于心、肝、脾、肾诸脏。

【临床表现】

失眠可分为：①急性失眠：病程小于4周。②亚急性失眠：病程大于4周，小于6个月；③慢性失眠：病程大于6个月。

本病的主要症状是失眠。患者常诉入睡困难，或难以维持睡眠，或睡眠质量差，日夜专注于失眠，过分担心失眠的后果，感到焦虑、抑郁或激惹，且常常服药来改善睡眠和缓解情绪。对睡眠质量不满，引起明显的苦恼或社会功能受损。至少每周发生3次，持续1个月以上。

临床常见症状：①睡眠潜伏期延长：入睡时间超过30分钟；②睡眠维持障碍：夜间觉醒次数≥2次或凌晨早醒；③睡眠质量下降：睡眠浅、多梦；④总睡眠时间缩短：通常少于6小时；⑤日间残留效应：次日早晨感到头昏、精神不振、嗜睡、乏力等。排除其他引起失眠的器质性和精神性相关疾病。

【辨证分型】

中医辨证可分为肝郁化火、痰热内扰、心肾不交、心脾两虚、心胆气虚5型。

1.肝郁化火型 症见入睡困难，少寐即醒，性情急躁易怒，不思饮食，口渴喜饮，目赤口苦，小便黄赤，大便秘结。舌红苔黄，脉弦而数。

2.痰热内扰型 症见失眠头重，痰多胸闷，胃中失和，恶食嗳气，吞酸恶心，脘腹痞胀，心烦口苦，目眩。苔黄腻，脉滑数。

3.心肾不交型 症见心烦不寐，多梦易醒，心悸善惊，头晕耳鸣，腰酸梦遗，健忘，五心烦热，口干少津。舌红少苔，脉象细数。

4.心脾两虚型 症见心悸怔忡、失眠多梦、面色萎黄、食少纳呆、倦怠乏力、大便溏泻。舌质淡，脉细弱。

5.心胆气虚型 症见虚烦不得眠、入睡后易惊醒、心神不安、胆怯恐惧，并有心悸、气短、自汗等。舌质淡，脉弦细。

【针灸处方】

［单穴刺灸法］

方1

取穴：印堂。

操作：取平卧位，在印堂直上方约1~2cm取穴，向下平刺，将针尖刺（钉）入印堂穴下骨膜中，平刺角度≤15°，以患者自觉眉间酸胀困重、有压迫感，甚可传至鼻部为度。留针30分钟。

疗程：每日1次，每周4次，10次为1个疗程。

方2

取穴：涌泉（双）。

操作：①温和灸。②敷贴：每晚采用温水泡足10分钟，泡洗毕，擦干双足，醋调吴茱萸散或肉桂粉或磁石研末敷贴左右涌泉，覆盖纱布，胶布固定，也可用曼吉磁贴敷贴。③温针灸：选用1.5寸针灸针针刺涌泉，直刺0.8~1寸，行捻转提插补法，得气后，将清艾条剪为长约2cm，在一端用粗大锐器扎孔，并点燃，将艾条有孔端插在穴位针柄之上（在被灸腧穴皮肤表面覆盖一隔热纸层，以防止烫伤），待艾条燃尽，共灸2壮。

疗程：每日1次，10次为1个疗程。

方3

取穴：灵台。

操作：隔姜灸。

疗程：每日1次，10次为1个疗程。

方4

取穴：宁神（位于第4、5掌骨间隙掌侧，无名指与小指指蹼缘下0.5寸）。

操作：常规消毒。采用0.5寸针灸针直刺0.3~0.5寸，针刺得气后留针40分钟，患者安静仰卧。

疗程：每日1次，10次为1个疗程。

方5

取穴：内关。

操作：揿针埋压。揿针采用1.5寸一次性无菌揿针。患者仰卧位或坐位，用75%的乙醇常规消毒穴位，采用舒张进针法，以一手拇指、食指（多为左手）撑开并固定穴区皮肤，另一手（多为右手）持镊子夹持皮内针针柄，然后以小方块防水胶布固定。

疗程：每天1次，6次为1个疗程，疗程间歇1天。

方6

取穴：中髎。

操作：常规消毒，使用32号毫针，垂直刺入中髎，深度一般在1.0~1.5寸。患者感觉到酸、麻、胀、痛得气后，连接针灸治疗仪，治疗频率设置为每分钟80次，采用连续波，电流量以患者能够耐受为宜，每次治疗时长30分钟。

疗程：每日1次，10次为1个疗程。

方7

取穴：通里（双）。

操作：患者午饭1小时后进行，双侧通里常规消毒，直刺0.3~0.5寸，留针40分钟，施行平补平泻10分钟。

疗程：每日1次。周日休息，15次为1个疗程。

方8

取穴：安眠（双）。

操作：针刺时患者取俯卧位或侧伏位，双侧取穴，用75%乙醇棉签常规消毒，采用1.5寸毫针，直刺约0.5寸，待受试者感觉酸胀，予以单方向捻转针柄

4~7圈，待感觉针下有紧涩感，患者自觉酸胀感加重，予以单手持针柄，用小幅度、快频率的提插捻转动作，双侧同时操作2~3分钟，每隔10分钟行一次上述手法，总共行3次手法，约30分钟。起针时慢慢回旋针柄，待感觉针下松弛，缓慢出针，并用干棉球按压针孔。

疗程：每日1次，10次为1个疗程。

以上单穴及其刺灸法对失眠有特殊效用，治疗时也可根据辨证加减配穴。

[毫针刺法]

方1　阴阳跷脉法

取穴：申脉、照海。心脾两虚加心俞、脾俞；心肾不交加肾俞、心俞、太溪；胃腑不和加胃俞、足三里；肝胆火旺加肝俞、胆俞、行间。眩晕加风池；健忘加百会、志室；多梦加厉兑、隐白。

操作：患者俯卧位，双侧取穴，常规消毒。用直刺法，申脉用泻法，照海用补法，余穴常规针刺。心脾两虚型心俞、脾俞用补法；心肾不交型肾俞、太溪用补法，心俞用泻法；胃腑不和型胃俞、足三里用平补平泻手法；肝胆火旺型肝俞、胆俞、行间用泻法，厉兑、隐白三棱针点刺放血，留针30分钟，每10分钟行针1次。

疗程：每天1次，10次为1个疗程。疗程间休息2天。

方2　小醒脑开窍法

取穴：印堂、上星、百会、四神聪、完骨、神门。心脾两虚加心俞、脾俞；心肾不交加大陵、太溪、太冲；肝火上扰加行间、足窍阴、风池；脾胃不和加中脘、丰隆、足三里。

操作：皮肤常规消毒，百会、四神聪向后平刺1寸，均用小幅度高频率捻转补法；印堂向下平刺0.3~0.5寸，提插泻法；上星沿头皮刺向百会，捻转泻法；完骨直刺1~1.5寸，捻转补法；神门直刺0.3~0.5寸，捻转补法。留针30分钟。

疗程：每天1次，10次为1个疗程。疗程间歇2天。

方3　调督安神法

取穴：百会、神庭、印堂、安眠（双）、神门（双）、三阴交（双）。

操作：患者取仰卧位，所有穴位常规消毒。百会、神庭、印堂、神门以1寸毫针针刺，安眠、三阴交以1.5寸毫针针刺。每次留针20分钟。

疗程：每周3次，4周为1个疗程。

方4 俞募配穴法

取穴：巨阙、期门（双）、内关（双）、公孙（双）、心俞（双）、肝俞（双）、丰隆（双）、内庭（双）。

操作：采用1.5寸的一次性无菌使用针灸针，巨阙向下斜刺0.5~1寸，双侧期门斜刺或平刺0.8~1寸，双侧内关直刺0.5~1寸，双侧公孙直刺0.5~0.8寸，双侧丰隆直刺1.5寸左右，双侧内庭直刺或向近端斜刺0.5寸左右，双侧心俞、肝俞斜刺或平刺0.8~1寸，以上诸穴除心俞、肝俞不留针外，其余留针30分钟。

疗程：每天1次。7天为1个疗程。

方5 三焦针法

取穴：膻中、中脘、气海、血海、足三里、外关。

操作：常规消毒。膻中以0.5寸针向上斜刺0.3~0.5寸，得气后施以捻转补法30秒。中脘以1.5寸针直刺1~1.5寸，得气后施以捻转补法30秒。气海以1.5寸针直刺0.5~0.8寸，得气后施以捻转补法30秒。血海以1.5寸针直刺0.5~1寸，得气后施以平补平泻法30秒。足三里以1.5寸针直刺1~1.5寸，得气后施以捻转补法30秒。外关以0.5寸针直刺0.3~0.5寸，得气后施以平补平泻法30秒。均留针30分钟。

疗程：隔天1次，7天为1个疗程，疗程间休息7天，总疗程为3个月。

注：三焦针法为韩景献创建的一套以通为补，疏调三焦，行气活血，蠲化痰浊的针灸疗法。本法适宜于慢性肾功能衰竭患者并发失眠症。

方6 额五针法

取穴：额五针位于前发际后1~2寸处，为一前后径1寸，左右宽5寸的横向带状区域，两边稍后，中间稍前，呈扇形排列，与前发际平行。相当于大脑皮层额前区在头皮上的投影。一般可刺五针，故称为"额五针"，五针的间隔距离基本相等。

操作：患者取坐位，穴区常规消毒，选用1寸毫针，沿前后正中线，前发际上2寸处快速直刺进针，触及颅骨后，稍退后，将针卧倒，紧贴颅骨向前平刺，为第1针，然后在第1针的左右两侧间隔1寸，约直对瞳孔，平行向前各刺1针，然后再旁开1寸，各刺1针，共刺5针。留针30分钟。

疗程：每周2次，2周为1个疗程。

方7 五脏俞调五脏神法

取穴：五脏俞。肺俞（双）、心俞（双）、脾俞（双）、肾俞（双）、肝俞（双）。

操作：先用针刺五脏俞调五脏神，得气后留针50分钟，针刺25分钟后行针1次。对于顽固性失眠的患者，在运用针刺五脏俞调五神针法效果不明显时，可配合在五脏俞上三棱针点刺放血，之后立即在五脏俞上拔火罐，留罐10分钟左右，改善失眠效果较好。

疗程：每日1次，10次为1个疗程。

方8　五神穴法

取穴：神藏、神封、神门、神堂、神道，心俞、肾俞、太溪。

操作：患者取侧卧位，常规消毒，神藏、神封针尖向下斜刺0.3~0.6寸；神门直刺0.3~0.5寸；心俞、神堂针尖向下斜刺0.3~0.6寸；神道直刺0.5~1寸；肾俞直刺0.8~1.2寸；太溪直刺0.5~1寸。留针30分钟。

疗程：隔天1次，每周治疗3次，4周为1个疗程。

方9　手足太阴井穴法

取穴：少商（双）、隐白（双）。心火亢盛配大陵（双），劳宫（双）；肾精亏虚配申脉（双），照海（双）；肝火扰神配太冲（双），三阴交（双）。

操作：使用0.5寸不锈钢毫针，常规消毒处理后顺经斜刺0.5寸，施加平补平泻小幅度捻转手法，留针30分钟，留针期间行针1次。配穴使用1寸不锈钢毫针，常规消毒处理后直刺1寸，虚证施加捻转补法；实证施加捻转泻法，留针30分钟，留针期间行针1次。

疗程：每天1次，7天为1个疗程。

方10　督脉透刺法

取穴：百会透神庭，神道透灵台。神门（双侧），内关（双侧）。

操作：患者取坐位，常规消毒后，采用一次性不锈钢毫针行穴位透刺治疗。①百会透神庭：百会至神庭连线分2段依次呈30°角斜刺进针至头皮帽状腱膜下，感到针下阻力减小时，将针与头皮平行，继续捻转进针约30~40mm，第二段针的针尖须抵达或越过神庭，小幅度持续捻转2分钟；②神道透灵台：从神道15°角平刺进针，刺向灵台约25~30mm，小幅度持续捻转2分钟。神门直刺7.5~10mm，内关直刺13~20mm。所有穴位均采用平补平泻手法，留针50分钟。

疗程：每天1次，4周为1个疗程。

方11　额顶区九针法

取穴：额顶区的上星、前顶及两者连线中点3针，以上3针旁开1.5寸两边各取3针共9针。

操作：患者取平卧位，采用1寸的不锈钢毫针，穴位常规消毒后，取额顶区九针，快速进针，针与头皮呈70°~80°夹角，浅刺，进针深度2~3mm，以得气为度，留针30分钟。

疗程：每日1次，1周为1个疗程。

方12　督脉导气法

取穴：督脉胸腰段阳性反应点、百会，若无阳性反应点，则单取百会。

操作：阳性反应点探查：嘱患者俯卧位，操作者位于患者左侧，以右手拇指指腹进行按压，按压力度均匀、适中，诊察范围为第1颈椎棘突下至第5腰椎棘突下的后正中线。按压处出现明显的疼痛、酸胀感则为阳性反应点，若患者感觉有疑惑或者不明确则判断为阴性。嘱患者俯卧位，局部皮肤常规消毒，采用1寸毫针，采用指切进针法，百会穴向后平刺15~20mm；督脉胸腰段阳性反应点呈30°~45°角向上斜刺，毫针进皮后，针尖有一个突破感，即进入棘上韧带，再进针约5~10mm，突破感减少或消失，即达到棘间韧带。缓慢、持续地行小幅度提插捻转手法，使患者产生持续、柔和、舒适的针感，每穴行针2~3分钟，使针感沿督脉向上传导，留针30分钟，留针期间行针2次。

疗程：隔日1次，4周为1个疗程。

方13　眠四穴法

取穴：眠四穴（申脉、跗阳、安眠、四神聪）。心脾两虚证加心俞、脾俞、胃俞；心肾不交证加心俞、肾俞、关元俞；心胆气虚证加心俞、胆俞、气海俞、神堂；肝火扰心证加肝俞、膈俞、太冲；痰火扰心证加用膈俞、胃俞、丰隆。

操作：用75%乙醇对穴位皮肤进行常规消毒，选用1寸不锈钢毫针，患者自然放松俯卧位，申脉向足底方向斜刺10~15mm，跗阳直刺15~20mm，得气后分别行捻转平补平泻手法，以出现麻胀感为度。四神聪按照百会前、后、左、右的顺序进针，针尖刺向百会，平刺10~15mm安眠针尖刺向鼻尖方向直刺约10~15mm，对背部腧穴行快针治疗，直刺入约10~15mm，得气后实施捻转补泻结合开阖补泻手法，得气后施捻转平补平泻手法，其余各穴常规针刺，虚补实泻，均留针30分钟。

疗程：每天1次，每周5天，休息2天，4周为1个疗程。

方14　推针法

取穴：太渊、太溪、大陵。

操作：患者仰卧位，医者以左手拇指指甲在穴位上切"+"字甲痕，用75%

乙醇棉球消毒穴位，右手将针尖置于甲痕上，拇指末节轻顶住针柄上端，右中指指甲从针柄下端向上连续轻刮针柄，拇指以推致气，每个穴位操作10分钟。施术过程保持力度适中，使患者穴下感受到舒适、温和的持续颤动刺激。

疗程：每日1次，4周为1个疗程。

方15 十三鬼穴法

取穴：十三鬼穴（参照孙思邈《备急千金要方》）。

操作：常规消毒。针具选择1.5寸一次性无菌针灸针。单穴单取，双侧有穴者同时取用。针刺依照头部、上肢、躯干、下肢的顺序，水沟（鬼宫）平刺0.3~0.5寸；上星（鬼堂）平刺0.5~0.8寸；神庭平刺0.3~0.5寸；申脉（鬼路）直刺0.3~0.5寸；间使（鬼市）直刺0.5~1寸；大陵（鬼心）直刺0.3~0.5寸；劳宫（鬼窟）直刺0.3~0.5寸；少商（鬼信）浅刺0.1~0.2寸；后溪：直刺0.5~1寸；膻中向下平刺0.3~0.5寸；阳陵泉直刺1~1.5寸；隐白（鬼垒）浅刺0.1~0.2寸；行间直刺0.5~0.8寸。进针得气后，均施捻转平补平泻手法，留针30分钟，其间以相同手法行针2次。

疗程：每日1次，4周为1个疗程。

［头皮针疗法］

方1 抽提法

取穴：额中线、额旁1线（右）、额旁2线（左）、顶中线、四神聪。痰热加额旁2线（右），额顶线前1/3、中1/3；心肾不交加额旁3线（双），额顶线前1/3、后1/3；气血两虚加额顶线中1/3、后1/3；腰酸梦遗加额旁3线（双）、枕上正中线、枕上旁线；伴焦虑、抑郁者加印堂。

操作：患者仰卧位。皮肤消毒后，头穴用指切快速进针法进针，针进腱膜下层，行轻缓的抽提手法，做到似有若无，频率由快变慢，使患者舒适安定，行针的同时（尤其是顶中线），嘱患者行腹式呼吸，意守丹田，意守时也须"似守非守"。留针2小时以上，最好至晚上睡觉前出针。印堂与顶中线用G6805型电针仪，疏密波通电30分钟。

疗程：每日1次，10次为1个疗程。

方2 头部透穴法

取穴：神庭透前神聪，左右头临泣透左右神聪、后神聪透强间。

操作：常规消毒后选用1寸毫针进针，针身和患者头皮15°进针至帽状腱膜下，各个穴位进针的深度50mm左右，快速小幅度捻转，每分钟约200次，每针行针1分钟，出现较强针感之后留针1小时。

疗程：每日1次，10次为1个疗程。

方3 方运鹏氏头针

取穴：伏象头、伏脏上焦、思维、信号及记忆穴区。

操作：首先采用飞针直刺法（快速飞针，针尖直达骨膜）针刺，然后施以重插震颤法（用右手拇、示、中指捏住针柄行小幅度快频率的捻转，约每分钟160次，使针身轻微震颤，医者加重指力，以增强针感）行针，得气后留针30分钟。

疗程：每日1次，每周5次，10次为1个疗程。

注：伏像头穴区位于冠矢点前2cm处，伏脏上焦穴区位于额正中线至左、右额角间区域，思维穴区位于额骨隆突之间，眉间棘直上3cm处，信号穴区位于耳尖至枕外隆凸上3cm处连线的前1/3与后2/3的交界处，记忆穴区在顶骨隆突，是识字和阅读中枢在头皮的投影区。

[耳针疗法]

方1 药物敷贴法

取穴：耳神门，皮质下、心、肾、脑。

药物：炒酸枣仁。要求饱满、大小适宜。

操作：先将酸枣仁用少许开水浸泡去外皮，分成两半，后将胶布剪成直径约1cm的圆形小块，将酸枣仁贴于已剪好的胶布中心备用。然后用火柴梗按压穴位，找出敏感点，将备好的枣仁胶布对准敏感点贴于耳穴，并按揉1分钟许，嘱患者每晚睡前揉按1次，1次3~5分钟。

疗程：一般5天更换1次，夏季出汗较多可3天更换1次，4次为1疗程。

方2 揿针埋植法

取穴：心、肝、肾、交感、神门、内分泌。

操作：先以拇指及示指指腹由上自下对耳郭轻轻按摩，然后以耳穴探测仪寻找所选取各穴位周围的压痛敏感点，采用75%乙醇棉签对患者耳郭予以全面消毒，待干，再用小镊子夹持耳揿针胶布边缘，将耳揿针由容器内取出，对准已选取耳穴予以按压固定，再由耳郭正背面对耳揿针进行按压，刺激耳穴，力度以患者耳穴局部产生酸麻、胀痛感为适宜，指导患者根据上述操作方法坚持耳穴揿针刺激，于每天早、中、晚、睡眠分别进行1次，每穴每次持续按压2分钟。

疗程：每日1次，每周周日休息1天，4周为1个疗程。

方3 放血法

取穴：耳尖。

操作：取患者单侧耳尖，用75%乙醇消毒耳轮耳尖，取三棱针在耳尖上快速点刺，放血3~5滴，然后用干棉球按压针刺点。

疗程：隔日1次，每周3次，4周为1个疗程。

[**电针疗法**]

方1

取穴：三阴交（双），神门（双）。

操作：穴位皮肤消毒后，用28号2寸针刺入上述穴位，待得气后在针柄上接G6805型电针仪，以肌肉明显收缩为宜，频率20~100Hz，留针20分钟。

疗程：每日1次，2周为1个疗程。

方2

取穴：阳白（双）、率谷（双）、四神聪（左右）、风池（双）。心脾两虚加心俞、脾俞、三阴交；心胆气虚加心俞、胆俞、丘墟；阴虚火旺加加太溪、太冲、涌泉；肝郁化火加行间、太冲、风池；痰热内扰加中脘、丰隆、内庭。

操作：患者仰卧位，常规局部穴位消毒后，阳白、率谷针尖沿骨膜向下平刺15~25mm，四神聪针尖沿骨膜向同侧率谷平刺15~25mm，风池针尖沿骨膜向后平刺15~25mm。针刺得气后使用KWD-808Ⅱ型电针仪，同侧阳白与风池连电为1组，率谷与对侧四神聪连电为1组，选连续波，频率2~5Hz，刺激量以患者耐受为度，留针30分钟。

疗程：每日1次，连续20天为1个疗程。

方3 冲击波疗法

取穴：神门、公孙、内关、丰隆、内庭、安眠。（均取双侧）

操作：采用冲击波针灸治疗仪（MP50型）对上述体穴进行冲击波针灸刺激。治疗探头使用D20探头，压力为2bar，频率为10Hz，冲击次数为每分钟2000~3000次。每次治疗5分钟。

疗程：每日1次，2周为1个疗程。

[**温针疗法**]

方1

取穴：足三里、内关、三阴交，神门。（均取双侧）

操作：穴位皮肤消毒后，施以平补平泻手法，得气后在针柄套上艾炷将下端点燃施灸，待艾炷燃尽后出针。

疗程：每日或隔日1次，10次为1个疗程。

方2

取穴：申脉（双）、照海（双）、百会、内关（双）、神门（双）、三阴交（双）。肝郁化火加太冲，痰热内扰加丰隆，心脾两虚加足三里，阴虚火旺加太溪。

操作：患者取仰卧位，暴露穴位，穴位皮肤常规消毒。取1.5寸毫针，快速进针，行平补平泻手法至出现酸、麻、重、胀感为度，然后用2cm艾炷置于针柄，并点燃艾条底部施灸，燃尽1段后捻针1次并更换艾炷重新施灸，每穴各灸3壮，燃尽3壮后出针。

疗程：每天1次，10次为1个疗程，疗程间休息1天。

[**芒针疗法**]

取穴：至阳透大椎，神道透腰阳关，腰奇透腰关，双侧内关透郄门，双侧三阴交透太溪。

操作：患者先取俯卧位，局部常规消毒后，用5~9寸芒针，至阳透刺大椎、神道透腰阳关、腰奇透腰关。得气后行捻转泻法，留针20分钟后起针，再令患者取仰卧位，用5寸芒针，双侧内关透郄门，行捻转泻法，双侧三阴交透太溪，行捻转补法，留针20分钟后起针。

疗程：每日下午针刺1次，10次为一疗程。

[**皮肤针疗法**]

方1

取穴：百会、风府、风池、心俞、内关、曲泽、章门、阴陵泉、三阴交。

操作：患者仰卧位，用0.5%碘伏消毒皮肤，然后用75%乙醇溶液脱碘，消毒内关、曲泽、章门、阴陵泉、三阴交及周围处，从上肢至下肢用梅花针将每个穴位叩刺1分钟，手法轻柔，以局部皮肤潮红，不渗出血珠为宜。然后让患者俯卧，消毒百会、风府、风池、心俞及周围，每个穴位用梅花针叩刺2分钟，皮肤不渗出血点为宜。

疗程：每日1次，4次为1个疗程，疗程间隔3日。

方2

取穴：督脉：大椎至腰阳关。膀胱经两条侧线：第一侧线自大杼至大肠俞，第二侧线自附分至志室。两侧加督脉共5条线。

操作：患者俯卧位，充分暴露背部皮肤，常规消毒后，用梅花针叩刺，右手拇指、食指平握针柄后端，用腕力由上而下循经叩刺，先叩督脉，再叩膀胱经的第一侧线，最后叩膀胱经的第二侧线，叩击时针尖与皮肤垂直，强度均匀，叩刺力度由轻到重，每条经线叩刺3次左右，以皮肤微微发红、潮红不出血为度。

疗程：每周3次，9次为1个疗程。

[皮内针疗法]

方1

取穴：以背部阳性反应点为主。（所谓阳性反应点，即在患者背部可触及到硬结或条索状物，其肌肤呈隆起、凹陷、松弛、紧张等状态。局部按之有压痛、酸胀或舒适喜按等感觉，与正常人的柔软肌肤不同）阳性反应点在心俞、神道、厥阴俞、膏肓、肝俞、胆俞、脾俞、胃俞、肾俞等腧穴上多见。若患者阳性反应点不明显者，取穴则以心俞为主穴。痰热扰心者加肝俞、胆俞、脾俞；肝火、肝阳上扰者加肝俞；瘀血阻络者加肝俞、膈俞；胃气不和者脾俞、胃俞；心脾两虚者加脾俞；心肾不交者肾俞。

操作：颗粒式皮内针埋针方法以右手持止血钳夹住针柄，左手食指和拇指把消毒后皮肤撑开，将针尖的方向以45°角对准腧穴迅速刺入皮肤，再将针身刺入皮内，皮内针与经脉相垂直。拇指和食指压针身两旁，将皮肤向针尖方向引回。此时，针柄如果抬起，说明针尖刺入皮下，未进入皮内，需退回一点再重新刺入皮内。取7mm×21mm的长方型胶布顺着针身进入方向将针柄粘贴固定，操作时胶布用止血钳夹而不用手摸，以防胶布不粘，影响埋针效果。

疗程：气温高时埋针1~2天，气温低时埋针7天，取单侧背俞穴，两侧交替使用。

方2

取穴：神庭，安眠、神门、三阴交、申脉、照海（均双）。

操作：常规消毒后，采用一次性揿针，用拇指和食指夹紧其中一半剥离纸和胶布，将其一并从另一半剥离纸分开，并从塑料容器中取出，将针直接应用在已消毒的穴位上，按压黏附扎好，除去剥离纸，将胶布压好以确保黏附稳妥，每个穴位均按此操作。每日按压3~5次，每次1~2分钟。另嘱咐患者每晚睡前按压1次，以感觉局部胀热酸痛为宜。

疗程：3天换揿针1次，双侧穴位左右交替施术。2次为1个疗程，疗程间休息1天。

［**腕踝针疗法**］

取穴：以腕踝针上1刺激点为主。心脾两亏型加下3和下4；肝肾不足型加下1和下2；心肾不交型加下1和下6；肝胆火旺型加下2和下5。

操作：选定刺激点后，常规消毒，取0.5寸毫针，左手用舒张或提捏押手法，右手拇指在下，食中指在上挟持针柄，使针体与皮肤呈30°角，快速刺入皮肤，进皮后将针体平放，与皮肤呈5°角贴近皮肤表面，沿皮下组织表浅的刺入一定深度，用橡皮膏固定针柄。针刺方向针尖指向头部，针刺时宜缓慢松弛，以针下有松软感为佳。针刺不应有气感和痛感。留针24小时。左右肢体的相同刺激点交替使用。

疗程：每日1次，10次为1个疗程。

［**平衡针疗法**］

取穴：失眠穴（定位于前臂掌侧，腕横纹正中央，即桡侧腕屈肌腱与掌长肌腱之，旁开1cm）。疲乏无力配提免穴（位于头顶正中，双耳尖连线中点上2cm处）。反应迟缓、头晕、记忆力减退、注意力不集中或中风后遗症配醒脑穴（位于头枕部，双耳尖水平连线与后正中线交叉点）。头痛配头痛穴（位于足背第一、二趾骨结合之前凹陷处）。有抑郁、焦虑倾向配调神穴（位于腘窝与足跟连线的中点，腓肠肌肌腹下正中之凹陷的顶端）。女性合并有更年期综合征配宫病穴（位于胫骨内侧髁至内踝高点连线的下1/3处）、过敏穴（位于股骨内侧1/2处）。男性合并有前列腺增生或慢性前列腺炎配提免穴。

操作：常规穴位皮肤消毒，采用长2寸无菌毫针，失眠针尖平刺20~30mm；提免针尖向额头方向平刺30~50mm，醒脑针尖向下平刺20~40mm，头痛针尖向上斜刺20~40mm，调神直刺30~50mm，宫病直刺20~40mm，过敏直刺20~40mm，均采用快速针刺不留针。

疗程：每天1次，7天为1个疗程。

［**电项针疗法**］

取穴：风池（双）、供血（位于风池穴下2cm，平下口唇处）、四神聪、太阳（双）。

操作：患者取仰卧位，选取1寸一次性毫针，常规消毒后，风池针尖向喉结方向直刺2cm，供血针刺时针尖向对侧口唇处直刺2cm，四神聪向百会平刺

1.5cm，太阳向后斜刺1cm。以上各穴刺入后均进行提插捻转手法，得气后，将KWD-808-Ⅱ型脉冲治疗仪的两组导分别连接同侧风池（正极）、供血（负极），选疏波，频率2Hz，强度以患者头部轻度摆动为度，留针30分钟。

疗程：针刺时间必须选在每天上午，每天1次，连续6天，休息1天，4周为1个疗程。

［眼针疗法］

取穴：心脾两虚证取心区、脾区。肝郁化火证。心区、肝区。痰热内扰证。心区、脾区。阴虚火旺证。心区、肝区、肾区。心胆气虚证。心区、胆区。

操作：常规消毒。采用规格为0.25寸不锈钢针灸针，双手进针，在相应眼穴区距眶内缘2mm处，平刺，由该区始点向该区终点方向刺入0.5mm，留针20分钟，起针时按压针孔。

疗程：每天治疗1次，治疗5天，休息2天，30天为1个疗程。

［浮针疗法］

取穴：颞肌、枕肌、斜方肌、胸锁乳突肌、斜角肌、竖脊肌、冈下肌、腹直肌上部等患肌，根据患者病情具体选择。

操作：选择合适体位，医者选各患肌外5~10cm处为进针点，常规消毒后运用浮针专用进针器将一次性浮针的针尖快速刺入皮下，针尖方向朝向患肌（但不接触到患肌），持针沿皮下疏松结缔组织层面推进约25~35mm。然后持针做扇形扫散，幅度约40°，频率约每分钟100次，每次2~3分钟，要求动作轻柔，患者无不适。扫散同时配合再灌注活动，具体为①枕肌，医者嘱患者正坐向后仰头，同时施以阻力对抗；②颞肌，医者嘱患者用力咬牙闭唇，同时按揉颞肌；③胸锁乳突肌，医者嘱患者正坐向患侧对侧转头，同时施以阻力对抗；④斜方肌，医者嘱患者正坐耸肩，同时施以阻力对抗；⑤斜角肌，医者嘱患者正坐向患侧侧头，同时施以阻力对抗；⑥竖脊肌，医者嘱患者抱头弯腰或左右扭动腰臀部，同时施以阻力对抗；⑦冈下肌，医者嘱患者正坐肩关节水平外展位外旋上臂，同时施以阻力对抗；⑧腹直肌，医者按压患者腹直肌并嘱其抱头仰卧起坐。同一患肌的再灌注活动，每次持续10秒钟，重复3次，每次间隔1分钟。各患肌扫散和再灌注活动结束后，针芯抽出，留置软管，医用胶布固定，4小时后拔除。

疗程：每周3次，两次至少间隔1天，4周为1个疗程。

注：本法适用于肝郁化火型原发性失眠。

[腹针疗法]

方1 薄氏腹针

取穴：引气归元（中脘、下脘、气海、关元），腹四关（滑肉门、外陵）、大横（双）、天枢（双）、气穴（双）、气旁（双）。

操作：常规消毒。进针深度：D为深刺，M为中等深度，S为浅刺。中脘（M）、下脘（M）、气海（D）、关元（D），双外陵（M）、双滑肉门（M）、双大横（D）、双天枢（D）、双气穴（D）、双气旁（M）。针刺得气后留针40分钟，患者安静仰卧。

疗程：每天1次，每周6次，休息1天，2周为1个疗程。

方2 壮医脐环穴

取穴：脐环穴中的脐环6穴、脐环12穴。

操作：患者取仰卧位，在针刺穴位处以75%乙醇棉球常规消毒。选用0.5寸针灸针捻转进针，先朝足部方向斜刺脐环6穴，再朝头部方向斜刺脐环12穴，刺入约0.2~0.5寸，使两针柄相连接，留针30分钟。

疗程：每日1次，每周5次，10次为1个疗程。

注：壮医脐环穴以肚脐（命蒂）为中心，沿脐边缘作圆环，在圆环上按时钟的1~12时刻分为12等份，每个时刻处为1个穴位，共12个穴位，在1点钟处为脐环1穴，在2点钟处为脐环2穴……以此类推。

方3 孙申田氏腹针

取穴：腹一区（剑突下0.5寸及其左右各旁开1.0寸的两穴，共三穴），腹八区（脐上下左右各0.5寸，共四穴）。

操作：患者合适的俯卧位，取1寸针灸针，均直刺，采用单手进针法，深度为15~20mm，针刺得气后，留针30分钟。

疗程：每天1次，每周6次，休息1天，4周为1个疗程。

[火针疗法]

方1

取穴：肝俞、心俞、肺俞、脾俞、肾俞、膈俞。

操作：患者俯卧位，针刺穴位进行消毒，选直径0.5mm的钨锰合金火针，将针身的前中段于乙醇灯上烧红，速刺疾出手法，出针后用棉球按压针眼，嘱患者保持局部清洁。

疗程：隔日1次，每周3次，4周为1个疗程。

方2

取穴：自大椎由上到下至尾椎，每两椎体棘间定点共18穴。

操作：患者取俯卧位，于督脉取穴，自大椎由上到下至尾椎用碘伏消毒后，采用0.5mm×40mm细火针点刺治疗，3天内针眼禁止沾水。

疗程：每周1次，2周为1个疗程。

［**刃针疗法**］

取穴：颈1横突（双）、颈2棘突（双），风池（双）。

操作：选用0.7mm×38mm的弧刃针，患者取俯卧位，定位后，于选取定点处以2%碘伏消毒，铺洞巾。使弧刃针针体垂直于皮肤，快速进针至皮下。进针后，观察患者反应，若未出现过激反应即可逐一对痛点进行松解，当闻及"咔嚓"声响或手下有落空感时停止，快速出针。待所选取定点均施术完成后，撤去洞巾，再次进行消毒，并于伤口表面以输液贴覆盖，避免伤口感染。

疗程：每3天治疗1次。15天为1个疗程。

注：弧刃针的刀刃为V形，且带有弧度，加长了刀刃长度，使治疗范围更大，进针面积小，直径0.7mm的弧刃针刀口只有0.2mm，能够以相对较小的组织创伤直达病所，达到较大的松解效果。本法适用于肝郁气滞型失眠。

［**脐针疗法**］

取穴：脐针坎位、离位、震位、坤位。

操作：取0.25mm×25mm毫针，取坎位、离位，捻转进针，先坎后离，针柄相连，而后针震位与坤位，留针30分钟。

疗程：每日1次，10次为1个疗程。

［**穴位埋线疗法**］

方1　颈源性失眠

取穴：颈部夹脊穴（双）、神门（双）、三阴交（双）、安眠（双）。肝郁化火加阳陵泉、肝俞、太冲；痰热内扰加丰隆、合谷、足三里；阴虚火旺加三阴交、支沟、太溪；心脾两虚加阴陵泉、脾俞、足三里；心虚胆怯加阳陵泉、胆俞。

操作：常规消毒，将聚乙醇酸可吸收线剪成约2cm长度备用，用8号注射针头注入穴中。

疗程：每10天埋线1次，3次为1个疗程。

方2　老年慢性失眠

取穴：安眠、肾俞、心俞、四花穴、足三里、三阴交，均为双侧。心脾两虚加内关、膻中；肝郁气滞加期门、风池；脾胃虚弱加中脘、脾俞；心肾不交加神门、百会；痰瘀交阻加丰隆、血海。

操作：所选取穴位局部常规严格消毒，术者佩戴无菌外科手套，用记号笔标记所选穴位。采用一次性弹簧式微创埋线针，直径0.9mm，埋线时术者右手持针，助手用消毒镊子将PDO线体置入一次性埋线针前端，使线体整体完全进入埋线针头中，操作者快速将针体刺入所选穴位，并提插3次，根据穴位解剖部位，刺入深度以2.5~3.5cm为宜，术者右手食指快速按压埋线针尾部弹簧，即可将线体留置于穴位中，退针后用无菌纱布按压针孔（不要揉按）以控制出血，针孔以无菌穴位敷贴覆盖。

疗程：每周埋线1次，4次为1个疗程。

方3　原俞配穴法

取穴：肝俞、心俞、脾俞、肺俞、肾俞。心脾两虚加神门、太白；阴虚火旺加太溪、太冲、丘墟；心虚胆怯加神门、丘墟等。

操作：取仰卧位，主穴先埋右侧，后埋左侧，依次交替，配穴取双侧。主穴用线长1cm，配穴用线长0.2~0.5cm。其中神门、冲阳用线长0.2cm。常规消毒皮肤，用6号注射针头作套管，将剪好的羊肠线放入针头内，刺入所需深度。出现针感后左手推针芯，右手退针管，将羊肠线埋植在穴位皮下组织，外敷无菌敷料甲胶布固定24小时。

疗程：每10天埋线1次，3次为1个疗程。

方4　俞募配穴法

取穴：心俞、巨阙。

操作：常规消毒。按常规埋线法操作，其中心俞左右交替埋线。

疗程：每10天1次，4次为1个疗程。

［穴位注射疗法］

方1　体穴法

取穴：①神门、安眠、心俞、膈俞；②内关、三阴交、肝俞、脾俞。两组交替选用。

药物：复方丹参注射液。

操作：患者坐位，穴周严格消毒后，用一次性容量10ml注射器抽取丹参注射液8ml，在上述注射点注射，局部出现酸、麻、胀或放射感后，回抽，如无回血则可缓慢注入丹参注射液，每穴注射1ml。

疗程：每日睡前1次，10次为1个疗程，治疗间隔2天。

方2 头穴法

取穴：安眠、百会、大椎、额中带、额顶带后1/3处，顶颞斜带上1/3、神门、阳陵泉、三阴交、足三里。

药物：复方丹参注射液、胎盘注射液、维生素B注射液。

操作：让患者坐在椅上面向椅靠，椅靠横杠上放一枕头，患者双手变叉放在枕头上，前额紧挨手背，充分暴露出大椎、安眠、百会等穴。穴位常规消毒后进行穴位注射。药物选用复方丹参注射液6~8ml、胎盘注射液4ml，维生素B注射液头穴每穴注0.5ml，肢体穴每穴注1~1.5ml。交替轮换注射。

疗程：每日1次，10次为1个疗程，疗程间隔4天。

[**穴位敷贴疗法**]

方1

取穴：风府、大椎、心俞、照海、三阴交、神阙、内关、涌泉。

药物：龙眼肉300g、田七200g、千斤拔200g、决明子200g、莲子心200g，将上述药物研磨成细粉，加入适量的水和少许的蜂蜜调和成糊状，并将其搓成一元硬币大小的药丸，备用。

操作：在敷贴前对患者穴位处的皮肤进行常规消毒，然后进行敷贴，并使用医用胶布进行固定，每天给予患者敷贴1次，每次敷贴12小时。

疗程：每天1次，28天为1个疗程。

方2

取穴：涌泉（双）、内关（双）、神阙。

药物：川芎、当归、丹参、夜交藤、白芍、柏子仁、黄连、合欢花、女贞子、旱莲草、冰片等份研末，设定透皮标准为100目，贮瓶备用。

操作：取上述药末适量，以温清水调成糊状，贴敷于患者，每次6~8个小时。

疗程：每日1次，1周为1个疗程。

[**艾灸疗法**]

方1 温和灸

取穴：百会、神门、安眠、三阴交。配穴：头晕脑胀加风池、印堂；心烦多梦加心俞、肾俞；急躁焦虑加太冲、阳陵泉；顽固性失眠加涌泉、华佗夹脊；体质虚弱加关元；易惊醒加足窍阴。

操作：用艾条温和灸，每穴20分钟，以温热感为度，使穴位皮肤红润、充血。能自行温和灸的穴位，患者可回家自行艾灸。

疗程：每日1次，7~10次为1疗程，疗程间休3天。

方2 麦粒灸

取穴：①肾俞（双）。②引气归元（中脘、下脘、气海、关元）。

操作：①患者俯卧，用上等极柔艾绒做成麦粒大小艾炷，置肾俞，行化脓灸，以独头蒜作粘合剂，用线香点火。灸前几个艾炷时，当患者觉疼即用镊子将艾炷取走，灸完保护局部，嘱患者注意卫生并增加营养，多吃发物，并配合推拿疗法（直擦两背腰部膀胱经，横擦腰部，要避开施灸的肾俞，以热为度，嘱患者回家自行敲击两腿胆经，以热麻为度并按揉涌泉，每天1次，7天为1个疗程）及心理治疗。②引气归元涂跌打万花油，蒋艾炷置于上点燃，灼痛时用镊子将艾炷取下，每穴7壮。

疗程：①每周灸1次，每次灸100壮为1个疗程。②每日1次，10天为1个疗程，疗程间歇2天。

方3 隔附子饼灸

取穴：肾俞（双）。

操作：将附子饼置于其上，再将艾炷置于药饼上，点燃后待患者灼热时沿膀胱经上下移动药饼，连灸3~5壮，每次5~10分钟。

疗程：隔日1次，5次为1个疗程。

方4 隔姜灸

取穴：足三里、关元。

操作：首先对穴位进行消毒，切取5mm厚的生姜片作为隔物，中间穿数孔，将艾炷置于其上，燃尽后更换，1次燃3炷，时间30~45分钟，以患者局部皮肤红润而不起泡为宜。

疗程：每天1次，8天为1个疗程。

方5 热敏灸

取穴：百会、心俞、至阳、神阙、涌泉。

操作：按照热敏灸技术要点对施灸部位与施灸剂量进行定位、定量规范操作。先对穴区进行穴位热敏探查，并标记热敏穴位。①百会进行单点温和灸，自觉热感深透至脑内，或向前额或向向后项沿督脉传导，灸至热敏感消失为止。②心俞进行双点温和灸，自觉热感透至胸腔，或向上肢传导，或出现表面不热或微热而深部热现象，灸至热敏灸感消失为止。③至阳进行单点温和灸，自觉热感深透至胸腔或沿督脉向上，向下传导或扩散至整个背部，灸至热敏灸感消失为止。④神阙进行单点温和灸，自觉热感深透至腹腔，或出现表面不热或微热而深部热现象，灸至热敏灸感消失为止。⑤涌泉进行双点温和灸，多出现透热或扩热现象，灸至热敏灸感消失为止。每次选上述2个穴位。

疗程：每日1次，10次为1个疗程。疗程间相隔2~5日。

方5 督脉灸

取穴：督脉的大椎至腰阳关。

操作：患者取俯卧体位，首先暴露患者背部，将患者的皮肤进行清洁处理。其次将督灸盒盖打开之后，将艾条点燃后置于艾灸孔内部。确保督灸盒的卡槽对艾条固定不会松动，在艾灸盒上盖子盖上，将督灸盒置于患者大椎穴及腰阳关穴之上。根据艾条高度对其温度适当调节掌控，通常确保在3~5cm部皮肤最为适宜，控制20分钟艾灸时间。治疗过程中适时与患者沟通，了解患者感受，防止出现烫伤情况，其温度一般控制在39℃~42℃。治疗完成后要提醒患者在灸后4~6小时禁止洗澡。

疗程：隔日1次，10次为1个疗程。

[刺络疗法]

方1

取穴：百会、大椎、神庭、印堂。

操作：常规消毒后用锋利的中号三棱针刺破相应的血络，深度2~5mm，以中营（刺破血管靠近体表的管壁）为度，实证刺血多，虚证刺血少。一般0.5ml~1ml。每次选取2个穴位，两侧交替。

疗程：每周3次，6次为1个疗程。疗程间休息5天。

方2

取穴：金津、玉液。

操作：嘱患者尽量翘舌，充分暴露舌下系带两侧静脉，即金津、玉液两穴。施术者右手持一次性无菌注射针头快速点刺金津、玉液两穴各3针左右，使其出血，嘱患者吐出口中血液后，用生理盐水漱口直到口腔无血漱出。

疗程：每周2次，2次为1个疗程。

[拔罐疗法]

方1 真空拔罐法

取穴：中脘、气海，心俞、胃俞、足三里。

操作：临睡前用8个真空拔火罐，分别拔于上述腧穴，留罐10分钟。

疗程：每天1次，2周为1个疗程。

方2　游龙罐法

取穴：风门→关元俞，腰阳关→大椎，肺俞、心俞、肝俞、脾俞、肾俞。

操作：在患者背部涂上介质（凡士林、橄榄油、冬青膏等），以腰阳关、大椎各为起点，各起两罐，分别用双手握住两罐，腰阳关穴起点往上游罐，大椎穴起点向下游罐，两罐环形游走，宛如蛟龙游走，重点以督脉、膀胱经为主，共游罐9个循环后取下一罐，留一罐从大椎为起点，沿肋弓方向游罐，先游对侧肋弓，再到近侧，各游9遍。以皮肤出现潮红、紫红或出现丹砂为宜。

疗程：隔日1次，6次为1个疗程。

【评述】

1.几乎每个人都会失眠，只是失眠的时间长短和表现形式不一样而已。短暂的失眠，只要自身适当调节就可纠正，而持续1个月以上，并且有白天疲乏或致焦虑、抑郁、恐惧心理的，就应确诊为失眠而尽早治疗，不要延误时机。

2.针灸治疗本病有良好的即时疗效和远期疗效。治疗时遵循操作方法，配合意念导引，效果更佳。同时也可多法并用，如头皮针加敷贴，或耳穴敷贴加毫针针刺等，以提高疗效。

3.治疗期间应注意精神心理疏导，消除发病诱因。

4.保持相对安静的环境，适当体育锻炼，劳逸适度，节制房事，睡前不饮浓茶、咖啡，不看刺激性强的影视，用热水泡脚，上述注意事项有助于失眠的治疗。

5.有助于睡眠的药膳：①枣仁牛奶饮：酸枣仁10g，牛奶250ml，白糖15g。先将酸枣仁去杂质，炒香研粉。然后将牛奶、酸枣仁粉放入炖锅中，至武火上烧沸，加白糖搅匀即成。代茶饮用。②桂圆莲子红枣糯米粥：桂圆肉10g，莲子20g，红枣3颗，糯米60g，冰糖适量。将莲子去心，桂圆肉去杂质，红枣去皮及核，糯米淘洗干净，冰糖打碎成屑。然后将莲子、桂圆肉、红枣、糯米同放锅内，加水500ml，至武火上烧沸，再用文火煮30分钟，加入冰糖屑即成。

七、儿童多动症

【概述】

儿童多动症又称注意力缺陷多动障碍，是一种较常见的行为障碍性疾病，属于精神障碍性疾病范畴。儿童多动症主要是指智力正常或基本正常的小儿表现出与年龄不相称的注意力不集中、不分场合的过度活动、情绪冲动并有认知障碍或学习困难的一组症候群。儿童多动症是主要发生在儿童早期的一种行为问题。

本病病因有遗传因素，如发现患儿的父母社会病态、癔症和酒精中毒者较正常儿童父母更多。也有社会心理因素，发育迟缓和神经递质系统失衡等。

儿童多动症通常起病于6岁以前，其发病率约占学龄儿童的2%~10%，男孩明显多于女孩，中国儿童多动症的发病率约达8.6%，国外患病率为3%~18%。它给儿童带来了严重的负面影响，困扰着众多的家庭。本症随年龄增大逐渐好转，部分病例可延续至成年期。

儿童多动症在中医典籍中未见记载，从其注意缺陷、多动、冲动等核心症状分析，应属于"失志""失聪""健忘""烦躁""躁动""虚烦""躁狂"等范畴。中医认为，儿童多动症无不与"神"有关。中医所谓"神"，是指人体生命活动的外在表现，如人的形象、面色、眼神、言语、肢体活动、姿态等。儿童多动症的核心症状是注意力不集中，可称之为"走神"，而多动、冲动，则可谓之"神扬"，民间所谓"神扬舞蹈"就是指此。

儿童多动，与心、肝、脾、肾等脏腑功能关系密切。《灵枢·灵兰秘典论》云："心者，君主之官，神明出焉。"《灵枢·邪客》又云："心者，五脏六腑之大主也，精神之所舍也。"故中医认为心是人的一切精神活动之主宰，或心脾亏虚、血不养心，或痰火扰心，心失所主等等，都会导致神明失调，神不舍心，引起小儿注意缺陷、多动、冲动。肝藏血主谋虑，司疏泄，人之精神情志活动与肝的功能关系也甚为密切，朱丹溪认为"肝常有余""小儿易怒，肝病最多"，就明确提示儿童多动咎之以肝。肝血不足，肝阳上浮，以致肝风内动；肝气郁滞，气郁动怒都会导致躁狂冲动，神志难宁。脾为后天之本，主运化，在志为思。《丹溪心法·小儿》指出脾常不足。儿童脾不足则运化失职，气血亏虚，神明失养，脾失运化，还湿聚易为痰，扰及心神，而致神志涣散。脾为至阴之脏，其性静。小儿脾弱肝旺，则阴静不足，则阳动有余，致神思惊恐，烦躁易怒，手足动摇。肾为先天之本，肾藏精，主骨生髓通于脑。小儿多动为病，病位在脑，其本在肾，其病根在先天禀赋不足，肾精亏虚，髓海发育迟缓。《素问·五脏生成》："诸髓者，皆属于肾。"脑是精髓和神明高度汇聚之处，《本草纲目》称之为"元神之府"，髓海发育迟缓，则神明失调，必致注意力涣散，多动不安。

【临床表现】

参考美国精神病学会于2013年正式出版的《精神障碍诊断与统计手册》第

5版中的相关内容进行检查，并最终确诊，其中临床表现包括如下。

1.经常性在座位上蠕动手脚，或是身体；

2.难以遵照要求长时间保持坐姿；

3.无关刺激性影响明显，易分心；

4.团体活动中无法耐心等待轮流机会；

5.未经全面考虑便回答问题，冲动性显著；

6.无法遵从他人指令；

7.活动中，或是执行任务时难以保持注意力集中；

8.经常性在活动中执行其他事项；

9.玩耍时难以保持安静；

10.话多；

11.插话、打断别人交谈；

12.无法耐心倾听别人交谈；

13.经常性丢失物品；

14.热衷冒险活动，且在活动前未对后果进行考量。

其基本特征如下。

1.注意缺陷，主动注意保持时间达不到患儿年龄和智商相应的水平，这是儿童多动症的核心症状之一。多数患儿注意力不能集中，上课时不能专心听讲，容易分心，且粗心大意。

2.活动过多，是指组织不好、调节不良、过度的活动，不受成人的管教和约束。

3.行为冲动，表现为幼稚、任性、缺乏控制力，容易激惹冲动。

4.学习困难、成绩低下，可伴随品行问题，情绪异常、人际关系差、自我评价低下，有些还会触犯法律。

5.神经系统异常，快速轮替动作笨拙、不协调，精细动作不灵活等。

6.智力正常或者接近正常。

实验诊断提示多动症儿童脑电图异常率在10%~72.5%，主要表现在慢波比例增多，波幅增高，频宽加大，左右不对称或调节不佳。

【辨证分型】

中医辨证小儿多动症可分为心脾亏损、肝肾不足、痰蒙清窍和气机郁结等4型。

1.心脾亏损型 症见神思涣散，注意力不能集中，神疲乏力，食纳不佳，形体消瘦或虚胖。多动而不暴戾，多语而少激昂，健忘，失眠，多梦，语言迟钝。舌淡，苔少或薄白，脉虚弱。

2.肝肾不足型 症见多动多语，烦躁易激动，冲动任性。难以自控，神思涣散，注意力不能集中，动作笨拙不灵，指甲、头发不荣，五心烦热和面颊发红。舌红，苔少或无苔，脉细数或弦细数。

3.痰蒙清窍型 症见多动多语，烦躁不宁，冲动任性，神思涣散，健忘不寐，痰多口苦，胸闷纳呆，口渴喜饮，便干溲赤。舌质红苔腻，脉滑数。

4.气机郁结型 症见情志不畅，心神烦乱，多动难静，贪玩任性，易激动激惹，注意力不集中，健忘，纳差，便溏。苔白，脉弦。

【针灸处方】

[毫针刺法]

方1 调督滋肾法

取穴：印堂、上星透百会、内关、水沟、足三里、太溪。

操作：穴位常规消毒。印堂刺向鼻根，上星透向百会，二穴均施捻转手法，内关直刺0.5寸，水沟向鼻中隔下斜刺施雀啄手法，足三里直刺0.5~1寸，施提插手法。以上穴位均留针20分钟。

疗程：隔日1次，10次为1个疗程。

方2 智三针法

取穴：智三针（前额正中线发际为第1针，左右旁开3寸各1针）、注意力三针（印堂、双太阳）、四神聪。合谷、手智针（内关、神门、劳宫）、足三针（足三里、三阴交、太冲）、申脉、照海。

操作：穴位常规消毒。用30号1寸不锈钢毫针头部平刺0.8寸左右，四神聪向百会方向透刺，四肢穴位常规消毒直刺进针，平补平泻，间隔10分钟捻转1次，留针30分钟。同时服用静灵口服液（熟地黄、怀山药、山茱萸、女贞子、五味子、茯苓、茯神、远志、龙骨、泽泻、牡丹皮）。

疗程：每日1次，3个月为1个疗程。

方3 四神针法

取穴：四神针（百会前后左右各旁开1.5寸，共4针）、颞三针（耳尖直上2寸为第一针，第一针前后各旁开1寸为第二、三针）、脑三针（脑户、左右脑空）。心肾阴虚，神思涣散者配手智针（内关、神门、劳宫）、足踝针（足三里、复溜、太溪）；心肝火旺、多动冲动者配手动三针（后溪、列缺、支沟）、足动三针（太冲、冲阳、飞扬）。

操作：穴位常规消毒。用30号1.5寸不锈钢毫针，头部平刺，进针1寸左右，四肢穴位直刺常规深度，留针30分钟，间隔10分钟捻转1次，平补平泻。

疗程：每日1次，2周为1个疗程。

方4　四关穴法

取穴：四关穴（两侧合谷、太冲）

操作：常规消毒。针刺四关穴得气后每10分钟行提插捻转补泻，留针30分钟。

疗程：每周5次，3周为1个疗程。

方5　头穴法

取穴：四神聪、率谷、脑户、神庭。肝肾不足加内关、三阴交、太溪；肝郁气滞加素髎、劳宫、太冲。

操作：穴位常规消毒。肝肾不足用捻转补法，留针20分钟；肝郁气滞用捻转泻法，留针20分钟。

疗程：隔日1次，3个月为1个疗程。

方6　通督静脑法

取穴：百会、四神聪、神庭、本神、风府、风池、大椎、神道、至阳、筋缩、命门、腰阳关、关元。有张口、眨眼、龇牙、咧嘴等面部多动症状加刺地仓、下关；夜晚惊叫加刺大陵、鸠尾；肢体多动不安加刺曲池、足三里、阳陵泉；污言秽语加刺内关、率谷。

操作：穴位皮肤常规消毒后，以毫针针刺0.3~0.5mm，得气后即出针，不留针。针刺大陵、曲池、足三里、阳陵泉以有触电感或者观察有肢体抽动为佳。

疗程：每天1次，连续6天为1个疗程，疗程间隔1天。

方7　疏肝健脾法

取穴：大椎、肝俞（双）、脾俞（双）、心俞（双）、太冲（双）、足三里（双）、三阴交（双）、内关（双）、曲池（双）、安眠（双）、百会、四神聪、印堂。

操作：局部皮肤消毒，采用一次性无菌针灸针，取俯卧位，大椎直刺0.6~0.8寸，肝俞、脾俞、心俞平刺或斜刺0.5寸，背部穴位不留针。再仰卧位取太冲、足三里、三阴交、内关、曲池、安眠、百会、四神聪、印堂，头部穴位平刺0.5寸，体针直刺0.6~0.8寸，留针20~30分钟，足三里行补法，太冲行泻法，其余穴位施平补平泻手法，手法轻柔勿重。

疗程：每天1次，7天为1个疗程，疗程间休息2天。

［耳针疗法］

方1　中药贴压

取穴：肾、心、脑干、神门、兴奋点。

操作：用王不留行籽贴压，每5~10分钟按压1次，每日不少于3次。中等量刺激，以耳郭充血、发热为度。两耳交替使用。

疗程：隔3日1次，10次为1个疗程。

方2　磁珠贴压

取穴：神门、交感、肾、肝、心、内分泌、皮质下、脑。

操作：取用磁珠贴压耳穴，每日按压3次，每次每穴按100~200下，至耳郭发红发热。两耳穴替按压。

疗程：每周2次，3~6个月为1个疗程。

方3　毫针刺法

取穴：神门、脑干、肝、心、皮质下。

操作：患儿取坐位，碘伏清洁双侧耳部皮肤，而后以规格为0.25mm×13mm一次性无菌针灸针刺入耳穴，刺入耳郭软骨而不穿过对侧皮肤，留针30分钟。

疗程：隔日1次。连续治疗8周为1个疗程。

［电针疗法］

取穴：四神聪、神庭、本神、神门、神阙。心脾亏损者加心俞、脾俞、足三里、三阴交；肝肾不足者加肝俞、肾俞、气海、关元、太溪；痰蒙清窍者加脾俞、丰隆、阴陵泉、曲池；气机郁结者加膻中、期门、太冲、阳陵泉。

操作：用0.5~1.5寸一次性不锈钢毫针，穴位消毒后，四神聪向百会方向平刺0.8寸，神庭、本神向下平刺1寸，神门直刺0.5寸。四神聪分前后、左右两组、本神两穴一组，用G6805型电针仪，疏密波通电20分钟，神阙用穴位贴敷法或隔盐灸。

疗程：隔日1次，10次为1个疗程。

［皮肤针疗法］

取穴：肝肾不足型取督脉、膀胱经，重点取肝俞、肾俞。肝郁气滞型加双上肢心包经及手指尖。

操作：常规消毒。肝肾不足型顺经络走向叩打，肝郁气滞型逆经络走向叩打，各6次。

疗程：隔日1次，10次为1个疗程。

[**皮内针疗法**]

取穴：肝俞、肺俞、脾俞、肾俞、心俞、大椎及神柱。

操作：采用无菌撳针，规格为0.22mm×1.5mm。在进针之前常规对穴位进行消毒，医者手执胶布，将撳针在所预刺的穴位内进行直压撳入，留针时间为5天。叮嘱患儿每晚对撳针位置进行1~2分钟的按压，加强刺激。在5天之后取下针，让患儿的皮肤休息2天，再重新按照上述穴位及方法实施下一次的撳针治疗。

疗程：1周1次，连续治疗5次为1个疗程。

[**头针疗法**]

方1　抽提法

取穴：顶中线、顶旁1线、额中线、四神聪、率谷、脑户。其中顶中线、顶旁1线与四神聪交替使用。

操作：患者取坐位，局部皮肤常规消毒后，选取规格为0.5寸的一次性无菌针灸针，针与头皮约呈30°角快速刺入皮下，进针20~22mm后行快速捻转，每穴捻转5~10秒。诸头穴均从后向前针刺，按常规操作，留针4~6小时，嘱患者自行取针。

疗程：隔日1次，每周3次，10次为1个疗程。

方2　头七针法

取穴：正营（双）、本神（双）、前顶、囟会与上星。肝胆火旺者配四关、肝俞，心肾不交者配心俞、肾俞，气滞血瘀者配气海、膈俞，痰火郁滞者配行间、丰隆，胃气不和者配足三里、中脘。

操作：患者仰卧位，常规消毒，使用规格为32号针灸针，沿着颅骨骨膜和头皮进针，斜刺0.5~1.0寸，用捻转法进行治疗，平补平泻，1分钟200次。配穴根据症状，用补法或泻法，不留针。

疗程：每日1次，10次为1个疗程。

[**腹针疗法**]

取穴：引气归元（中脘、下脘、、气海、关元）、腹四关（双滑肉门，双外陵），双大横。

操作：选用1寸毫针，常规皮肤消毒，避开血管，毛孔，对准穴位直刺，中脘、下脘、气海、关元均深刺，双滑肉门、双外陵、双大横均中深度刺。只捻转不提插，留针15分钟。

疗程：每天1次，10次为1个疗程，疗程间隔时间为1周。

[粗针疗法]

取穴：神道。

操作：选用特制直径1.0mm、长100mm、针柄长25mm的粗针，患者取俯卧位，嘱其全身放松，自然呼吸，医者手指在神道做标记，严格皮肤消毒后，用左手拇指、食指绷紧局部皮肤，右手持针，针尖向下成30°角快速刺入皮下，继而将针柄压低，贴近皮肤，使针尖沿皮下缓缓刺入60~80mm，得气后胶布固定，留针4小时。

疗程：隔日1次。10次为1个疗程.。

[穴位埋线疗法]

方1

取穴：①百会、肾俞（双）、脾俞（双）、肝俞（双）、心俞（双）；②印堂、志室（双）、意舍（双）、魂门（双）、神堂（双）。2组穴位交替使用。

操作：准备埋线用具，用龙胆紫进行穴位定位，戴一次性医用手套，对穴位进行常规消毒，对施针部位进行局部麻醉，将羊肠线放入埋线针具内，左手固定皮肤，右手将羊肠线注入穴位内（根据部位肌肉的丰厚程度确定埋线深度），进行止血，贴创可贴。

疗程：3周1次，3次为1个疗程。

方2

取穴：在背部寻找敏感点。

操作：所取部位常规消毒后，镊子取1~2cm已消毒的羊肠线，放置在腰穿针管的前端，后接针芯（将针柄前端磨平），左手拇指绷紧或捏起进针部位皮肤，右手将针刺入到所需深度，当出现针感后，边推针芯，边退针管，将羊肠线埋植在穴位的皮下组织或肌层内，针孔处敷消毒纱布。

疗程：治疗1次，若未痊愈，半个月后行第2次治疗。

【评述】

1.儿童多动症是最普通的儿童病症之一。社会和家庭为该疾病付出的代价十分沉重，不仅使生产力受到了损失，还有教育成本及其他成本也受到了影响，包括反社会行为、犯罪和物质滥用等。因此，必须引起足够重视，及时进行治疗，绝对不能掉以轻心。患儿长大后，虽有近半患儿的多动现象会消失，但半数以上患儿的一些症状，如注意力不集中，冲动任性等可持续长久，至青年时又可表现为学业荒废、社会适应力差、情感幼稚等，到成年时还会出现焦虑、自尊性差、人格障碍、人际关系紧张等。

2.目前治疗儿童多动症，主要以西药利他林为主，有一定的疗效。但由于家长和患儿畏惧其副作用，故都在努力寻求其他治疗方法。其中针灸不失为一种疗效较为显著，又少有副作用的疗法。针灸通过调整脏腑经气、填精益髓、疏通脑络之功效，起到调节患童的中枢神经系统兴奋和抑制过程，从而有利于改善神经介质代谢，促进神经递质传递，在兴奋中枢神经系统的同时，使抑制趋于集中。

3.针灸治疗儿童多动症，在取穴上可单用头穴、经穴、耳穴，也可相互配合应用。在操作方法上，可单用毫针刺法、电针、耳穴贴压、梅花针、穴位贴敷、拔罐等，也可各种方法综合应用，如配合中药和心理治疗等，效果会更好。

4.针灸治疗儿童多动症要充分注意儿童特点，要做好细致入微的解释工作，让患儿乐于接受。要注意行针安全，避免折针、滞针、弯针等意外情况的发生。要注意儿童的特点，最好在下午儿童放学之后给予治疗。要加强与家长的联系和沟通，及时发现病情变化，及时调整治疗方案。

八、抽动障碍

抽动障碍是一组主要发病于儿童期（2~15岁），表现为运动肌肉和发声肌肉抽动的疾病。以多发性、不自主性、反复性、快速一个或多个部位肌肉的运动性抽动和（或）发声性抽动为特征。临床分短暂性抽动障碍（又称抽动症，为最常见类型，男孩多于女孩，男女比例约为3∶1），慢性运动或发声抽动障碍（持续时间1年以上）和抽动-秽语综合征（又称发声与多种运动联合抽动障碍）三亚型。儿童患病率为0.77%~2.99%。有注意缺陷多动障碍、强迫障碍等精神合并症，致使患儿出现焦虑、低自尊、社交退缩等，严重影响患儿学习成绩、生活质量。尽管40%~45%患儿抽动障碍症状至成年早期可能自发性消失及缓解，但5%~10%患者仍有中度至重度抽动症状，甚至在抽动消失后继续遭受负面的社会后果。有人认为其病因是脑功能障碍，是纹状体多巴胺系统中多巴胺活动过度，使多巴胺能神经无功能亢进，抑制了尾状核的活动，使其对苍白球和皮质下中枢的经常性抑制作用减弱而产生运动过度及不自主的发声等。

本病属中医学"慢惊风""抽搐""肝风证""梅核气""筋惕肉瞤"等范畴，主要责之于肝、脾、肾诸脏。小儿脏腑阴阳稚弱，容易偏颇，若先天禀赋不足，肾精虚亏，水不涵木则肝阳失潜，肝风内动。神妄气乱，故头摇肢搐。阴虚则火旺，木火刑金，肺阴受损，故喉发异声，以致抽动诸证皆生。肝主疏泄，性喜条达，若情志失调，五脏失和，则气机不畅，郁久化火，引动肝风，上扰清窍，则见皱眉眨眼，张口歪嘴，摇头耸肩，口出异声秽语。气郁化火，耗伤阴精，肝血不足，筋脉失养，虚风内动，故伸头缩脑，肢体颤动。脾主运化，是后天气血生化之源，又主肌肉、主四肢，故脾不健运，水湿潴留，易聚液成痰，痰气互结，壅塞胸中，心神被蒙，则胸闷易怒，脾气乖戾，喉发怪声。脾虚则肝旺，肝风挟痰上扰走窜，则头项四肢肌肉抽动。

【临床表现】

抽动主要表现为运动抽动或发声抽动，包括简单性抽动和复杂性抽动两种形式，发生在单个或多个部位。

1.运动抽动症状以简单的颜面部肌群抽动为主。挤眉弄眼、皱额扬眉、张口、啾鼻、面部怪相、斜视、伸舌舔唇。复杂形式可涉及上肢、下肢，如伸手、踢腿、拍打自己、摇头、斜颈、耸肩、触摸头发等。

2.发音抽动症状少见。所发声音多为清嗓子、咳嗽、犬叫声等。复杂形式是重复语言、摹仿语言、秽语（骂脏话）等，一般不与运动抽动同时出现。

3.患儿兴奋、紧张、睡眠不好、过度疲劳，公众场合受批评时，症状可以加重，抽动次数增加，有意克制时可以少发，但克制解除后发作更多。睡眠时可以无任何症状。

4.大多数患儿智力正常，但在推理、判断和社会适应能力方面存在困难。

【辨证分型】

中医辨证，临床可分为气郁化火、脾虚痰聚、阴虚风动3型。

1.**气郁化火型**　症见面红耳赤，烦躁易怒，皱眉眨眼，张口歪嘴，摇头耸肩，发作频繁，抽动有力，口出异声秽语，大便秘结，小便短赤。舌红苔黄，脉弦数。

2.**脾虚痰聚型**　症见面黄体瘦，精神不振，胸闷作咳，喉中声响，皱眉眨眼，嘴角抽动，肢体动摇，发作无常，脾气乖戾，夜睡不安，纳少厌食。舌质淡，苔白或腻，脉沉滑或沉缓。

3.阴虚风动型 症见形体消瘦，两颧潮红，五心烦热，性情急躁，口出秽语，挤眉眨眼，耸肩摇头，肢体震颤，睡眠不宁，大便干结。舌质红绛，舌苔光剥，脉细数。

【针灸处方】

[毫针刺法]

方1 醒脑开窍法

取穴：内关（双）、水沟、三阴交（双）、足三里（双）、百会、四神聪、太冲（双）、风池（双）、完骨（双）、攒竹（双）、鱼腰（双）、太阳（双）、四白（双）。

操作：选取0.30mm×40mm无菌毫针，先刺百会、四神聪，皆向后平刺0.5~0.8寸，再刺攒竹、鱼腰、太阳、四白，皆平刺0.3~0.5寸，再刺风池、完骨，针尖向对侧眼角，进针1.0~1.5寸，上述穴位皆不做手法。继刺双侧内关，直刺0.5~1.0寸，采用提插捻转结合的泻法，每穴施手法10~20秒。再刺水沟，向鼻中隔方向斜刺0.3~0.5寸，采用雀啄泻法，以眼球湿润或流泪为度。再刺双侧三阴交，沿胫骨内侧缘与皮肤呈45°角斜刺，进针1.0~1.5寸，采用提插补法。再刺双侧足三里，直刺1.0~1.5寸，采用小幅度高频率捻转补法，每穴施手法10~20秒。继而刺双侧太冲，直刺0.5~0.8寸，采用捻转泻法。留针30分钟。

疗程：每周针刺6天，周日休息。14天为1个疗程。

方2 平肝息风法

取穴：百会、风池、太冲。以眨眼、皱眉为主者配太阳、睛明；皱鼻严重者配迎香；歪嘴者配地仓。

操作：穴位常规消毒。用1寸或1.5寸一次性不锈钢针，百会平刺0.8~1寸，风池向鼻尖方向斜刺0.8~1.2寸，太冲直刺1寸，太阳直刺0.8寸，睛明直刺0.3~0.5寸，迎香向内上方斜刺0.3~1.5寸，地仓透颊车0.5~0.8寸，施平补平泻手法，留针15~20分钟，若小孩哭闹，可用快速针刺法，不留针。

疗程：每天1次，10次为1个疗程，疗程间休息1~2天。

方3 安神定志法

取穴：百会、四神聪、定志（经外奇穴，位于第7颈椎与第1胸椎间凹陷中）、风池、肝俞、胆俞、脾俞、长强。

操作：穴位常规消毒。行针得气后，施以泻法为主，留针30分钟，每间隔

5分钟行针1次。

疗程：每天1次，12次为1个疗程。疗程间歇3天。

方4　开四关法

取穴：四关穴（双侧合谷、太冲）。头部配百会、颊车、下关、阳白、地仓等；上肢配肩髃、曲池、内关等；下肢配三阴交、阴陵泉、足三里、委中、承山等。

操作：常规消毒。以四关穴为主，再配一组配穴。配穴分两组，均取患侧，每组取6~9个穴位，两组交替。手法以平补平泻为主，每次留针15分钟。不能配合者，可予点刺，不必留针。

疗程：每天1次，两周为1个疗程，疗程中间休息3天。

方5　祛痰息风止动法

取穴：哑门、大椎、膻中、丰隆、后溪、申脉、照海、内关。

操作：常规消毒。根据其抽动部位不同，每次选2~4穴，用无痛弹刺进针法进针，捻转运针，令其得气，留针20~30分钟，间隔5~10分钟行针1次。

疗程：每日1次，10次为1个疗程。

方6　靳三针法

取穴：四神针（百会穴前后左右各旁开1.5寸）、脑三针（脑空、脑户）、太冲。眨眼配太阳；缩鼻配迎香；喉中发声配天突、丰隆；肢体抽动配颞三针（耳尖直上发迹2寸处为第1针，第1针水平向前后各旁开1寸为第2、3针）；注意力不集中配定神针（印堂、阳白各上0.5寸）。

操作：常规消毒。选用30号不锈钢1寸毫针，采用捻转进针法。头部穴位沿皮平刺，体针多用直刺。得气后采用捻转手法进行平补平泻，每10~15分钟捻针1次，共留针1小时。

疗程：寒暑假期间每天1次，每周5次，上学期间隔天治疗1次，每周3次。3个月为1个疗程。

方7　异经透穴法

取穴：丝竹空透鱼腰，四白透下睛明，太阳透瞳子髎，攒竹透上睛明交替进行，颜面抽动配地仓透颊车。

操作：常规消毒。采用1寸和1.5寸两种一次性针灸针。以透穴刺法为主。治疗前征得患儿及家长同意，解释消除紧张情绪后行针刺治疗。治疗中所有针刺均不提插捻转，以患儿感觉局部酸胀为佳。每次治疗至少留针30分钟。

疗程：每天1次，5天为1个疗程，未愈者追加治疗3~5次，治疗周期不超过10次。

[头皮针疗法]

方1 抽提法

取穴：额中线，顶中线，额旁1线（右），额旁2线（左），四神聪。阴虚风动加额旁3线（双）；脾虚痰聚加额旁2线（右）、额顶线中1/3；面部抽动加颞前线、顶颞前斜线下1/3（均患侧）；频繁眨眼加枕上正中线、枕上旁线（双）；颈项抽动加顶枕线上1/3（后神聪向上5分，向下2分，旁开1.5寸）；肢体抽动加顶颞前斜线；异常发音加颞后线。

操作：坐位或仰卧位。额区治疗线针尖方向均自上而下，四神聪向百会透刺，颞前线额厌透悬厘，颞前线率谷透曲鬓，顶中线前顶透百会，顶颞前斜线由前神聪透向悬厘，枕区治疗线针尖方向自上而下。穴位皮肤消毒后，用指切快速进针法快速进针，针进帽状腱膜下层后，进针0.8~1寸，虚证行进气法，实证行提气法。提气法：术者以拇食指紧捏两根针柄，凝神候气片刻，然后用爆发力向外速提针6次（似提非提，不超过0.1寸），再缓缓将针体纳入原处，如此紧提慢按多次，直至得气。起针时，疾出针，不闭其穴。进气法：依前法，用爆发力向穴内速进9次（似进非进，不超过0.1寸），再缓缓将针提至原处，如此紧按（进）慢提多次，直至得气。起针时，缓慢出针，疾闭穴孔，勿令出血。留针时间30~60分钟，病程长，症状复杂者可适当延长留针时间，可在2小时以上，最好至睡前出针。出针时用消毒干棉球压迫针孔，以防出血。

疗程：每日或隔日1次，20次为1个疗程。

方2 李应昆头穴治疗线法

取穴：第1条神庭向后方透刺上星，第2条百会向前方透刺前神聪，第3条头临泣向后方透刺当阳（位于头前部，瞳孔直上，前发际上1寸，双侧），第4条承光向斜上方透刺目窗（双侧），第5条通天向斜上方透刺正营（双侧）。眼部抽动取攒竹、迎香、四白；唇部抽动取地仓、颊车；发声抽动取承浆、廉泉、天枢；肩颈部抽动取风池、秉风、风门；上肢抽动取曲池、合谷；下肢抽动取风市、阳陵泉、太冲等。肝阳化风取大椎、行间等；痰火扰心取内关、丰隆等；脾虚痰凝取足三里、地机等；阴虚风动取三阴交、血海等。

操作：选取1寸毫针，从神庭进针，针尖与头皮呈15°角向上星方向刺入，深度至帽状腱膜下与颅骨膜之间，滑动至上星后停止，余治疗线同上。配穴中攒竹、迎香、四白、颊车、承浆、廉泉迅速进针，缓慢出针，风池、秉风、风门、风市进针后逆时针方向高频率捻转，余穴行提插捻转平补平泻至酸胀为度。留针30分钟，进针15分钟后行针1次。

疗程：每天1次，5天为1个疗程，疗程间休息2天。

[**耳穴贴压疗法**]

方1

取穴：咽喉、交感、耳中、神门、口、内鼻、心、肝、胃、肾、内分泌、皮质下。

操作：选用备制王不留行籽贴敷在活血止痛膏小方块胶布中央，耳郭消毒后，籽压贴敷于耳穴上，嘱患儿早晚自行按压数次。每次5~6穴，交替使用。夏季3天复诊，冬季5天后复诊，根据病情更换穴位。贴压时注意活血止痛膏不能潮湿污染，以免贴压不紧。如局部皮肤出现粟粒样丘疹并伴有痒感应停用。

疗程：连续压穴3~5天为1个疗程。

方2

取穴：神门、脑点、肝、脾、肾、皮质下。

操作：用王不留行籽贴敷，每1小时按压1次，两侧交替，以抽动侧为主。以耳朵发热、充血为度。

疗程：两耳3~5天轮换1次，10次为1个疗程。

方3

取穴：肝、胆、肾、脾、心、肾上腺、交感、脑、内分泌。均以抽动侧为主。

操作：用王不留行籽贴敷，嘱每日自行按压5~6次，有抽动预兆或抽动时必按。中强刺激，略有痛感和发热为度。

疗程：两耳3天交替轮换1次，10次为1个疗程。

[**穴位贴敷疗法**]

取穴：神阙。

药物：天麻、钩藤、地龙、胆南星各15g，防风2g，珍珠粉10g。共研细末，贮瓶备用。

操作：治疗时先用温热水将肚脐洗净擦干，再将药物细末放入肚脐孔内，以填满为止，然后用胶布固定。若对胶布过敏者，可据患者肚脐大小，用纱布缝一小口袋装入药末放入肚脐，再以绷带固定即可。

疗程：每3天更换1次，持续贴敷，直至痊愈。

[穴位注射法]

取穴：足三里、三阴交。

药物：转移因子注射液。

操作：常规消毒。用5ml注射器抽取转移因子注射液3ml，按穴位注射常规操作法，轮流注射足三里、三阴交。

疗程：隔天1次，10次为1个疗程，治疗不超过3个疗程。

[皮内针疗法]

方1

取穴：膻中、印堂、阳白、天宗、臂臑、阿是穴（宜选肌肉浅薄、活动时肌肉舒缩幅度较小，又使针不易继续深入和妨碍活动的部位）。

操作：用T形针埋入。可用1.5寸（30号~28号）毫针围成慢弯的T型针，或用市售T型针更佳，每次2~4穴，经常规消毒后，用镊子挟持针身，与皮肤表面呈15°~20°角，斜向下刺0.3~0.5寸深，用胶布固定，一般埋针2~5天。若活动时埋针处明显疼痛，嘱其家长自行起针。

疗程：2~5天1次，4次为1个疗程。

方2

取穴：合谷、太冲、三阴交、足三里、丰隆。摇头加列缺，动鼻加印堂，眨眼加丝竹空，动嘴加地仓。

操作：常规消毒，采用0.25mm×2.0mm一次性撳针，用拇指和食指夹紧其中一半剥离纸和胶布，将其一并从另一半剥离纸分开，并从塑料容器中取出，将针直接应用在已消毒的穴位上，按压黏附扎好，除去剥离纸，将胶布压好以确保黏附稳妥。每日按压3~5次，每次1~2分钟。以感觉局部胀热酸痛为宜。

疗程：3天换撳针1次，双侧穴位左右交替。每周1次，4周为1个疗程。

[腕踝针疗法]

取穴：视其症状表现而辨证选区，如挤眉弄眼选腕1、2区，耸肩选腕4、5区等。

操作：常规消毒后，取1.5寸毫针在腕上7~10cm处，注意避开皮下静脉，令针尖朝躯干方向与皮肤呈30°角快速刺入皮肤，随后将针体放平，紧贴皮肤向前推进，当针根距进针点约1~2cm时停止进针。此时针体位于皮肤浅表层，针下有松软感（针刺部位应无疼痛及酸胀感）。针毕令患者活动针刺部位，活动无不适后用胶布固定针柄留针。至当晚睡前自行取针。

疗程：每日或隔日1次，10次为1个疗程。

[**脐针疗法**]

取穴：肚脐9点钟、11点钟方向脐壁上1/3处，

操作：患者仰卧位，选用0.18mm×25mm毫针从取穴处（先9点钟方向后11点钟方向）做向外横或斜刺进针同时行捻转，捻转进针必须要十分缓慢，逐层进入，旋转要快，推进要慢，进针深度0.1寸~0.5寸，男性留针30分钟，女性留针25分钟。

疗程：每周5次，连续治疗3周为1疗程。

[**拔罐疗法**]

取穴：心俞、肝俞、肾俞。

操作：闪火法，每次拔3~5分钟。

疗程：每日1次，10次为1个疗程。

[**艾灸疗法**]

方1　雷火灸法

取穴：百会、四神聪、风池、风府、风门、大椎。皱眉眨眼加双侧睛明、鱼腰、瞳子髎、四白、耳心；鼻部抽动加上星至素髎，印堂至左右迎香；嘴角抽动加双侧夹承浆、牵正、地仓、颊车、耳心；喉中痰鸣，异声秽语加天突；肩部抽动加双侧肩井；肢体抽动加曲池、足三里、阳陵泉、太冲；腹部抽动加中脘、神阙、气海、关元、天枢、足三里、脾俞。外风袭肺、肝风内动兼气郁化火型加十宣和涌泉；外风袭肺、肝风内动兼脾虚痰聚型加足三里、脾俞，兼阴虚风动加肾俞。

操作：依据不同的肌群抽动部位以及上述中医证候分型选定穴位，应用雷火灸进行规范治疗。患儿仰卧位、俯卧位或坐位，主穴用摆阵法灸10分钟。①皱眉眨眼：用S形灸整个前额、眼部、双耳部，10次×6壮；然后用雀啄法灸双侧睛明穴、鱼腰穴、瞳子髎穴、四白穴、耳心，10次×3壮。②鼻部抽动：用S形灸整个前额、双耳部，10次×6壮；然后从上星至素髎穴纵行灸，10次×6壮；从印堂穴至左右迎香穴做"八"字斜行，灸10次×6壮；用雀啄法灸双侧迎香穴10次×3壮。③嘴角抽动：用S形灸整个口唇及其周围、耳部，10次×6壮；然后用雀啄法灸双侧夹承浆穴、牵正穴、地仓穴、颊车穴、耳心10次×3壮。④喉中痰鸣，异声秽语：先在下颌骨咽区做半圆横行灸，10次×6

壮；再分别就两侧耳下部至颈根部灸10次×6壮；用S形灸整个前额、双耳部，10次×6壮；用雀啄法距离皮肤2cm，灸天突穴10次×3壮。⑤肩部及肢体抽动：耸肩用雀啄法灸双侧肩井穴，四肢抽动者加灸曲池、足三里、阳陵泉、太冲，10次×3壮。⑥腹部抽动：患儿仰卧位、用摆阵法，灸中脘、神阙、气海、关元、天枢，30分钟；用雀啄法灸足三里、脾俞，10次×3壮。⑦中医辨证外风袭肺、肝风内动加灸部位同鼻部抽动及喉中痰鸣，异声秽语。外风袭肺、肝风内动兼气郁化火型用雀啄法加灸十指指尖和涌泉穴，10次×3壮。外风袭肺、肝风内动兼脾虚痰聚型用雀啄法加灸足三里、脾俞，10次×3壮。外风袭肺、肝风内动兼阴虚风动型：用雀啄法加灸肾俞，10次×3壮。

疗程：每日1次，5天为1个疗程，疗程之间休息2天。

方2 热敏灸法

取穴：中脘、天枢、足三里。

操作：在距离皮肤3cm左右施行温和灸，当患者感到热敏灸感产生（即透热、扩热、传热等其他感觉）时即为热敏穴。再对热敏穴位先回旋灸5分钟，再予以雀啄灸5分钟加强敏化进而激发脏腑经气，促进经脉传导，每穴灸约20分钟，可据患者身体状况施灸时间进行相应调整。

疗程：每周3次。1周为1个疗程。

【评述】

1.抽动障碍应与儿童多动症相鉴别。前者以瞬目，面部、颈部抽动为主，张口鼻煽，鼻音说话，舌作咀嚼声，或有发音抽动，点头或摇头、抬肩甚至舞蹈动作，通过分散注意力，可消除这些这些表现，但不伴智力障碍；后者以注意缺陷、多动、冲动、执拗为核心症状，情绪不稳，或冒犯性行为，严重者影响智力，但无手足肌肉颤动、抽动。因此治疗也应区别对待，两病合并共患自当别论。

2.本病根据临床类型和严重程度选用治疗方法，病情较轻或是短暂性抽动障碍，可仅用心理治疗。严重影响日常生活、学习者，可选用针灸或药物治疗。

3.针灸治疗本病有良好的疗效。临床常有患儿害怕扎针，此时常采用头皮针长留针加体针速刺法。头皮针因为疼痛甚微，几乎无痛，故患儿愿意接受，可以长时间留针2~8个小时，而体针较为疼痛，则采用快进快出，速刺不留针，几分钟完成治疗，收效颇佳。若顾忌留针会影响患儿，也可选择下午放学后或休息日进行，其他时间也最好能满足2小时以上的留针要求，以免影响疗效。

4.若在针灸的同时，配合家庭治疗、认知治疗、行为治疗、心理治疗，对消除人际环境中的不良因素，减轻患者因抽动症状所继发的焦虑、抑郁情绪，提高患者的社会功能有积极意义。

九、考场综合征

【概述】

考场综合征也称考试综合征、竞技综合征或"克拉克现象"，是学生中常见的可逆性心理障碍症。考场综合征是学生中极为普遍的一种心理疾病，主要发生在高中学生学习生活的中后期，一旦患上此综合征，就会消磨学生的意志，摧残学生的心灵。该病已引起广大心理学者和临床医务工作人员的注意，但目前没有十分有效的控制手段。

考场综合征发病以女性多见，有数据显示女性约占医院就诊的患者的90%。这与女性性格敏感，易向外求助的心理特征有关。该病随学生的考试完结，经过一段时间调养后自动消失。

考场综合征应属中医学中"头痛""头晕""不寐""健忘"等范畴。《黄帝内经》中有"久视伤血""思伤脾"的理论，学生课程多，思想压力重，精神高度紧张，睡眠不足等，导致躯体功能弱，心、肝、脾功能失调。思虑过度，影响脾主生化，气血生化无源，故表现为心脾两虚；以肝郁为主者，或脾胃受制而肝胃不和，或疏泄失常而经血不调，终以调肝为主；脾运不健，难免湿从内生，久酿湿热，治宜健脾化湿清热；阴血内耗，则相火偏炽，既宜降火，又须滋阴。

王清任在《医林改错》中提出"灵机记忆不在心而在脑"，清代汪昂在《本草备要》中有"人之记性，皆在脑中"。考场综合征还是脑功能紊乱的表现，采用针灸治疗作用于脑部腧穴，使思维活动暂停下来，以纠正不良的思维模式，能有效地解除大脑的紧张状态，迅速恢复到正常的活动水平。

【临床表现】

1.考试前学习心烦意乱，上课不能专心听讲，精神极度焦虑，失眠，记忆力下降，思维迟钝，紧张不安，厌食，体质明显下降。

2.考试前或考试当天出现各种不良生理反应，如发热、头晕、头痛、心跳加快、出虚汗，甚至休克。产生所谓"晕场"等现象。

3.考试时感到头脑空白，思维能力降低，手足无措，心慌意乱，难以控制自己的情绪和思维，对考不好的严重后果感到恐惧。

4.考试后害怕公布考试的名次和成绩，甚至为此不敢上学。

【辨证分型】

中医辨证，临床上主要分为心脾两虚、肝胃不和、湿热中阻和相火妄动等4型。

1.心脾两虚型 症见头晕心悸，倦怠乏力，失眠多梦，记忆力下降，纳谷不馨，食后饱胀或便溏，面色晄白，偶发梦遗、经少。舌淡红，脉细弱。

2.肝胃不和型 症见胃脘胀满，嗳气恶心，食少，情志不畅，偶有烦热口苦，女子经期前后不定，经期小腹胀痛。苔薄白，脉弦。

3.湿热中阻型 症见脘痞呕恶，不思饮食，倦困懒动，嗜睡。苔腻或黄，脉濡兼数。

4.相火妄动型 症见心烦失眠，焦躁不安，情绪激动，注意力不集中，时有手足心热、盗汗、频有梦遗，或月经量多且红。舌红，脉细数。

【针灸处方】

［毫针刺法］

取穴：①考前组（考试前1个月左右）主穴：大椎、百会、风池、神门、三阴交。心脾两虚者加足三里、脾俞、心俞；肝胆火旺者加太冲；心神不交者加太溪、劳宫。②考期组（进考场前100分钟左右）主穴：四神聪、印堂、太阳（双）、百会。

操作：考前组按针灸常规操作进行治疗。考期组：医生站在患者前面，采用1寸毫针，常规消毒后，快速进针0.3寸，拇指向前紧按慢提九次，拇指向前捻针稍停即出针，按压针孔。太阳、印堂消毒后轻刺激不留针，百会可留针带入考场。

疗程：考前组每日1次，10次为1个疗程；考试期间每日针灸1~2次，至考试结束。

［头皮针疗法］

取穴：顶中线。

操作：穴位消毒后，用指切进针法进针，针进帽状腱膜下层后，插入1.2寸许，行提插捻转补法，留针30分钟甚而至考试结束。可在考试前一天晚上针刺，第二天早上起床后出针，留针8小时。

疗程：每日1次，直到考试结束。

[**耳针疗法**]

方1　压豆法

取穴：神门、心、皮质下、丘脑、交感、额、枕。心脾两虚加脾、胃；心肾不交加肾；肝郁化火加肝、胆。

操作：常规消毒，将附有王不留行籽的0.5cm×0.5cm见方的胶布贴压于穴位，每日自行按压3~5次，每次3分钟，以耳郭微发热为宜，失眠多梦者临睡前加按压1次。考试时嘱患者入考场前后各按压1次，考试中，若出现上述临床症状，则用力按压，以能忍受为度，直至耳郭灼热，症状缓解。

疗程：考前1个月开始治疗，考前预防双侧耳穴交替使用，5日更换另一侧。考试期间治疗时取双侧主穴，可贴5日。

方2　揿针埋针法

取穴：根据不同症状在耳部选取额、枕、颈、神门、脑干等穴位，每次选3~4穴。

操作：首先先探测敏感点，选用DZ-3型袖珍治疗仪的探测棒电极，打开电源开关，把探针置于耳上作点播样复盖移动，当探测仪发出"嘟"的高频鸣叫，且患者有烧灼样刺痛感时，便为敏感点。一般每次选3~4个点。

然后根据部位的生理构造特点，选用揿钉式或颗粒型皮内针刺入单耳（或双耳）。并嘱患者每日自行按压2~3次，每次每（点）穴按压10~20下。3~5日取针。必要时再选另耳或新穴（点）埋针。

最后如经4次埋针仍无效果者，寻找压痛点，用黄荆籽贴在8mm×8mm胶布中心，对准压痛点贴上，按压片刻，并嘱患者自行按压，以有疼痛感为度。每日3~5次，每次按压10~20分钟。

疗程：按步操作，以痊愈为疗程。

方3　线香灸法

取穴：神门、心、皮质下、缘中、交感。每次取一侧耳，选3~4个耳穴。

操作：用市场上购买的线香一支，点燃后对准穴位施灸。香火距皮肤约1cm，每穴灸3分钟左右，以穴区皮肤发红发热为宜。灸后可取医用胶布一张，剪取7mm×7mm的小方块多块，每块胶布中心放1粒小绿豆，贴压在所选的耳穴上。嘱考生自行按压耳穴，白天2~3次，每次每穴按压1分钟，另于睡前20分钟再按压一次。以局部发红、发热为佳。

疗程：每隔3日灸1次，同时更换耳贴。双耳轮换灸贴。

本法一般于考前1个月左右施行，适用于心理素质较差、精神一直处于紧张状态的考生。

[电针疗法]

方1

取穴：神门、膈俞、胆俞、脾俞、足三里。头痛加阿是穴、太阳、风池；低热加大椎、曲池；经闭加中都、三阴交；腹泻加天枢、上巨虚；夜尿频加关元。心脾虚加中脘；心肾阴虚加太溪；心肾阳虚加命门、关元；脾胃虚弱加内关、中脘、足三里。

操作：常规酒精消毒，用28号或30号毫针针刺相关穴位，得气后再加上电子针灸脉冲DG–Ⅰ型治疗仪，频率选用连续波或疏密波，治疗时间为15~20分钟。

疗程：每日1次，5次为1个疗程。

方2

取穴：百会、风池、神门、三阴交。

操作：针具选用0.30mm×50mm无菌针灸针，电针选用G6805–Ⅱ型电针仪。穴位经常规消毒后快速捻转进针，捻转频率为每分钟60~80转，手法以补法为主。针刺风池时针向鼻尖方向刺入1~1.2寸，得气后将电针治疗仪输出一组与双侧风池相连，选择连续波，频率为每分钟80次，电流缓慢调整至患者能够耐受为度，留针20分钟。

疗程：每日1次，连续治疗3~7日为1个疗程。

[穴位注射疗法]

取穴：太阳（双）、风池、百会。

药物：利多卡因、维生素B_1、生理盐水。

操作：用一次性无菌针管10ml配一次性5号无菌针头，抽取利多卡因80mg，加维生素$B_1$100mg，混合后用生理盐水稀释至9ml，常规消毒后注射。注射时局部抽吸见无回血后依次缓慢将药液注入。百会斜刺深度为1cm，注射1ml，双侧太阳斜刺深度为1.5cm，各注射药液2ml，风池直刺深度1.5cm，各注入药液2ml，注射速度要适宜，遇有阻力宜回针，避免损伤颅骨。注射后4~10分钟后即感头脑清晰，视力较前清楚，头颈部较前轻松。

疗程：隔日注射1次，疗程以完全控制症状为准。

［**穴位敷贴疗法**］

取穴：天髎（双）、魄户（双）、身柱、灵台。

药物：将细辛、甘遂、延胡索、白芥子等份研细末和匀，在治疗前加入适量面粉，并加入姜汁，干湿度以能成型为度，制成直径1.5cm，高0.5cm的药饼，备用。

操作：敷贴时，将药饼置于平底碗中，药饼下垫上湿润的纱布，然后把药碗置于锅内隔水蒸15~20分钟，以药饼热透为度，取出少顷即可乘热置于穴位上，敷以代温灸膏固定，3~6小时后取下。

疗程：每星期1次，10次为1个疗程。

［**穴位埋线疗法**］

取穴：神庭、百会、神门、三阴交、肝俞。恶心呕吐加内关；腹泻或便秘加天枢；痛经及月经紊乱加中极。

操作：每次治疗选用5个穴位，轮换使用。选择考试前10天进行治疗。操作时根据不同的穴位，指导患者采用相应的体位，用镊子取一段约1.5cm长已消毒的羊肠线，放置在9号注射针针管的前端，后接剪去针尖的一次性针灸针做成的针芯，局部皮肤常规消毒后，左手拇指和食指绷紧或捏起进针部位皮肤，右手持针，快速将针刺入穴位皮下，根据穴位的具体情况刺入所需的深度，稍做提插，当出现针感后，边推针芯，边退针管，将羊肠线埋植在穴位皮下或表浅的肌层内，出针后针孔处用创可贴封贴。

疗程：埋1次线为1个疗程。

［**皮肤针疗法**］

取穴：四神聪、足三里、心俞、督俞、印堂、太阳。

操作：在穴位常规消毒后，用七星皮肤针叩刺，手法宜轻，以皮肤轻微红晕为度。

疗程：每隔7日叩1次，5~7次为1个疗程。

［**艾灸疗法**］

取穴：百会、足三里（双）。

操作：施艾条温和灸。用纯艾条一支，点燃后以百会为中心、在直径3~4cm的范围内做圆圈状施灸，约灸20分钟，以头顶部有明显的温热舒适感为宜。足三里每侧施灸10分钟左右，要求穴区皮肤略红，而穴内肌层有显著的温热感为佳。

疗程：于考试期间，每日按上法灸疗以预防。

注：本法最好于考试前用，如上午考试，可在前晚睡前施灸，如下午考试，宜在考试前2小时施灸。睡前施灸宜二穴均取，午前施灸可单取百会。百会可由家长施灸，足三里由考生自行施灸，同时进行。

【评述】

1.考前综合征是一种严重影响学生身心健康的疾病，并很容易进入恶性循环。随着社会的高速发展，生活节奏的加快，考前综合征在一定时期内有上升趋势。就全国来看，至今对考前综合征的诊疗的完整资料尚少见。自20世纪80年代初以来，我国的一些针灸医师率先探索用针灸预防考场综合征，取得了较为满意的效果，在一定程度上还能提高考生的成绩。

2.有的考生在考试前服用镇静类药物，但往往可导致头脑迷糊，反应迟钝等，影响考生的正常发挥，适得其反，降低了考试成绩。针灸疗法可以控制焦虑，稳定情绪，改善睡眠，提高食欲，一定程度上减轻考前综合征的症状，不产生副作用，而且有预防作用。

3.正确认识和对待考试。在心理上要允许失败，在行动上则根据自己的学习情况和身体情况，制订复习计划，按部就班地进行复习，做好充分的考前准备。相信自己的实力，既不刚愎自用，也不妄自菲薄，坦然面对考试。

4.一般考试前20天，减少复习时间，保持睡眠，增加营养，消除紧张心理，以协调身心。

十、自闭症

【概述】

自闭症又称为孤独症，分真性自闭症（器质性自闭症）和假性自闭症（功能性自闭症）两类。真性自闭症是患者由于基因突变造成大脑思维功能缺失，失去或严重缺失思维功能。他们的面相与常人无异，但其先天缺失总结、归纳、分析、判断等逻辑思维能力，终身智力低下。假性自闭症是指患儿大脑思维区域无器质性病变，具有正常的思维能力，但是他们智力的缺失是由于后天某项能力的发展不平衡。假性自闭症与真性自闭症存在本质的区别。

自闭症的发病率为2‰~3‰，其中真性自闭症占比低于0.2%，假性自闭症占比超过99.8%。假性自闭症具有6大特征问题：胆量特别小、兴奋度过高、阿斯伯格综合征（同于孤独症谱系障碍，但与孤独症的区别在于此病没有明显的语言和智能障碍）、语言天赋弱、观察力和感知力弱、脑发育滞后。部分孩子有两项以上问题。

自闭症是世界范围内最为严重的精神障碍之一，成为儿童精神类致残的重要疾病。国际公认其是由遗传、生物因素和环境等共同导致的，但目前尚无切实有效的临床治疗方法，自闭症已经成为一个世界性难题。

中医在古代文献中有相关症状描述，如"童昏不可使谋""数岁不能行侯，四五岁不能语侯""长大不行，行则脚软"等，属于"心神病变""五迟""五软""童昏""清狂""无慧""胎弱""视无情""目无情"等范畴。中医认为，"肾生骨髓""诸髓者皆属于脑"。若父母精血亏虚，或母孕期调摄失宜或产伤等使胎儿先天禀赋不足，致小儿肾精亏虚，脑髓不充，元神不得滋养，精神活动异常，则引发该病。"心主舌""舌，声音之机也""心气通于舌，心和则舌能知五味矣"。心主神志和心主血脉的功能正常则语言表达和味觉正常。"心系舌之本，怯则语迟也"。该病患儿语言发育障碍、饮食偏执、不知五味等症状皆由心神失养所致。"肝主目"，主疏泄，调畅气机情志，性喜升发而恶抑郁。该病患儿视而不见、逃避望人、喜怒无常、刻板行为等诸表现，皆与肝失疏泄、升发不利相关。如果疏泄不及则郁郁寡欢；如果疏泄太过则烦躁易怒。多数医家认为儿童孤独症病位在脑，与心、肝、肾三脏关系密切。

【临床表现】

该症一般起病于36个月以内，主要表现为三大类核心症状，即社会交往障碍、交流障碍、兴趣狭窄和刻板重复的行为方式。

1.社会交往障碍 该症患儿在社会交往方面存在质的缺陷。在婴儿期，患儿回避目光接触，对人的声音缺乏兴趣和反应，没有期待被抱起的姿势，或抱起时身体僵硬、不愿与人贴近。在幼儿期，患儿仍回避目光接触，呼之常无反应，对父母不产生依恋，缺乏与同龄儿童交往或玩耍的兴趣，不会以适当的方式与同龄儿童交往，不能与同龄儿童建立伙伴关系，不会与他人分享快乐，遇到不愉快或受到伤害时也不会向他人寻求安慰。学龄期后，随着年龄增长及病情改善，患儿对父母、同胞可能变得友好而有感情，但仍明显缺乏主动与人交往的兴趣和行为。虽然部分患儿愿意与人交往，但交往方式仍存在问题，他们对社交常情缺乏理解，对他人情绪缺乏反应，不能根据社交场合调整自己的行为。成年后，患儿仍缺乏交往的兴趣和社交的技能，不能建立恋爱关系和结婚。

2.交流障碍

（1）非言语交流障碍：该症患儿常以哭或尖叫表示他们的不舒适或需要。

稍大的患儿表情也常显得漠然，很少用点头、摇头、摆手等动作来表达自己的意愿。（2）言语交流障碍：该症患儿言语交流方面存在明显障碍，包括①语言理解力不同程度受损②言语发育迟缓或不发育，也有部分患儿2~3岁前曾有表达性言语，但以后逐渐减少，甚至完全消失；③言语形式及内容异常：患儿常常存在模仿言语，刻板重复言语，语法结构、人称代词常用错，语调、语速、节律、重音等也存在异常；④言语运用能力受损：部分患儿虽然会背儿歌、广告词，但却很少用言语进行交流，且不会提出话题、维持话题或仅靠刻板重复的短语进行交谈，纠缠于同一话题。

3.兴趣狭窄及刻板重复的行为方式 该症患儿对一般儿童所喜爱的玩具和游戏缺乏兴趣，而对一些通常不作为玩具的物品却特别感兴趣，如车轮、瓶盖等圆的可旋转的物品。有些患儿还对塑料瓶、木棍等非生命物体产生依恋行为。患儿行为方式也常常很刻板，如常用同一种方式做事或玩玩具，要求物品放在固定位置，出门非要走同一条路线，长时间内只吃少数几种食物等。并常会出现刻板重复的动作和奇特怪异的行为，如重复蹦跳、将手放在眼前凝视、扑动或用脚尖走路等。

4.其他症状 约3/4该症患儿存在精神发育迟滞。1/3~1/4患儿合并癫痫。部分患儿在智力低下的同时可出现"孤独症才能"，如在音乐、计算、推算日期、机械记忆和背诵等方面呈现超常表现。

【辨证分型】

中医可分为肝郁化热、痰迷心窍、脾肾亏虚3型。

1.肝郁化热型 症见表情抑郁，易急躁，任性固执，听而不闻，不易管教，情绪不稳，夜不成寐。舌红苔黄，脉弦数。

2.痰迷心窍型 症见痴呆，口角流涎，言语不清或喃喃自语，表情淡漠，舌体胖大。苔白腻，脉滑。

3.脾肾亏虚型 症见生长发育迟缓，形体羸弱无力，言语少而不清，精神萎靡，健忘失眠，表情淡漠，大小便不能自控。舌淡苔薄，脉沉细弱。

【针灸处方】

[毫针刺法]

方1 靳三针法

取穴：四神针、定神针、颞三针、颞上三针、脑三针、智三针、醒神针、手智针、足智针、舌三针。肝郁气滞型加合谷、太冲；心肝火旺型加少府、行间；痰迷心窍型加丰隆、大陵；肾精亏虚型加太溪。

操作：皮肤常规消毒。选用35号不锈钢0.5寸毫针，采用捻转进针法。四神针向前后左右各平刺13~20mm；颞三针、颞上三针均向下平刺13~20mm；智三针向后平刺13~20mm；定神针、脑三针向下平刺13~20mm；醒神针各穴直刺5~7.5mm；手智针的内关直刺13~20mm，神门直刺7.5mm，劳宫向合谷方向斜刺13mm；足智针的涌泉向太冲方向斜刺13~20mm，泉中、泉中内直刺13mm；舌三针向上（舌根部）直刺13~20mm。随证配穴合谷、太冲、少府、行间、丰隆、大陵用泻法，太溪用补法，均采用提插补泻手法。留针45分钟，其间每隔5~10分钟捻针1次。

疗程：每日上午针刺1次，每周6次，2个月为1个疗程。

方2　辨证取穴法

取穴：心肝火旺取曲泉、内庭、神门、太冲、合谷；痰蒙心窍取丰隆、条口、少府、少泽、地机；肾精亏虚取太溪、照海、百会、肾俞、大肠俞；肝郁气滞取神门、悬钟、阳交、阳陵泉、太冲。

操作：患儿取低枕平卧或端坐位，根据症状和发病机制选取相应经络的穴位，先予75%乙醇棉球常规消毒，然后使用0.25~0.5寸一次性无菌针灸针快速进针，行平补平泻手法，得气后，普通针刺穴位针刺留针30分钟；血管舒张收缩区要求平刺交叉进针，留针时间为60分钟。

疗程：隔日1次，1周3次，15次为1个疗程，疗程间歇1周。

方3　俞募配穴法

取穴：心俞、脾俞、肾俞、肝俞、胃俞、天枢、巨阙、章门、关元、膻中、中脘。

操作：选用0.35mm×25mm一次性针灸针，确定穴位，常规消毒，快速进针，快速捻转施以补泻、平补平泻法，后快速出针。进针时注意针刺的方向，胸背部多斜刺（针身与皮肤表面呈45°角），腹腰部多直刺（针身与皮肤表面呈90°角）。

疗程：每日1次，每周治疗6天。1个月为1个疗程。

方4　调神开窍法

取穴：百会、脑户、脑空、本神、神庭、四神聪、舌三针。

操作：常规消毒。采用1.5寸毫针平刺进针，针刺深度在0.5~0.8寸，运用平补平泻法行针，留针30分钟，定时捻转，每10分钟行针1次。

疗程：每天1次，6次为1个疗程。疗程间歇1天。

方5 益智醒脑法

取穴：合谷、曲池、风池、神门、神庭、内关、劳宫、四神聪。

操作：常规消毒。采用1寸毫针直刺，四神聪平刺进针，平补平泻，每穴留针20分钟。

疗程：每日1次，10天休息2天为1个疗程。

方6 督穴导气法

取穴：腰阳关、命门、哑门、百会、神庭。

操作：患者在监护人的陪同及协助下，保持俯卧位，并暴露局部皮肤，常规消毒，采用1寸毫针行指切法进针，各穴需按照由下往上、由后向前的顺序依次进行操作，腰阳关、命门、哑门直刺5~10mm，百会、神庭向前平刺5~10mm，进针后缓慢、持续地行小幅度提插捻转手法，使患者产生持续、柔和、舒适的针感，每穴行针3~5分钟，尽量使针感沿督脉向巅顶部放射，行针完成后即拔针。

疗程：隔日1次，5个月为1个疗程。

方7 速刺法

取穴：百会、廉泉、风池、膻中、内关、神门、中脘、关元、天枢、阳陵泉、足三里。心脾两虚型配心俞、脾俞，心肝火旺型配劳宫、心俞，痰迷心窍型配丰隆、内关，肾精亏虚型配太溪、肾俞，有合并运动障碍者配秩边、委中。

操作：皮肤常规消毒。取0.25mm×25mm一次性无菌针灸针，快速点刺，针刺顺序为从上到下、从前到后依次进针，不留针。

疗程：每周3次，10次为1个疗程。

[头皮针疗法]

方1 抽提法

取穴：额中线，额旁1、2、3线，顶中线，颞前线，颞后线，枕上正中线，枕上旁线，枕下旁线。

操作：常规消毒。选用0.25mm×25mm一次性不锈钢毫针，顶中线由前顶向百会，余均自上至下，快速破皮进针，针进帽状腱膜下层0.5~0.8寸，行抽提法，每穴用爆发力5秒向外速提3次，针体至多抽出1分，连续抽提5~10遍。留针2小时以上。配合语言对话等运动。

疗程：隔日1次，10次为1个疗程。

方2　头部腧穴法

取穴：四神聪、神庭、本神、印堂、脑户、脑空、焦氏语言一区、焦氏语言二区、焦氏语言三区。言语不利或流口水严重者加廉泉。

操作：患儿取坐位，先定好针刺穴位，对局部常规消毒。选用0.35mm×25mm一次性针灸针，针与头皮呈15°~30°角快速刺入头皮下。当针尖抵达帽状腱膜下层时，使针体与头皮平行然后继续捻转进针。四神聪向后平刺15~20mm；神庭、本神向后平刺15~20mm；印堂、脑户、脑空向下平刺15~20mm。针刺完毕带针训练60分钟，留针期间捻针3次，手法以平补平泻为主。语言区刺入25mm左右。刺入后稍作捻转，平补平泻，不留针。

疗程：隔日1次，1周3次，1个月为1个疗程。

方3　林（学俭）氏头皮针法

取穴：神庭、双侧本神、四神针，焦氏语言一区、焦氏语言二区、情感区。林氏头皮针第1针自顶骨结节下缘前方约1cm处，第2针为耳尖上1.5cm，第3针为耳尖下2cm再向后2cm处。以上3针皆与水平线呈15°~20°角。

操作：患者取坐位，背对针灸医师，家属辅助固定患者。局部常规消毒，选用0.5寸不锈钢毫针，与头皮呈15°~30°角快速将针刺入头皮下，当针达到帽状腱膜下层时，使针与头皮平行进针。神庭向前下刺，双侧本神向后刺，四神针向百会刺，焦氏语言一区、焦氏语言二区、情感区向后平刺，林氏头皮针3针均向后上方刺。根据不同穴区可刺入15~25mm，留针2~4小时。留针过程中以快速捻转，每隔15分钟行针1次，共行针3次。

疗程：隔日1次，10次为1个疗程，休息15天后进行第2个疗程。

［电针疗法］

方1　头穴法

取穴：智九针（额五针+四神聪，额五针定位：距离前额发际上2cm处，左右大脑外侧裂表面标志之间，由前向后共刺5针，每针刺15~20mm，5针之间距离相等呈扇形排列）、情感区（前正中线左右旁开2cm，自前发际上2cm向后平刺25mm）、心肝区（左侧瞳孔直上发际处为起点，向上引平行于前后正中线2cm长直线，为肝区；右侧瞳孔直上发际处与前后正中线之间中点处为起点，向上引平行于前后正中线2cm长直线，为心区）。

操作：患者取坐位，定好针刺穴位，局部常规消毒。选用规格为0.30mm×

25mm的不锈钢毫针，与头皮呈15°~30°角快速将针刺入头皮下，当针达到帽状腱膜下层时，使针与头皮平行继续捻转进针，根据不同穴区可刺入15~25mm，留针2~4小时，留针过程中行针3次，以捻转手法为主，平补平泻。无合并癫痫的患儿在留针过程中，每次予电针刺激情感区及心肝区15分钟，电针仪采用疏密波，频率2~15Hz。

疗程：每日1次，每周休息1天，60次为1个疗程。

方2　督脉穴法

取穴：神庭、神道、灵台、百会、水沟、腰阳关、至阳、腰俞、命门、悬钟、大椎、脊中、中枢、风府、脑户、强间、后顶。

操作：患者取俯卧位，常规消毒后，采用1寸毫针平刺0.5~0.8寸，行平补平泻法，得气后进行电针治疗，留针30分钟。

疗程：每日1次，3个月为1个疗程。

〔**耳针疗法**〕

取穴：心、脑、肝、肾。语言障碍加舌、口；行为刻板加内分泌、交感、神门；社交障碍加脑干。

操作：通过耳穴探测仪探知上述敏感区域。对相应位置消毒后，在患者耳穴处贴上粘有磁珠的小块胶布，使用拇指对其进行按压，手法先轻后重，并告知患者家属，对其进行按压，频率应大于每日3次，且每日仅按压一侧耳穴，隔日按压另一侧。

疗程：20天为1个周期，60天为1个疗程。

〔**舌针疗法**〕

取穴：脑中、脑枢、脑源、劈中、心。随证配肝、肾。

操作：毫针快速点刺提插或捻转数下，不留针。

疗程：每天2次。每周5天为1个疗程，疗程间歇2天。

〔**腹针疗法**〕

取穴：①小儿抑郁倾向型（母体在怀孕与抚育期间患有忧郁症诱发幼儿的忧郁症倾向，继发自闭症）：大横（双），右上风湿点，气海，关元。②情感发育障碍型：关元，气穴（双），大横（双），右上风湿点。③大脑发育不良型：中脘，阴都（双），关元。

操作：按腹针常规治疗法行针，小儿抑郁倾向型应母子同时治疗。

疗程：每日1次，10次为1个疗程。

[火针疗法]

取穴：百会、廉泉、风池、膻中、内关、神门、中脘、关元、天枢、阳陵泉、足三里。心脾两虚型配心俞、脾俞，心肝火旺型配劳宫、心俞，痰迷心窍型配丰隆、内关，肾精亏虚型配太溪、肾俞，有合并运动障碍者配秩边、委中。

操作：常规消毒，按火针常规操作手法进行。

疗程：隔2周1次，10次为1个疗程。

[腧穴注射疗法]

方1　维生素注射液

取穴：①额极三针：印堂至发际下1/3处及左右旁开1寸各穴位1针；②四神针：百会前后左右旁开1.5寸共4针；③颞三针：耳尖上2寸为第1针，前后旁开1寸各1针；④枕上三针：后发际正中直上2.5寸为第1针，左右旁开1.5寸各1针；⑤启智三针：前发际与头部正中线交界为1针，左右旁开2寸各1针。

药物：维生素B_1注射液200ml，维生素B_{12}注射液1ml加入生理盐水100ml稀释。

操作：以平刺头皮为主，局部皮肤常规消毒后，将针头刺入皮下组织，回抽无回血，即可将药物推入，每穴每次注射1~1.5ml。

疗程：隔天1次，每周3次，10次为1个疗程，疗程结束休息7天。

方2　鼠神经生长因子溶解液

取穴：肝郁化热型取双侧风池、阳陵泉。痰迷心窍型取双侧内关、丰隆。心脾两虚型取风府、哑门、双侧足三里。脾肾亏虚型取双侧足三里、肾俞。

药物：鼠神经生长因子用生理盐水溶解后进行穴位注射。

操作：以2ml注射器抽取鼠神经生长因子溶解液，常规消毒，快速进针，得气后回抽无血，缓慢注入药液，每穴0.4~0.6ml，快速出针，按压针孔。

疗程：隔日1次，1周3次，10次为1个疗程，疗程间隔10天。

[皮肤针疗法]

取穴：头枕部及背部脊柱两旁皮肤。

操作：常规消毒，以每隔2cm叩刺3次为度，中轻度刺激。

疗程：隔日1次，10次为1个疗程。

【评述】

1.针灸对本病的治疗有效，关键是早发现，早治疗。治疗年龄越早，改善程度越明显。同时要促进家庭参与，让父母也成为治疗的合作者或参与者。患儿本人、患儿父母及老师、心理医生和社会应共同参与治疗过程，形成综合治疗团队，效果会更明显。

2.坚持以非药物治疗为主，药物治疗为辅，并结合康复训练，包括感觉统合训练、游戏疗法、行为分析疗法、音乐、绘画等综合化治疗。要制订系统化的治疗方案，并依据治疗反应随时调整方案。

3.在治疗、训练的同时要注意患者的躯体健康，加强饮食营养，可选择新鲜水果、蔬菜、坚果、新鲜鱼、肉、禽、贝类、蛋、大米、小米、玉米、土豆、大豆、蚕豆、扁豆、山药、薯类等食品。并注意预防其他疾病。

4.坚持治疗，持之以恒。

十一、网络游戏障碍

【概述】

网络游戏障碍，即通常所说的游戏成瘾。指的是强迫性的过度使用网络和剥夺上网行为之后出现的一系列情绪行为异常。它是一种随计算机和网络发展而产生的新型心理疾病，正如赌博、酗酒、吸毒一样，游戏成瘾已逐渐成为困扰人们工作和生活的一个重要社会问题。中国青少年研究中心于2007年发布报告称，在我国的青少年网民中，有13.2%的人游戏成瘾，另有13%的人存在游戏成瘾倾向，其中13~17岁的青少年网民中网瘾比例最高，达到了17.1%。北京市公安部门统计，青少年犯罪中76%的人都是游戏成瘾患者，我国青少年游戏成瘾问题正随着互联网的普及而日益凸显出来。

网络游戏成瘾患者都有行为和心理的问题。行为方面，整天沉迷于网络游戏，被迫停止使用网络就会产生严重的戒断反应；心理方面，表现为在情感、认知方面有偏差，因长期过度上网而对现实生活产生严重的不适应感，悲观、沮丧、社交恐惧、容易紧张。世界卫生组织2018年6月将网络游戏障碍，即"游戏成瘾"纳入《国际疾病分类第11次修订本》草案之中。2019年7月，世卫组织发布的新版《国际疾病分类》将游戏成瘾列入精神病证范畴，并指出相关症状包括无节制沉溺于单机或网络游戏，因过度游戏而忽略其他兴趣爱好和日常活动等。

对于网络成瘾患者，目前国内外采用心理治疗为主，辅以药物治疗。然而，心理治疗不易普及，药物治疗毒副作用明显，患者依从性欠佳。故寻求一种更为安全、高效、便捷的新型治疗方式尤为重要。针刺疗法作为中医常用的重要治疗手段，具有简便易行、毒副作用小、疗效良好等优点，在以往的临床研究中被广泛用于各类精神病证的治疗过程中，取得一定疗效。针刺疗法用于戒除药物成瘾、烟酒成瘾的研究早有报道，且取得了国内外一致的认同。因此，针刺疗法也将成为治疗青少年网络游戏障碍的新趋势。

究其病因，中医认为网络游戏成瘾患者的病因主要为先天不足或后天护养不当，阴阳平衡失调，故责之心、肝、脾、肾四脏功能失常。

【临床表现】

在过去12个月中，持续、反复地进行网络游戏，对人造成了显著的损害或困扰，达到以下项目中的5项，即可被诊断为网络游戏障碍。

1.过度沉溺 沉湎于网络游戏（惦记先前的游戏活动，或预期玩下一个游戏；网络游戏成为日常生活中的主要活动）。

2.戒断 当网络游戏被停止后出现戒断症状（通常为烦躁、焦虑或悲伤，但无药物戒断的躯体体征）。

3.耐受 对网络游戏产生耐受性，需花费越来越多的时间进行网络游戏。

4.失控 对进行网络游戏难以自控。

5.失去其他兴趣 除网络游戏之外，对先前的爱好和娱乐失去兴趣。

6.继续进行 尽管存在心理社会问题，但仍继续过度进行网络游戏。

7.误导他人 就参与网络游戏的程度欺骗家人、治疗师或他人。

8.作为逃避手段 通过网络游戏逃避或缓解负性心境（如无助感、内疚、焦虑）。

9.不惜失去机会 由于参与网络游戏，导致损害或失去重要的人际关系、工作、教育、职业机会。

【针灸处方】

[**毫针刺法**]

取穴：四神聪、神庭、本神（双）、印堂、内关（双）、神门、三阴交（双）。

操作：常规消毒，采用1~2寸一次性针灸针，头部穴位均用快速进针法进针，针进帽状腱膜下层，四神聪向百会平刺0.5~0.8寸，神庭、本神、印堂向下平刺0.8~1寸，内关直刺0.8~1寸，神门直刺0.5~0.8寸，三阴交1.5~2寸。平补平泻，留针30分钟。

疗程：隔日1次，每周一、三、五下午治疗，8周为1个疗程。

[**电针疗法**]

方1

取穴：百会、印堂。心脾两虚者加心俞、脾俞、足三里、三阴交；气郁痰结者加中脘、丰隆、阴陵泉、太冲；气滞血瘀者加期门、血海、太冲、气海；肝火上亢者加行间、太溪。

操作：常规消毒。百会由后向前平刺1.0~1.2寸，印堂由下向上平刺0.8~1寸，行针得气后接G6805型电针仪，用疏密波通电30分钟，强度以穴位局部可见肌肉轻微抽动、患者能够耐受为度。

疗程：隔日1次，每周3次，4周为1个疗程。

方2

取穴：百会、神庭、内关、合谷、足三里、三阴交、太冲。

操作：常规消毒。先针刺，得气后分别在头部，上、下肢各连接电针仪（频率100Hz，强度以患者耐受为度），留针20分钟。

疗程：每日1次，每周连续治疗5次，休息2天为1个疗程。

[**耳针疗法**]

取穴：心、肝、肺、肾、交感、神门、皮质下、三焦、内分泌。

操作：将王不留行籽用小块胶布固定在上述耳穴。每天用手指捏压（不要揉动）2~3次，捏压时用力要适当，以略有痛感为度，每次1~2分钟。病情发作时务必捏压，宜中强度刺激。

疗程：3~5天后去除敷贴，换贴对侧耳穴。10次为1个疗程。

[**头皮针疗法**]

取穴：额中线、额旁1线（右）、额旁2线（左）、顶中线、顶旁1线（双）、顶旁2线（双）。

操作：常规消毒，采用1寸一次性针灸针，快速破皮后，针进帽状腱膜下层1寸，用爆发力向外速提3次，耗时5秒，提出至多1分，然后又缓插至1寸，如此行针10遍，留针2~8个小时，间歇动留针，其间行针3次。行针时配合全身放松，气守丹田，留针期间要求适当参加运动和劳动，并进行学习和读书等活动。

疗程：隔日1次，12次为1个疗程。

【评述】

1.网络游戏成瘾不可以随便下结论，如果只是偶尔玩玩游戏，不构成成瘾。符合诊断标准最关键的一点就是"离不开"，且存在行为和心理的问题。

2.本病应以预防为主，一是要从家长做起，尊重孩子的个性，要发展青少年包括体育竞技等在内的一些爱好，鼓励孩子充分发挥个性特点。二是不建议家长在青少年面前过度使用电子产品或者玩游戏，避免青少年模仿。三是很多青少年在人际交往上，或者在学校和生活中遇到一些烦恼和困难，这种烦恼和困难，老师、家长、专业人员要去引导，避免对青少年进行苛责、责怪，甚至是忽视，这些都容易使孩子走向游戏，沉迷电子产品。四是很多游戏成瘾的青少年可能还有其他的精神心理问题，这些精神心理问题会加重孩子玩游戏、使用电子产品。比如有的孩子有注意力缺陷（多动症），这些孩子由于在学习上或者人际交往上有一些困扰，所以愿意沉迷于游戏或者电子产品。如果孩子遇到这种情况，要及时让专业人员帮助他。

3.针灸对本病有治疗作用，因其安全高效、毒副作用小、依从性好等优势已逐渐被国内外专家所接受。经皮穴位电刺激这种新兴替代疗法，因其无创性、非侵入性，尤易被患者（特别是青少年儿童）所接受，不失为将来治疗成瘾性行为的又一选择。

4.在针灸治疗的同时，可以配合认知疗法、行为疗法等心理治疗。认知疗法主要包括认知重建、自我辩论、自我暗示、自我激励等，行为疗法主要包括行为契约法、强化法、厌恶疗法等。针灸也可以作为这些心理治疗的辅助疗法。互相配合，提高疗效。

十二、睡行症

【概述】

睡行症又称梦游症、夜游症、梦行症。是指一种在睡眠过程尚未清醒时起床在室内或户外行走，或做一些简单活动的半清醒状态。发病时难以唤醒，刚醒时意识障碍，警觉性下降，反应迟钝。

本症儿童发病率高达15%，成年人低于1%。多见于男孩，可伴有夜惊症及遗尿症，发生于非快速眼动睡眠阶段。

中医认为，本症患者多为儿童。儿童尚形气未充，肝常有余，脾常不足，可因先天禀赋不足，遗传而得病，或因后天教养失当，被惊吓、恐惧、紧张、学习压力过重、思虑过度等情志所伤、五志过极致神机活动失灵而发病，或因调护失宜、饮食劳倦、久病大病之后心脑失养、神魂出入活动功能失常而发病。

【临床表现】

1.症状一次或多次发作，且通常发生于夜间睡眠的前1/3深睡眠阶段。

2.发作时患者表现茫然，目光凝滞，他人试图加以干涉或与其交谈，则相对无反应，并且难以被唤醒。

3.发作后自动回床或在地上继续睡觉。

4.在清醒后，患者对发作过程不能回忆，完全遗忘。

5.尽管在发作醒来的几分钟内，会有一段时间的茫然及定向障碍，但并无精神活动及行为的任何损害。

6.没有器质性精神障碍（如痴呆、癫痫）的表现。

【辨证分型】

中医辨证分为七情内伤、气血亏虚2型。

1.七情内伤型　症见白昼受到惊吓或紧张刺激，或学习工作压力大，思劳过度，夜间寝卧不安；或有惊跳梦呓，意识朦胧，寐中起床，外出或在房中游行，复而回卧，醒后如常人。舌红或暗，苔白或黄，脉弦或滑。

2.气血亏虚型　症见素体羸弱，神气疲软，或见失血崩漏，吐泻大汗，大病久病后面色萎黄，目光呆滞，精神不振，卧起不定，深夜睡行，行时难以唤醒，行后自动回卧，醒后完全遗忘，不能回忆。舌淡苔白，脉濡弱。

【针灸处方】

［毫针刺法］

方1

取穴：内关、神门、大陵、太溪。

操作：内关、神门、大陵、太溪用泻法，留针30分钟，5分钟行针1次。

疗程：每天1次，10天为1个疗程。疗程间休息3天。

方2

取穴：智三针（双侧本神、神庭）、四神聪、印堂、内关、神门、足三里、三阴交、照海、申脉。丰隆、太冲。

操作：患者取仰卧位，穴位皮肤常规消毒后，取1寸毫针针刺以上穴位。智三针、四神聪、印堂、内关、神门、足三里、三阴交采用平补平泻法，丰隆、太冲用捻转泻法，补照海、泻申脉。儿童智三针一般沿前额皮肤向下平刺1寸，其余穴位常规刺法。每次留针30分钟，每隔5分钟行针1次。

疗程：隔天1次，4周为1个疗程。

[**头皮针疗法**]

取穴：额中线、额旁1线（右）、额旁2线（双）、顶中线、额旁3线（双）。遗尿加额顶线后1/3。

操作：常规消毒，均用抽提法，形体羸弱者顶中线施温灸20分钟，以局部泛红、温热为度。

疗程：隔日1次，10次为1个疗程。

[**耳针疗法**]

取穴：神门、肝、心、肾。

操作：常规消毒后，将王不留行籽贴压于上述耳穴，左右耳穴交替，嘱患者每日按压耳穴3次，每次5~10分钟，使耳部有热胀感。

疗程：每3天贴压1次，10天为1个疗程。

[**艾灸疗法**]

取穴：安眠、申脉、照海、百会、三阴交。

操作：艾条温和灸，以局部潮红为度。

疗程：每日1次，10次为1个疗程。

[**拔罐疗法**]

取穴：督脉、足太阳膀胱经。

操作：走罐法。在患者自大椎至腰阳关和两侧足太阳膀胱经皮肤上及罐口涂一层凡士林润滑剂，将罐拔住后上下往返推动，以皮肤红润、充血为度。

疗程：每周1次，1个月为1个疗程。

【评述】

1.本症发作时患者意识不清，不能防范危险，故可能发生意外。要注意清除危险品，保证安全。

2.本症年龄不超过15岁的儿童患者一般可以自愈。患儿平时要加强营养，养成良好的睡眠卫生习惯，适当体育锻炼，少看或不看恐怖和刺激性强的书刊影视作品。

3.无论儿童或成年人，针灸对本症均有较好疗效。

4.本症发作期和缓解期均应避免过度的情绪刺激，给予患者宽松环境，不要过度疲劳，并可配合心理治疗，去除病因，提高疗效，预防再发。

十三、老年性痴呆

【概述】

老年性痴呆又称阿尔茨海默病，是一组病因未明的原发性退行性脑变性疾病。主要病理改变为皮质弥漫性脑萎缩和神经细胞大量减少，老年斑和神经纤维盘结等。多起病于老年前期（早发型）和老年期（晚发型），占全部痴呆患者的55%。潜隐起病，病情发展较快，与年龄（多见于75岁以上）、性别（男女比为7：26）、遗传（近亲发病率为一般人群的4倍）、文化程度（较高学历者其智力衰退比文化水平低者慢）、胆碱功能低下、脑外伤（多见于严重的闭合性颅脑损伤或反复多次损伤）等因素有关。

本病为老年人多发病，老年人口中痴呆的患病率为4%~5%，80岁以上老年人可占17%~20%。据我国普查资料，农村患病率高于城市。

本病属中医"痴呆"范畴。中医文献中早有关于"愚痴""健忘""喜忘""呆痴""文痴""郁症""痴证""呆病"等的记载。王清任《医林改错》"灵机记性在脑……高年无记性者，脑髓渐空"明确提出了脑为本病病位。

【临床表现】

①记忆力下降常常是本病的首发症状，也是本病的突出症状；②计算力减退；③时间、空间定向障碍；④语言障碍；⑤理解力和判断力下降；⑥情感或行为障碍；⑦缺乏主动性。

【病程】

按照病情的发展，可大致分为四个阶段：第1阶段，一般持续2年，这一阶段的症状类似老年性记忆力减退的症状；第2阶段，一般持续1.5~2年，这时除第一阶段的症状加重外，很突出的表现是视空间辨认障碍明显加重，很容易迷路；第3阶段，一般持续2~3年，完全丧失记忆，患者的小脑也开始出现退行性病变，运动功能紊乱，可能出现大小便失禁；第4阶段，在有较好的护理条件下，可以持续长达7年时间，最后进入一种植物状态，患者最后往往死于肺炎或其他感染。

【病情严重程度】

（1）轻度：大多数以记忆障碍为首发症状，如近事遗忘，忘记物品放置地方，迷路，有时连年、月、日、四季也搞不清，不能做复杂的家务劳动。注意力不集中，思考问题困难，找词困难，计算困难；但患者的基本生活能自理；

少数有轻度焦虑、抑郁，行为迟缓，除显得退缩外，外表上没有明显异常。

（2）中度：记忆障碍加重，变得前记后忘，忘记家庭地址及亲人的名字，不认识家人，远事记忆不能，言语、思维、计算、判断严重损害，难以完成简单的家务劳动，基本生活能力也越来越困难，甚而二便失禁。

（3）重度：呈高度痴呆状态。不知道自己的姓名和年龄，更不识家人；失去思维、讲话、行走等能力，生活完全不能料理，二便失禁，进食困难，终日卧床。有40%~80%患者在整个病程中会出现抑郁、焦虑、紧张、幻觉、妄想、攻击性行为、刻板言语、重复动作、身份识别障碍等行为和精神症状。

【辨证分型】

中医辨证分为痰浊内阻、精髓亏竭、髓海失充3型。

1.痰浊内阻型 症见表情呆滞，精神抑郁，沉默寡言，记忆障碍，思维混乱，口多痰涎。苔白腻，脉沉滑。

2.精髓亏竭型 症见神思呆滞，抑郁寡语或喃喃自语，遇事善忘，自知力差，面色红而不华。舌质紫暗。苔白腻或黄腻，脉细涩或弦滑。

3.髓海失充型 症见面色晦暗，行动不便，思维丧失，不识家人，进食困难，二便失禁，无生活能力。舌绛无苔，脉细数。

【针灸处方】

[毫针刺法]

方1 透刺法

取穴：百会透四神聪，神庭透当阳（位于两目正视时，瞳孔直上入发际1寸处）再透上星，首面（位于印堂穴直上1寸5分处）透鼻交（位于鼻梁后高骨微上凹陷处），定神（位于水沟正中线下1/3与上2/3交界处）透水沟，足三里透丰隆，风府透哑门，大椎透身柱，命门透肾俞，内关透大陵，灵道透神门，复溜透太溪。

操作：穴位常规消毒，取28号1~5寸毫针，先取仰卧屈膝位，针足三里透丰隆，捻针2分钟，不留针；针复溜向下透刺太溪，捻针2分钟，不留针；针百会向前、后、左、右透刺四神聪；针神庭先透刺左右当阳，后透刺上星；针首面向下透刺鼻交；针定神向上透刺水沟。再取伏卧位两手扬掌式，针风府透哑门；针大椎先向上斜刺8分深，捻针1分钟，再把针尖退到皮下向下透身柱；针内关透刺大陵；针灵道透刺神门；针命门先透刺两肾俞，再把针退回到命门上，针尖向上斜刺8分深以上每透刺一穴，捻针1分钟，再留针20分钟，每5分钟行针1次。

疗程：每天1次，10天为1个疗程，疗程间隔休息两天。

方2　丛刺法

取穴：神庭、囟会、曲差、本神。

操作：常规消毒。根据病情，在头部相应的刺激区，平行刺至帽状腱膜下1~1.5寸，每区刺入一针。神庭透囟会，与其平行的曲差和本神向上透刺，其下为额叶的前部。取2寸30号毫针，在额区刺入5针，采用长留针，间断捻转的方法。即留针6~10小时，每隔2小时捻转1次，每次捻转3~5分钟。

疗程：每日1次，连续针刺1个月为1疗程，疗程间歇1周。

方3　醒脑开窍法

取穴：水沟、百会、大椎、风池、内关透外关、太溪、悬钟。

操作：患者先取仰卧位，常规消毒。水沟以1寸毫针向上斜刺，进针0.5寸许，提插强刺激半分钟，留针。内关透外关，以2寸毫针从内关快速直刺进针1寸许，得气后提插强刺激半分钟，再直透外关得气后提插强刺激半分钟，留针，每次针一侧，左右交替。太溪以1.5寸毫针直刺进针0.5~1寸，得气后行捻转补法，使针感向心传导，留针。悬钟以2寸毫针直刺进针1~1.5寸，得气后行捻转补法，使针感向心感传。太溪、悬钟二穴，均每次针一侧，左右交叉交替。以上均用28号不锈钢针，留针时间30分钟。起针后患者再取坐位，以28号1寸毫针向前沿皮刺百会，得气后暂留针。风池取28号2寸毫针，针尖对向印堂，斜刺直进，两侧同取，得气捻转，平补平泻半分钟后，留针，20分钟起针。大椎取28号2寸毫针向上斜捻转进针1.5~2寸，得气后行补法半分钟，然后连同百会一同起针，再灸百会、大椎二穴20分钟，使穴位皮肤潮红为度。施治结束。

疗程：每天1次，10次为1个疗程，间隔两天。1个疗程后依病情改隔天一次。

方4　靳三针法

取穴：颞三针、脑三针、智三针、四神针、神门，肾精亏虚型加肾俞、太溪，合并语言障碍者加舌三针，合并高血压或中风后遗症者加太冲、曲池。

操作：常规消毒，选择一次性无菌针灸针。颞三针（耳尖直入发迹上方2寸，同一水平线前后旁开1寸）：三针针尖垂直向下平刺，深约1寸，针刺手法采用平补平泻法，头面部出现胀或麻感为度，留针1小时；脑三针（脑户、双脑空）：患者取坐位，三针向皮下平刺，深0.8~1寸，针刺手法采用疾徐补泻法之"徐"补法，进针需缓慢，退针需轻快，针感出现胀或麻感为宜，留针1小时；智三针（双侧本神、神庭）：患者取仰卧位，三针向皮上平刺，深0.8~1寸，针刺手法同脑三针；四神针：四针针尖均背离百会寸半并各向四周平刺，针刺手法采用平补平泻法，针感向四周放射出自然酸胀感为宜，留针1小时；神门：缓慢直刺0.3~0.5寸，针刺手法采用疾徐补泻法之"徐"补法，进针需缓慢，得气后三进，退针需轻快，行针1分钟，间隔15分钟捻转1次，手部出现酸、胀、痹感为宜，留针30分钟；太溪：针刺手法采用热补法，左手拇指紧按针穴，右手持针刺入穴内，左手加重按力，右手拇指连续向前捻按3~5次，针尖沿感应部位连续重插轻提3~5次，拇指继续向前连续捻按3~5次，针尖顶住针感部位，促进针下继续沉紧，直至产生热感、胀感、酸感，留针30分钟，缓慢拔出针，以干棉花快速压住针孔；肾俞：患者取俯卧位，针刺手法采用热补法，方法同针刺太溪；舌三针：患者取仰卧位，针刺手法采用疾徐补泻法之"徐"补法，缓慢进针，得气后三进，退针轻快，患者产生酸、胀、麻等针感后停止进针；曲池：针刺手法采用凉泻法，左手拇指按压针穴，右手持针刺入穴内，得气后，左手减轻按压力，右手拇指连续向后捻提3~5次，等待针下沉紧，针尖沿感应部位连续轻插重提3~5次，拇指继续向后连续捻按3~5次，针尖顶住针感部位守气，针缓慢向下滑，直至产生凉感、重感、酸感和麻感，留针时间视具体病情而定，出针后针孔无需干棉花按压；太冲：针刺手法采用泻补法，方法同针刺曲池。

疗程：每周2次，4周为1个疗程。

方5　嗅三针法

取穴：在双侧迎香穴进针向内上方透刺至鼻唇沟起点处，第三针从印堂上一寸进针向鼻根处透刺。

操作：穴区常规消毒，以32号1.5寸一次性不锈钢毫针与皮肤呈30°角进针，向规定方向平刺，须有流泪和鼻腔酸等得气感，留针1小时，每10分钟行针1次。

疗程：每天上午治疗1次，连续治疗5天，休息2天，1周为1个疗程，

注：本法适用于老年性痴呆患者嗜睡状态的治疗。

[**头皮针疗法**]

方1　电针法

取穴：顶中线、额中线、双侧额旁1~3线、颞前线、颞后线、四神聪、水沟。

操作：皮肤消毒后，用30号或28号1.5寸一次性不锈钢毫针，与头皮呈15°~30°角快速刺入帽状腱膜下层，进针至1寸，接G6805型电针仪，用断续密波，强度以能忍受为度，通电30~45分钟后，留针2小时以上。水沟向上斜刺

0.5寸，不留针。

疗程：每天1次，10次为1个疗程，疗程间隔3~5天。

方2 快速捻转法

取穴：顶颞前斜线、顶颞后斜线，取患肢对侧头部穴线。

操作：选用32号1.5寸毫针，患者坐位或侧卧位，常规穴位消毒后，针身与头皮呈15°角快速进入皮下帽状腱膜下层，然后使针与头皮平行继续捻转进针，深度30~45mm再行针，运针时的捻转速度一般为每分钟200次，得气后持续1分钟，留针45分钟。

疗程：每日1次，12周为1个疗程。

方3 焦氏头针法

取穴：运动区、晕听区、感觉区、言语区、运用区、平衡区。按照患者临床辨证分型确定刺激区域。

操作：患者取卧位后，首先对施针局部进行消毒，然后采用26~28号2寸不锈钢毫针，保证针头与头皮呈30°角，以夹持进针法将针刺入帽状腱膜下，使针达到应有的深度，用食指绕侧面和拇指掌侧面夹持针柄，使针身左右旋转，每次3转，每分钟需捻转200次左右，捻转3分钟后留针10分钟。在此期间施针者可以与患者进行交流，增强患者的语言功能。待时间到，以上述方法再捻2次后起针，用棉球按压针孔，预防出血。

疗程：每天1次，10天为1个疗程，两个疗程之间间隔5天。

[**电针疗法**]

取穴：四神针（百会左右前后各旁开1.5寸）、智三针（双侧本神、神庭）、水沟。神门、后溪、足三里、太溪。

操作：针刺穴位常规消毒，以28号或30号1.5寸一次性不锈钢毫针，四神针、智三针用平刺法，进针1寸，捻转得气后接G6805型电针仪，连续波，电流强度以患者能耐受为度。余穴留针45分钟，每隔15分钟行针1次，施以提插捻转手法。

疗程：每天1次，12次为1个疗程，疗程间休息3天。

[**温针疗法**]

取穴：百会、足三里、悬钟、四神聪、大钟、太溪。气血虚者加膈俞、气海，肝肾虚者加三阴交、肝俞。

操作：穴位进行常规消毒，使用直径为1~1.5寸的毫针，头皮针与头皮呈

30°角刺入帽状腱膜下1.5寸，行补法提插数次，垂直刺入体针1.5寸，在得气后，在悬钟、足三里、大钟、太溪分别使用温针灸2壮，待针变凉后取下。

疗程：每日1次，2周为1个疗程。

[眼针疗法]

取穴：肝区、心区、脾区、上焦区。

操作：常规消毒。用30号0.5寸长不锈钢毫针，用横刺法将针在眶外2mm处与皮肤呈15°角快速沿眶横刺，待有酸麻重胀感时，留针15分钟，每5分钟行针一次。

疗程：每日1次，10次为1个疗程。

[穴位注射疗法]

取穴：主穴肾俞，配穴足三里、三阴交，均取双侧。

药物：乙酰谷酰胺注射液，复方当归注射液。

操作：嘱患者取正坐位或卧位均可，穴位常规消毒后，用5ml注射器、6号针头，抽取乙酰谷酰胺2ml、复方当归注射液4ml，将两液混合。然后分别刺入上述穴位。针刺主穴用补法，即进针缓慢，得气后快速小副度提插3次，再快速注入药液，每穴1.5ml，然后快速出针。配穴用泻法，即进针疾速，进针后即缓慢注入药液，每穴1.5ml，再徐徐出针。

疗程：隔天1次，10天为1个疗程，疗程间休息3天。

[走罐疗法]

取穴：第7颈椎至骶尾部督脉及其两侧足太阳膀胱经循行的部位。

操作：首先，在取穴部位的皮肤表面或玻璃罐口涂少量石蜡油，将一玻璃罐扣在大椎穴上，用力压出的罐内空气，使罐内负压吸附在皮肤表面，用手将罐体在患者背部督脉循行的部位来回缓慢推移3次，将罐留拔于大椎，紧接着另取一玻璃罐依前法从左侧肾俞向上至大杼来回缓慢推移3次，将罐留拔于左侧肾俞，然后如同左侧方法将罐留拔于右侧肾俞，如此按督脉—左侧—右侧顺序反复走罐拔吸，至局部皮肤出现潮红为度，最后将3个玻璃罐分别拔吸在大椎和两侧肾俞3个穴位上，留罐30分钟，起罐后将石蜡油擦净。

疗程：每天1次，15天为1个疗程。

[艾灸疗法]

方1　温和灸、隔姜灸法

取穴：百会、内关。

操作：常规消毒，先针后灸。先用针刺百会及双侧内关，百会施行平补平泻手法，得气后以每分钟200次的速度捻针1分钟，留针30分钟，每10分钟行针1次。双侧内关施内关透外关，提插强刺激手法1分钟，留针30分钟，每10分钟行针1次。起针后，用艾条灸百会，以头部感觉明显为标准，以保持灸感和针感持续存在，内关施隔姜灸，每次20分钟。

疗程：每天1次，每10天停针，灸1天，2个月为1个疗程。

方2　雷火灸

取穴：神阙、中脘、天枢（双）、关元、足三里（双）、涌泉（双）、百会。

操作：准备1个四孔灸盒，5个单孔灸盒，点燃雷火灸条放置于内。四孔雷火灸盒置于腹部，中心为神阙，覆盖中脘、天枢（双）、关元。5个单孔灸盒分别置于足三里（双），涌泉（双）、百会。灸条的位置大约距皮肤4~6cm，以绑带固定，上覆盖毛巾，以患者自觉温热为度。每次施灸20分钟。施灸过程中须询问患者的感受，过热或热力不足时及时调整，避免烫伤和受寒。

疗程：第1个月隔日灸，第2个月每周2次，第3个月每周1次，12周为1个疗程。

方3　直接灸

取穴：四神聪、丰隆。脾肾阳虚者加肾俞、脾俞、命门；肝肾亏损者加肾俞、太溪、肝俞及三阴交；肝胆郁火者加太冲、阳陵泉、侠溪。

操作：采用艾炷直接灸，每穴3~5壮。偏于髓海不足、肾气不足及肾阴虚亏者加用补法针刺，偏于瘀血内阻、痰浊蒙窍及肝阳上亢者加用平补平泻法或泻法针刺，脾肾阳虚、肝肾亏损用补法针刺，肝胆郁火者用一进三退泻法。

疗程：隔天1次，10天为1个疗程。

[穴位贴敷疗法]

取穴：百会、四神聪、太阳（双）、印堂。

药物：蜈蚣、全蝎、血竭、壁虎、蟾蜍，清除杂质，共研细末，过80目筛，装瓶密封备用。

操作：使用时将上药末取少许，放在垫有圆纸片的直径3~3.5cm的圆饼通络膏上，将药贴敷在穴位上，用绷带固定好，2.5小时后将药物取下，把皮肤擦试干净。在贴药过程中，有轻微的烧灼感及疼痛感，取下药后6~8小时皮肤会出现小泡，用无菌针把小泡放开，流出渗出物，此均属正常。

疗程：10天贴敷1次，4次为1个疗程。

【评述】

1.早期发现是决定本病预后的关键。老年性痴呆早期有十大信号：①转瞬即忘，②顾前忘后，③词不达意，④时间和地点概念混乱，⑤判断力降低，⑥抽象思维能力丧失，⑦随手乱放物品，⑧脾气和行为变化无常，⑨性格变得不合情理（如易害怕、疑神疑鬼、猜忌别人），⑩失去主动性。可资临床参考。

2.研究表明针灸治疗老年性痴呆具有肯定的疗效，其机制可能与针灸促进神经递质的改变，提高大脑皮层兴奋性，促进血液循环与代谢有关。从而增强体能，促进学习记忆的改善，提高脑血流量，降低血粘度，改善脑循环，增加机体消除自由基的能力从而阻止其对机体的进一步损伤，调节脂质代谢，提高丘脑-垂体-肾上腺皮质轴的兴奋性，调节微量元素。值得进一步探索。

3.本病有不可逆性，尚无特效药物。临床观察，针灸治疗能明显的改善患者的记忆障碍、智能状态和生活自理能力，延缓病程的进展。如能进行正确调护和结合药物治疗、饮食调养，鼓励患者参加力所能及的社会、家庭活动，提振患者对生活的信心，这将更有助于提高疗效。

4.若病情加重后，要预防患者自伤自杀、毁坏物品等行为的发生。患者卧床不起后要预防褥疮、肺炎等并发症的发生。

5.本病要注重预防，有条件的可用艾条自灸百会、四神聪、足三里、命门等穴位，每穴5分钟，每日1次，常年坚持。

十四、血管性痴呆

【概述】

由脑血管病所致的痴呆为血管性痴呆，多由反复发作的梗塞灶致脑组织累积性损害引起。

多梗塞性痴呆的发病机制，目前认识尚不统一。有人认为是由脑动脉狭窄或闭塞引起的血流量减少，大脑半球平均血流量低，而且范围广泛造成的，并经1213例老年尸检证实，脑梗塞灶的数目越多，痴呆的发生率越高。也有人认为多梗塞性痴呆除了脑循环障碍外，也和梗塞灶的部位有关。因为梗塞灶多位于双侧丘脑、基底节区等处，该区和乳头体、杏仁核、边缘系统有广泛的联系，引起患者记忆、情绪、饮食障碍等。多梗塞性痴呆多合并有高血压、动脉硬化、冠心病、糖尿病等病史。说明类此疾病因素可导致脑供血不足，是发生多梗塞性痴呆的一个重要原因。

该病多见于老年人。据我国普查资料显示，60岁以上的老年人本病患病率为0.324%，城市高于农村说明该病并非罕见。

本病属中医"中风""痴呆"范畴。其主要病机为脑络闭塞，髓海失充，致元神失聪，灵机失用。

【临床表现】

本病起病迅速，阶梯式进展。早期表现为头痛、头晕、嗜睡、疲乏、精神集中能力降低等脑衰弱综合征症状，人格完整、自知力完好、能主动求医。有时情绪焦虑、抑郁、情绪不稳定、悲喜无常，也可出现幻觉、妄想、重复言语或动作等精神症状。以后逐步出现近事记忆障碍，但远事记忆相对完好。智能损害只涉及特定的、局限的认知功能，如计算、命名等困难。晚期患者自控能力差，生活能力丧失。CT或MRI检查发现有多发性脑梗塞，或多发性腔隙性脑梗塞，多位于丘脑及额颞叶，或有皮质下动脉硬化性脑病表现。脑电图显示两侧非对称性的弥漫性慢波功率增强，α波功率正常。病程为波动性和不完全性缓解相交替的阶梯状进程，可长达数年，甚至10年以上。

【辨证分型】

中医认为，血管性痴呆其主要病机为脑络闭塞，髓海失充，致元神失聪，灵机失用。临床上可分为血瘀阻窍、髓海失充2型。

1.血瘀阻窍型 症见神思呆滞，抑郁寡语或喃喃自语，遇事善忘，自知力差，面色红而不华。舌质紫暗，苔白腻或黄腻，脉细涩或弦滑。

2.髓海失充型 症见表情呆钝，目光晦暗，行动迟缓，不能定向，二便失禁，生活能力丧失。舌绛无苔，脉细数。

【针灸处方】

[毫针刺法]

方1 头穴法

取穴：神庭、头临泣（双）、本神（双）、头维（双）、率谷（双）、曲鬓（双）、四神聪、百会、玉枕（双）。

操作：穴区常规消毒，以1寸不锈钢毫针与皮肤呈30°角进针，沿头皮平刺，深度0.8寸，无须有得气感，将针调整至无不适感，静留针6小时。

疗程：每天上午1次，连续治疗5天，休息2天，1周为1个疗程。

方2 醒脑化痰法

取穴：四神聪、印堂、水沟、中脘。肾精亏虚配肾俞、太溪；痰浊阻窍配丰隆、迎香；瘀血阻络配血海、膈俞；肝阳上亢配太冲、太溪；火热内盛配内关、内庭；腑滞浊留配内庭、丰隆；气血亏虚配足三里、关元。

操作：穴位皮肤用棉签蘸取安尔碘常规消毒，用1寸不锈钢毫针，四神聪针尖向百会刺入0.5寸；印堂提捏皮肤，针尖向下平刺0.5寸；水沟向上斜刺0.5寸；中脘用1.5寸不锈钢毫针进针1寸。其余穴位用1~1.5寸毫针。提插捻转、平补平泻。留针30分钟。

疗程：每天1次，每周6次。60天为1个疗程。

方3 原络配穴法

取穴：神门、太溪、飞扬、太白、丰隆、太冲、百会、本神、风池、大椎、膻中、关元。

操作：患者取半卧位，穴区常规消毒。在针刺得气后，留针30分钟，其间每10分钟行针1次。按照"祛瘀通经、补虚泻实"的原则，对上述穴位施以不同补泻手法。偏于虚证用补法，并对关元、太溪、太白3穴施以雀啄灸法。偏于实证用泻法，并于针刺后轮流选取大椎、丰隆中的任一穴，三棱针刺络放血。

疗程：每日1次，每周休息1日，60日为1个疗程。

方4 郑氏温通法

取穴：水沟、风池、百会、内关。心肝火盛加太冲、行间、少府；气滞血瘀加合谷、血海；痰浊阻窍加足三里、丰隆；髓海不足加太溪、悬钟、大椎；肝肾不足加肝俞、肾俞、命门；脾肾两虚加脾俞、肾俞、足三里。

操作：穴位常规消毒。以风池为主施以温通针法，用1寸毫针，针尖朝向鼻尖方向进针12~22mm，并利用左手紧按关闭风池下方，配合刺手的推弩手法，使热感传到头顶部位，守气1分钟，不留针。余穴均施以温通针法，留针30分钟。

疗程：每天1次，每治疗5天，间隔2天，1周为1个疗程。

方5 夹脊穴法

取穴：颈3~7夹脊穴。风池、完骨、天柱。

操作：穴位常规消毒。用1.5寸长毫针，快速进针后，行补法，留针30分钟，中等刺激强度，也可加用电针刺激。

疗程：每日1次，10次为1个疗程。

方6 头部督脉排刺法

取穴：神庭、上星、囟会、前顶、百会、后顶、强间、脑户、风府。

操作：各穴位常规消毒后，以1寸不锈钢毫针与头皮呈30°角采用连续压手式进针法，可刺入皮下20mm，以针刺到帽状腱膜层为宜。每次留针30分钟，中间行针2~3次。

疗程：每日1次，每周5次，休息2日，8周为1个疗程。

方7 通督调神法

取穴：百会、风府、哑门、神庭、水沟、神道、大椎、至阳、腰阳关、长强。肝肾不足者加肝俞、肾俞；气血不足者加脾俞、气海、膈俞；瘀血阻络者加内关、膈俞；痰浊上扰者加丰隆、中脘、足三里。

操作：各穴位常规消毒后，神庭、百会平刺0.3~0.5寸，风府、哑门向下颌方向缓慢刺入0.5~1寸，水沟的针刺方向斜向鼻中隔，用针刺让病患者流泪为宜，神道、大椎、至阳、腰阳关向上斜刺0.5~1寸，长强紧靠尾骨前面斜刺0.8~1寸，其他的穴位按常规针刺。在得气后使用提插或者捻转的手法，使针感增强，留针40分钟，其间行针1次。

疗程：每日1次，每周6次，4周为1个疗程。

方8 三焦针法

取穴：膻中、中脘、气海、血海（双）、足三里（双）、外关（双）。

操作：常规消毒，选用一次性1.5寸针灸针。膻中，针尖向上斜刺0.2~0.5寸，施小幅度高频率捻转补法30秒；中脘，直刺1.5寸，施小幅度高频率捻转补法30秒；气海，直刺0.8~1寸，施小幅度高频率捻转补法30秒；血海，直刺1~1.5寸，施大幅度低频率捻转泻法30秒；足三里，直刺0.5~1寸，施小幅度高频率捻转补法30秒；外关，直刺0.5~1寸，施平补平泻捻转手法30秒。

疗程：每日1次，每周5次，休2日，12周为1个疗程。

方9 大接经法

取穴：少商、商阳、厉兑、隐白、少冲、少泽、至阴、涌泉、中冲、关冲、足窍阴、大敦。

操作：患者平卧位，定好穴位，选取1寸一次性无菌针灸针，常规消毒，按照十二经脉流注顺序依次针刺少商、商阳、厉兑、隐白、少冲、少泽、至阴、涌泉、中冲、关冲、足窍阴、大敦，以直刺法快速刺入0.1~0.2寸，得气后快速捻转10秒钟后出针。

疗程：每天1次，6次休息1天，2周为1个疗程。

方10　五泉穴法

取穴：双侧涌泉、神泉、前泉、后泉、侧泉（神泉位于头顶，穴位下方是四神聪，与百会前后左右相距各1寸）。严重语言障碍者加上廉泉、左旁廉泉、右旁廉泉、聚泉、涌泉；严重运动障碍者加曲泉、阴陵泉、涌泉、极泉；气滞血瘀型者加内关、气海、血海、膈俞；心肝火盛型加内关、侠溪、行间、神门；髓海不足者加大椎、风府、风池及悬钟；肝肾亏虚者加肾俞、三阴交、肝俞、太溪；脾肾两虚者加脾俞、关元、足三里及肾俞。

操作：常规消毒。①患者取仰卧位，以0.38mm×50mm毫针由前、后、左、右神泉穴分别对百会穴行透刺，深度35~40mm；以0.38mm×40mm毫针对足部涌泉穴行直刺并提插，深度23~30mm；以0.38mm×65mm毫针由左右前泉穴对本神穴以及率谷穴行透刺，深度45~50mm。留针30分钟，取涌泉穴针。②使患者取坐位，由左、右后泉穴对风池穴行0.38mm×65mm针透刺，深度45~50mm；针刺颈夹脊穴，选0.35mm×40mm毫针，深度为25~30mm，针刺后留针20分钟；头部前泉、后泉、侧泉以及神泉行针刺后施以快速捻转补泻法，直至局部有酸胀、热感，留针2~3小时，每25~30分钟行1次针。

疗程：每天1次，每周6天，2周为1个疗程。

方11　回阳九针法

取穴：哑门、劳宫、三阴交、涌泉、太溪、中脘、环跳、足三里、合谷。

操作：常规消毒。采用平补平泻，每次留针30分钟。

疗程：每天1次，每周5次，休息2天。共治疗3个月。

注：本法出自《针灸聚英》，有歌诀云："哑门劳宫三阴交，涌泉太溪中脘接，环跳三里合谷并。"

[**头皮针疗法**]

方1　国际标准线抽提法

取穴：顶中线、额中线、额旁1线（右）、额旁3线（双）、水沟、四神聪。偏瘫加顶颞前斜线（病灶侧），面瘫加颞前线（瘫侧），肢体疼痛、麻木加顶颞后斜线（病灶侧）。

操作：患者坐位，采用30~34号1~1.5寸一次性不锈钢毫针。皮肤消毒后，采用指切进针法，先用左手拇指切按在治疗线旁边，右手持针，紧靠指甲快速将针刺入，针尖至帽状腱膜下层；顶中线由前顶刺向百会；额中线：由神庭向下针；额旁1线：由眉冲穴沿经向下针；额旁3线：由上而下针；四神聪：前神聪、后神聪、左神聪、右神聪分别刺向百会；顶颞前斜线：由前神聪刺向悬厘；顶颞后斜线：由百会刺向曲鬓，颞前线由颔厌刺向悬厘。在针尖刺入帽状腱膜下层后，使毫针与头皮呈15°~30°角，在腱膜下层进入皮肤1寸左右，指下有不紧不松的感觉和一种吸针感。然后进行行针操作，即用爆发力向外速提3次（约5秒钟），每次至多提出1分许，又缓插至1寸，如此反复行针10遍，共计约5分钟。间歇动留针2个小时，每隔30分钟行针5遍。出针时，应先以左手拇指按住针孔周围皮肤，右手持针慢慢提至皮下。然后将针迅速拔出。出针后若有出血，应迅速用消毒棉球压迫止血。水沟向上斜刺0.5寸，不留针。

疗程：隔日1次，每周针刺3次，12次为1个疗程。

方2　头穴透刺法

取穴：神庭透百会、前神聪透悬厘、脑户透风府、脑空透风池。

操作：取坐位，穴区常规消毒后，以25号1.5寸毫针，针身与头皮呈15°角刺入帽状腱膜下层，进针深1寸，快速小幅捻针，每分钟200转，得气后留针1小时。

疗程：每天1次，30天为1个疗程。

[电针疗法]

方1　头穴电针法

取穴：四神聪、百会、神庭、风池（双）。

操作：患者采取背靠坐位，针刺穴位皮肤选用75%乙醇棉球常规消毒，沿头皮呈15~30°角斜刺进帽状腱膜下。风池进针时用1.5寸不锈钢毫针，针尖方向微向下，向鼻尖斜刺0.5~1.2寸。神庭、前神聪、百会进针时，针尖向前，左右神聪和后神聪针尖向百会，进针0.5~1寸，得气后在针柄上连接G6805-Ⅱ型电针仪，施以连续波，频率每分钟300~500次，刺激量以患者耐受为度。通电30分钟。

疗程：每日1次，每周5次（周末休息），治疗6周为1个疗程。

方2　眼区电针法

取穴：眼针心区和肾区。

操作：使用规格为0.25mm×25mm的不锈钢毫针，眼区穴位常规消毒后在眶内紧靠眼眶直刺，进针12.5mm。将电针负极接肾区，正极接心区，选用密波，强度以患者能耐受为度，留针40分钟。

疗程：每日1次，14天为1个疗程，治疗1个疗程后休息14天，继续第2个疗程的治疗。

方3 嗅三针法

取穴：迎香、上迎香、两阳白连线中点、印堂。

操作：常规消毒。在双侧迎香进针，向内上方透刺至上迎香，第3针从两阳白连线中点透印堂至鼻根不锈钢毫针与皮肤呈30°角进针，向规定方向平刺，须有流泪和鼻腔酸楚等得气感。然后接G6805型电针仪，采用疏密波，疏波频率为3.85Hz，密波频率为6.25Hz，电流强度为0.8~1.0mA。留针1小时。

疗程：每天上午1次，连续治疗5天，休息2天，10周为1个疗程。

方4 辨证选穴法

取穴：四神聪、本神（双）、百会、风池（双）。心肝火盛取太冲、行间、少府（均双）；气滞血瘀取合谷、血海（均双）；痰浊阻窍加足三里（双）、丰隆（双）、水沟；髓海不足加太溪（双）、绝骨（双）、大椎；肝肾不足加肝俞、肾俞、命门（均双）；脾肾两虚加脾俞、肾俞、足三里（均双）。同时口眼歪斜取地仓透颊车、下关、迎香（均患侧）、合谷（健侧）；半身不遂取肩髃、曲池、手三里、外关、合谷、环跳、阳陵泉、足三里（均取患侧）。肩髃、曲池、手三里、外关、合谷、环跳、阳陵泉、足三里（均取患侧）。

操作：穴位常规消毒。用30号1~1.5寸不锈钢针，平刺，得气后四神聪、本神（双）、百会、风池（双）接G6805型电针仪，采用疏密波，频率14~16Hz，刺激量以患者能耐受为度，每次30分钟，余穴平补平泻。

疗程：每天上午1次，每周休息2天，再继续治疗，连续治疗4周为1个疗程。

［耳针疗法］

取穴：神门、脑、肾、肝、脾、心。

操作：局部用乙醇棉球消毒后，左手手指托患者耳郭，右手持耳针刺入，留针1周。

疗程：1周换针1次，30天为1个疗程。

［眼针疗法］

取穴：双眼肝区、肾区。

操作：常规消毒。用0.5寸毫针沿眼眶内侧斜刺，不用提插、捻转手法，留针20分钟。

疗程：每天治疗1次，治疗10天休息2天，3个月为1个疗程。

［舌针疗法］

取穴：金津、玉液，舌体两侧后1/3处。

操作：选30号4寸毫针，常规消毒后拉住舌体对准穴位向舌根部刺入2.5~3.5寸，快进快出不留针。

疗程：每日1次，12天为1个疗程。

［头项针疗法］

取穴：头部，额三针：神庭、头维（双），顶三针：百会、四神聪，颞三针：率谷（三向刺），项部：风府、风池（双）。

操作：常规消毒。采用1.5寸不锈钢毫针，头针以15°夹角进针，额三针从前向后进针，顶三针从后向前进针，颞三针分别向前、后、下进针，刺至帽状腱膜下，进针深度1~1.2寸，进针后、出针前均采用快速捻转手法，捻针30秒。风池、风府均进针1.2寸左右，针尖朝鼻尖方向。诸穴得气后，做快速捻转手法30秒，留针30分钟。

疗程：每日1次，每周休息1天，6周为1个疗程。

［穴位注射疗法］

方1

取穴：风池。

药物：复方丹参注射液。

操作：取2ml注射器一支，抽取复方丹参液2ml，常规消毒后，两侧风池各注射1ml。

疗程：隔天1次，12天为1个疗程。

方2

取穴：天柱（双）、手三里（双）、膈俞（双）、足三里（双）。

药物：复方当归注射液6ml、黄芪注射液2ml的混合液。

操作：用6号穴位注射针吸入混合液8ml，常规消毒，每穴分别注射0.5~1.5ml不等。

疗程：隔日1次，15次为1个疗程。

［穴位贴敷疗法］

取穴：大椎、神门、足三里、三阴交。

药物：将黄芪、石菖蒲、川芎研磨成粉，然后与黄酒调成药丸，备用。

操作：将药丸贴敷在所取穴位上，胶布固定。每次贴敷6个小时。

疗程：隔日1次，4周为1个疗程。

[艾灸疗法]

取穴：百会、大椎、神庭。

操作：百会采用实按灸治疗。将直径2cm，厚度0.5cm的附子饼，放于百会处，将点燃的清艾条按压于百会处的附子饼上，手微向下加力，至患者不能耐受立即提起艾条，顷刻再压灸，如此反复操作，持续20分钟。加压艾灸结束后，采用悬灸法分别对大椎和神庭施灸20分钟。

疗程：每周3次，4周为1个疗程。

【评述】

1.本病因一直未有一种安全高效的方法，而成为医学上的一大难题。为此在挖掘中医理论精华的基础上，开拓性地选择一些特殊的方法，不失为一种思路。本病宜早发现、早诊断、早治疗，针灸介入越早疗效越好。

2.本病是在智能获得充分发展之后，由于脑血管的损害而造成退化的结果。其智能衰减以记忆力减退最为明显，可保留部分智能如理解判断力等而呈"斑点状痴呆"，故与中医所论述的生成愚顽不知人事者，或癫狂痫证、痰迷心窍及年老精衰、延为呆傻之"痴呆"明显有别，辨证时应予鉴别。

3.在治疗本病的同时，必须控制好血压并避免其他高危因素如高血脂、糖尿病、吸烟、酗酒及肥胖等，对伴发的焦虑、抑郁要给予相应治疗。

4.针灸对本病有良好的疗效。以头皮针为首选，但取效较慢，需长期坚持。也可结合西药、心理疗法、康复疗法等其他疗法综合治疗，以提高疗效。

5.头皮针留针时间越长效果越好，但要注意安全，不要让患者擅自拔针，以免造成意外，疗效应服从安全。

十五、癔症

【概述】

癔症是指由精神刺激或不良暗示引起的一类精神障碍，是神经官能症中常见的一种疾病。本症多突然发病，常在直接精神因素影响下发病，临床表现多种多样，但无器质性病变基础，多呈反复发作，均具有很强的暗示性。癔症在普通人群中的患病率约3.55‰，在精神科门诊中占初诊病例的3%~4.5%。本病多发生于青、壮年时期，女性远多于男性，有明显的家族遗传倾向，经济、文化水平低者发病率高。有观点认为癔症是一种原始的应激现象，包括①兴奋性反应如狂奔、乱叫、情感暴发等精神运动性兴奋状态；②抑制性反应如昏睡、木僵、瘫痪、聋、哑、盲等；③退化反应如幼稚行为、童样痴呆等。还有观点认为癔症是一种有目的的反应，临床实践发现，癔症常常发端于困境之中或危难之时，而且癔症的发作往往能导致脱离这种环境或免除某些义务。

本病属于中医"郁证""脏躁""百合病""梅核气""奔豚气""气厥""失音""暴聋""癫证"等的范畴。中医学历来重视情志和机体脏腑气血的关系。中医认为情志活动必须以五脏精气作为物质基础，如《素问·阴阳应象大论》说："人有五脏化气，以生喜怒思忧恐。"生理功能上，情志变化和脏腑功能息息相关，心在志为喜，肝在志为怒，脾在志为思，肺在志为忧，肾在志为恐。在病理状态下，情志活动和脏腑功能相互影响，如《素问.举痛论》："怒伤肝，喜伤心，思伤脾，忧伤肺，恐伤肾。"如《素问·调经论》说："血有余则怒，不足则恐。"《灵枢·本神》又说："肝气虚则恐，实则怒。心气虚则悲，实则笑不休。"情志变化可影响气机调畅，《素问·举痛论》说："怒则气上，喜则气缓，悲则气消，恐则气下，惊则气乱，思则气结。"

癔症患者可有多种临床表现，《金匮要略·妇人杂病》就有"脏躁"及"奔豚气"的描述："妇人脏躁悲伤欲哭，象如神灵所作，数欠伸""奔豚气从下腹起，上冲咽喉发作欲死，复还止，皆惊恐中得之。"

癔症以情志刺激为病因，以气机郁滞为主要病机，以脏腑功能失司为主要病理基础。癔症患者受精神刺激后，情志不舒，肝气郁结。或肝郁犯脾，脾失健运，聚湿生痰，痰气交阻，上蒙心神；或郁久化火生热，痰热互结，气机逆乱；或忧思抑郁不解，暗耗心之气阴；或气滞导致血瘀，痰瘀互结，蒙蔽心窍，神明失灵。痰湿闭阻清窍，五脏六腑之精气不能上注于清窍，失其司职，故精神恍惚，悲忧善哭，突然失明、失音、失聪。痰瘀闭阻经络，气血流通不畅，肢体静脉失养，则突然瘫痪。

【临床表现】

癔症是由心理社会因素作用于癔症性格基础上产生的内心冲突或情绪波动，暗示或自我暗示所致的精神障碍，主要表现为转换症状和分离症状。

1.转换症状是由心理社会因素暗示或自我暗示引起情绪反应，瞬间出现躯体症状，一旦出现躯体症状，情绪反应便消退。表现为麻木，感觉过敏，突然失明失聪、失音、肢体瘫痪、不能站立或不能步行，但无肌肉萎缩，痉挛发作，倒地抽搐。常常是手舞足蹈，有时扯头发、咬衣服。

2.分离症状指对过去经历与当今环境和自我身份的认知完全或部分不相符合，也可表现为精神异常状态。表现为突然情感爆发，哭笑不止、撞头、扯头发、咬衣服、捶胸顿足、满地打滚，常伴有情绪的急剧转变和戏剧性表现。还有的心因性遗忘患者，表现为有选择地遗忘那些与心理创伤有关的内容或某一阶段的经历。神游症患者，突然离开原先的活动范围，外出漫游，可历时数日。

诊断必须排除器质性病变。

【辨证分型】

中医辨证，癔症可分为肝气郁结、痰热互结、痰瘀阻窍、气阴两虚、痰气交阻、寒气上逆6型。

1.肝气郁结型 症见精神抑郁，多疑善虑，胸闷胁痛，喜太息，脘腹胀闷，纳呆食少，或突然倒地，四肢逆冷，肢体呈痉挛性拘急僵直，双目紧闭，移时恢复。女性多伴乳房胀痛，月经不调或痛经。舌淡苔白，脉弦。

2.痰热互结型 症见急躁易怒，咳痰黄稠，渴不欲饮，尿赤便秘，头痛面赤，自觉少腹有一股气上冲胸咽，烦闷欲死，昏仆倒地，肢体拘紧痉挛。舌红苔黄厚腻，脉滑数。

3.痰瘀阻窍型 症见精神恍惚，悲忧善哭，或突然失明，痰瘀阻窍所致，或失音不语、或突然耳聋，或突然肢体瘫痪。舌质紫暗或有瘀斑、瘀点，脉弦涩。

4.气阴两虚型 症见精神恍惚，心神不宁，悲忧喜笑无常，昼日时时欠伸，入夜兴奋不寐，或手舞足蹈，或肢体震颤，潮热盗汗，五心烦热。舌质红少苔，脉细数无力。

5.痰气交阻型 症见精神萎靡，情志抑郁，表情淡漠，胸闷纳呆，太息频作，嗳气呕恶，咽中梗阻，如偶物阻咯之不出，咽之不下。舌苔白腻，脉弦滑。

6.寒气上逆型 症见形寒肢冷，精神萎靡，少气无力，气从少腹上冲心胸，发作欲死。舌淡苔白，脉沉细。

【针灸处方】

[毫针刺法]

方1 从神论治法

取穴：涌泉、水沟、内关、郄门。瘫痪者上肢加曲池、外关，下肢加足三里、绝骨；失音者加上廉泉；木僵、嗜睡者加大陵、风池；哭笑无常者加神庭、神门、太冲；耳聋者加颞后线、听宫、翳风；失明者加攒竹、承泣、睛明；咽中梗塞者加天突、金津、玉液；肢体强直者加百会、涌泉、太冲、阳陵泉；震颤者加百会、风池、脑户；昏厥者加百会。

操作：常规消毒，先用2寸不锈钢毫针取涌泉提插捻转中强刺激，不留针或留针5~10分钟；水沟针尖向鼻中隔方向刺，强刺激不留针；内关、郄门直刺1寸，均施提插捻转中等刺激。余穴常规操作。

疗程：每日1次，5次为1个疗程。

方2　醒脑开窍法

取穴：水沟、百会、内关。瘫痪加曲池、足三里；失语加廉泉；失聪加翳风。

操作：患者取仰卧位，常规消毒，先针百会，捻转泻法，持续行针约3分钟，留针。再取1寸毫针强刺激水沟，至患者流泪。内关透外关，重刺泻法。

疗效：每日1次，2次为1个疗程。

方3　五心穴法

取穴：头心水沟，手心劳宫，足心涌泉称"五心穴"。上星透百会，印堂，头颈及四肢抽动，颈部取颈臂（锁骨与胸锁乳突肌形成的三角，即颈三角上1寸，平第四颈椎棘突），上肢取极泉、青灵，下肢选取三阴交。

操作：嘱患者仰卧，针刺局部常规消毒，选用1.5寸一次性毫针，采用单手进针法，水沟向鼻中隔方向斜刺约45°，采用雀啄重泻法，以眼球湿润为度；劳宫、涌泉直刺8~13mm，采用提插泻法，得气后出针。上星向百会透刺5~10mm，印堂向鼻根平刺8~13mm；颈臂直刺10~15mm，采用提插泻法，得气后出针；极泉直刺10~15mm，采用提插泻法，使针感传导至指端，得气后出针；青灵以10~15mm，采用提插泻法，使针感传导至指端，得气后出针；三阴交斜刺10~15mm，采用提插泻法，使下肢抽动为度，得气后出针。诸穴均得气后，不留针，出针后令患者活动四肢及颈部。

疗程：每天1次，3次为1个疗程。

方4　经外奇穴法

取穴：宗脉（位于耳屏与耳垂之间，将耳垂微折向耳屏，中间出现一斜沟，斜沟的中点既是该穴），中平（位于足三里直下1寸，向外旁开1寸）。

操作：常规消毒。采用3寸毫针针刺宗脉，医者左手拇食两指夹住耳郭下部，右手持针，针尖沿耳软骨下方向外耳道的后下方进针，进针1.5~2寸左右，得气后，可根据病的虚实，施行补泻手法。如作快速地大幅度地捻转（泻法）时，可在同侧的耳颞部出现强烈的酸、麻、胀感。留针10分钟，每2分钟行针1次。中平用5寸毫针直刺3~3.5寸，针感为麻胀及触电式传导，可传导至脚踝部，留针5分钟，2分钟后行针1次。针刺时采用强刺激手法，在针刺的同时配合语言暗示，使患者对治疗具有信心，以增加其治疗效果。

方5　对症选穴法

取穴：癔症性瘫痪上肢取颈臂、极泉，下肢取三阴交、太溪、委中；吞咽困难、失语取三廉泉：前廉泉（位于下颌颏后1寸，前正中线上），上廉泉（舌骨体正中上缘），正廉泉（甲状软骨与舌骨体之间的凹陷处）；耳鸣、耳聋取耳门、听宫、听会；失明取攒竹、鱼腰、睛明、球后；小便频数取中极、关元。

操作：所选穴位常规消毒。颈臂直刺0.8~1寸，行提插泻法，引发从颈部到手臂及手指的窜动抽针感或触电感，不留针；极泉循经下移1.5寸取穴，斜刺0.5~1寸，提插泻法，使上肢及手指屈曲，不留针。三阴交斜刺0.5~1寸，行提插补法；太溪直刺0.5~0.8寸，行提插补法，使针感向足部放射，留针30分钟；委中直刺0.5~1寸，行提插泻法，引起窜动抽针感，不留针。前廉泉直刺1寸，提插泻法，不留针；上廉泉向舌根方向斜刺2~2.5寸，捻转补法，不留针；正廉泉直刺0.2~0.5寸，雀啄补法，使咽部有酸胀感，不留针。耳门、听宫、听会直刺0.5~1.3寸，张口取穴，施以小幅度提插捻转手法，使针感向耳内及脑内传导，留针30分钟。攒竹向眉中斜刺0.3~0.5寸，鱼腰向上斜刺0.2~0.3寸，睛明直刺0.3~0.5寸，球后沿眶下缘直刺0.5~1.5寸，留针30分钟。中极、关元直刺1~1.5寸，捻转补法，留针30分钟。

疗程：每日1次，3次为1个疗程。

[头皮针疗法]

取穴：上肢瘫痪取顶颞前斜线（中1/3）；下肢瘫痪取顶颞前斜线（上1/3）；失音取额中线；木僵、嗜睡取顶中线、哭笑无常取额中线、额旁1线（右）、额旁2线（左）；耳聋取颞后线；失明取枕上正中线、枕上旁线；咽中梗塞取额中线；肢体强直取顶中线、双侧顶颞前斜线；震颤取枕下旁线、顶颞前斜线；昏厥取顶中线。

操作：常规消毒。用1.5寸一次性毫针，快速破皮进针，针至帽状腱膜下层，缓缓进至1寸，然后用爆发力快速抽提3次，耗时5秒，针体不动或抽出1分许，再缓插至1寸，遵前法抽提10遍。留针0.5~2小时。在行针和留针时配合导引、推拿等。

疗程：每天1次，3天为1个疗程。

［**电针疗法**］

方1

取穴：神门、太冲、内关（均双）。肝气郁结者加曲泉、期门；气郁化火者加外关、行间；痰气郁结者加丰隆、阴陵泉；神志不清者加水沟。

操作：选取穴位常规消毒，常规进针后，接G6805型电针仪，在毫针上通电，采取强刺激，以患者能够耐受的最大限度为宜。每次15~20分钟。

疗程：每日1次，3周为1个疗程。

方2

取穴：百会、四神聪、水沟。上肢瘫痪加瘫痪侧的合谷、内关、曲池、神门、极泉，下肢瘫痪加瘫痪侧的太冲、三阴交、足三里。

操作：常规消毒后，平补平泻，体质虚弱者采用弱刺激，留针20分钟，瘫痪肢体连接电针仪，疏密波，频率为每分钟60~80次。

疗程：每日1次，2周为1个疗程。

方3

取穴：双侧太阳，精神障碍严重者加用双侧合谷。

操作：常规消毒后，用1.5~2.5寸毫针，直刺进针1~2寸，得气后，连接电针治疗仪，对不配合者，给予适当保护。

疗程：每日1~2次，3次为1个疗程。

［**刺血疗法**］

取穴：太冲（双）、合谷（双）。

操作：常规消毒。用三棱针点刺放血，挤出少量血。

疗程：隔日1次，2次为1个疗程。

［**穴位注射疗法**］

取穴：双侧风池。

药物：维生素B_{12}注射液。

操作：患者取颈屈前位，常规消毒皮肤，针头刺入方向与皮肤表面垂直，回抽无血后注射，每穴注射2ml维生素B_{12}注射液与0.9%生理盐水1∶1均匀混合液。注射完毕后出针，注射部位用灭菌纱布按压数分钟止血。

疗程：每周注射1次，5次为1个疗程。

[穴位电疗法]

取穴：百会、哑门，风池、风府，人迎，天突、廉泉，合谷。

操作：采用DL-Z-Ⅱ型直流感应电疗机。操作者手持两个小圆头电极（3cm×3cm），每次同时刺激2个穴位，刺激强度以见到局部肌肉强直收缩或患者最大忍受限度为准。每穴刺激通电3~5秒，以上穴位循环刺激。每穴每次治疗通电5~10次。嘱患者在治疗时随刺激发出声音，以振动声带。

疗程：每日1次，3次为1个疗程。

【评述】

1.癔症是由明显的精神因素引起的强烈情感体验，症状的产生和消失与暗示、自我暗示有密切联系。症状多样，在情感爆发或其他精神症状发作时，可带有鲜明的情感色彩。在躯体功能障碍时，检查未见与临床症状相应的阳性体征。

2.癔症的病因主要是心理因素及遗传，但具有癔症性格是癔症的重要易患因素。癔症性格特征为感情用事、情绪不稳、暗示性强、心胸狭窄、富于幻想、好表现自己和以自我为中心的倾向。

3.癔症的治疗，西医一般采用抗精神失常、抗焦虑、抗抑郁等药物治疗和心理治疗，起效慢、药物副作用大。而运用针灸治疗癔症具有疗程短，见效快，方法简便易行且安全可靠等优点。

4.在针刺前后和针刺过程中需配合暗示和诱导，使患者对疾病痊愈有足够的信心。让患者及其家属知道，癔症是一种功能性疾病，是完全可以治愈的。消除患者及其家属的种种疑虑，稳定患者的情绪，使患者及其家属对癔症有正确的认识，并积极配合医生进行治疗。引导患者认识病因及病因与治疗的关系，应给予患者尽情疏泄的机会，给予适当的安慰或鼓励。患者本身也应加强自我锻炼，用理智的态度处理所面临的一切，而不要感情用事，用积极主动的姿态去克服性格方面的缺陷。

十六、癔症性弱视

【概述】

癔症性弱视，又称癔症性黑朦、癔症性失明、精神盲，是指患者受精神刺激后，在双眼外观正常的情况下，出现猝然一眼或双眼视力急剧下降甚至失明的一组眼病。

癔症性弱视，是癔症的一种表现形式。国内20世纪80年代的流行病学调查资料中，癔症的患病率为1.95‰~7.65‰，在神经症专科中占13.8‰。

中医学对"目"有丰富的认识。《黄帝内经》认为目与五脏六腑密切相关，如"五脏六腑之精气，皆上注于目而为之精"。肝主目，目与肝关系尤为密切。在经络循行上，足厥阴肝经连目系，如"上入颃颡，连目系，上出额，与督脉会于巅"。在脏腑功能上，"肝受血而能视"以及"肝气通于目，肝和则目能辨五色矣"。直到清代的《医林改错》才对目系有与西医学相似的认识，认为"两目系如线，长于脑，所见之物归于脑"，把眼睛视物与脑功能联系起来。

本篇讨论的癔症性弱视属于中医学的"暴盲"范畴，《证治准绳·七窍门》提到其表现："平日素无他病，外不伤轮廓，内不损瞳神，倏然盲而无见也。"在《审视瑶函·暴盲症》进一步论述了本病的病因病机："……病于阳伤者，缘忿怒暴悖，恣酒嗜辣，好燥腻，及久患热病痰火人得之，则烦躁秘渴；病于阴伤者，多色欲悲伤，思竭哭泣太频之故；伤于神者，因思虑太过，用心罔极，忧伤至甚。元虚水少之人，眩晕发而盲瞀不见。能保养者，治之自愈，病后不能养者，成痼疾。"文中提到的"缘忿怒暴悖""多色欲悲伤""伤于神者，因思虑太过，用心罔极，忧伤至甚"这些情志刺激都属于抑郁的情绪。而"肝为刚脏，喜条达而恶抑郁，在志为怒"，这些不良情绪刺激主要影响肝脏的功能活动，由于肝与目密切相关，目的视物功能受到影响，发为黑朦、弱视甚至失明。

【临床表现】

1.患者是在精神创伤之后，突然出现双目失明或弱视。

2.眼科检查：双眼前节正常，双瞳孔等大等圆，对光反应灵敏，视觉区通路清晰，眼底正常。

3.如果在患者前放一障碍物如凳子，让患者睁开眼睛向前走，到障碍物前便自动停下，或者绕开障碍物继续前行。

4.视觉诱发电位（VEP）图象均显示正常波形（提示视觉感受到器枕叶神中枢经兴奋传导良好）。

5.头颅CT、MRI检查无异常发现。

临床诊断时，本病需与器质性眼病引起的失明相鉴别。

【辨证分型】

中医认为，癔症性弱视或黑朦，是癔症的表现形式之一，而癔症又属于"郁证"范畴，故癔症性弱视的中医分型当与肝郁相关联，可分为肝郁气滞、肝火上炎、痰瘀互结3个证型。

1. 肝郁气滞型 症见突然出现黑矇，视物不清，同时伴有精神抑郁，胸胁胀痛，脘闷嗳气，腹胀纳呆、月经不调。苔薄脉弦。

2. 肝火上炎型 症见突然出现视物不清，甚至目无所见，同时伴有头晕胀痛、面红目赤、口苦口干、急躁易怒、不眠或恶梦纷纭、胁肋灼痛、便秘尿黄、耳鸣如潮或耳内肿痛流脓。舌红苔黄、脉弦数。

3. 痰瘀互结型 症见素体肥胖，过食肥甘，突然失明或视物模糊，并伴有精神恍惚，悲忧善哭，头闷重如裹，肢体重着或屈伸不利；或脘腹胀满，食欲不振，或腹胀便溏，小便不利，或肌肤水肿。舌质紫暗，脉弦涩或弦滑。

【针灸处方】

[毫针刺法]

方1 癔症性弱视

取穴：内关、攒竹、下睛明、百会、视区。

操作：常规消毒后，用30号1寸或1.5寸不锈钢毫针，攒竹直刺0.3~0.5寸，百会平刺0.5寸，头部穴位平刺，进针1寸左右，其他穴位直刺常规深度操作。留针30分钟，间隔10分钟捻转1次，平补平泻。

疗程：每日或隔日1次，10次为1个疗程。疗程间歇3天。

方2 癔症性黑矇症

取穴：内关、神门、通里。

操作：皮肤常规消毒，让患者闭目养神，用1寸毫针直刺内关，得气后留针30分钟；运用卧刺针法自神门透通里，得气后，行摇柄法，用右手指持针如摇撸状，行青龙摆尾针法，使针感沿前臂向上传导入胸内。此时令患者睁开双眼，检查患者能否辨认医者手指数。经休息15分钟后再复查视力。

疗程：每日1次，3次为1个疗程。

[头皮针疗法]

取穴：枕上正中线、枕上旁线（双）、额中线、顶中线。肝郁气滞加额旁2线（左）；痰瘀互结加额旁2线（双）、额顶线中1/3；肝火上炎加额旁2线（左）、额旁3线（双）。

操作：患者取坐位。皮肤消毒后，用0.25mm×40mm一次性不锈钢毫针，枕上正中线由强间穴向脑户穴透刺、枕上旁线自上而下分别刺入1.2寸，额中线自神庭沿正中线向下刺入1寸，顶中线自前顶透向百会，行抽提法强刺激。配穴额区治疗线均自上而下刺入1寸，额顶线由前向后，均行抽提法，并配合导引：要求行针时闭目，平心静气，意念至目，并按揉攒竹、睛明、四白、丝竹空、太阳、翳明等腧穴。留针2~8小时，间歇动留针，其间行针和配合导引3~5次。

疗程：每日1次，10次为1个疗程。

[**耳针疗法**]

取穴：屏间前、屏间后、肝、肾、脾。肝火上炎加耳尖，肝郁气滞加皮质下，痰瘀互结加神门。

操作：耳郭常规消毒，用王不留行籽贴敷，嘱患者自行按压每天3~5次，中强刺激，以耳朵发热、略有胀痛为度。耳尖放血3~5滴。

疗程：两耳交替，3天换贴，10次为1个疗程。

【评述】

1.该病如果诊断正确，一般预后良好，但易于复发。在治疗过程中，医务人员应有高度的同情心，耐心诱导，热情关心，以和蔼的态度给患者以慰藉，帮助患者树立战胜疾病的信心，用深切的理解和同情感化患者，让患者充分信赖你，同时还要注意充分把握患者的心理，让患者相信针灸的疗效，往往会可获神奇的效果。

2.本病多见于癔症性格的人群，其特点是感情用事，情绪不稳，好走极端，情绪易激动而多变，暗示性强，容易受到别人的言语行为的影响，心胸狭窄，富于幻想，好表现自己和以自我为中心。故对患者要重视心理疏导，鼓励患者安排好生活，保证其充分的睡眠、休息，建立良好的人际关系和安静的生活环境，避免过分强烈的精神刺激。

3.在发作缓解期，要对患者进行精神治疗，使患者了解疾病的性质，掌握发病的因素，认识自己性格上的缺陷和弱点，针对性地改造锻炼，正确对待和处理现实生活中的矛盾，防止疾病再发，达到完全康复。

十七、阳痿

【概述】

阳代指男子阴茎，痿指痿弱。阳痿即勃起功能障碍（Erectile Dysfunction，ED），指成年男性阴茎痿弱不举，或临房举而不坚，不能进行正常房事的病症。

本病是男科常见病，在我国的发生率约为10%，全国有1500万~3000万患者。本病给患者造成痛苦与烦恼，严重者还可导致家庭破裂等社会问题。阳痿的表现有原发性阳痿（一生中从未在性交时勃起）和继发性阳痿。前者往往与躯体因素有关，治疗非常困难，后者往往与性环境、性伴侣、性行为时的情绪状况、性的创伤经历等心理因素有关。

中医称本病为筋痿、阴痿。中医学对本病的认识有着悠久的历史，早在《黄帝内经》就对筋痿病有记载，《素问·痿论》："思想无穷，所愿不得，意淫于外，入房太甚，宗筋弛纵，发为筋痿。"同时，中医对阳痿的辨证论治也积累了丰富的临床经验，认为阳痿多由于恣情纵欲，频犯手淫，导致精气虚损，命门火衰，或有思虑、惊恐伤及心脾肾而成，亦可因肝失疏泄，湿热下注，宗筋弛纵所致。有的从虚论治，《景岳全书·杂证谟》论曰："凡男子阳痿不起，多由命门火衰，经气虚冷，或以七情劳倦损伤生阳之气，多致此证。"《素问·痿论》也有类似的论述："思想无穷，所愿不得，意淫于外，入房太甚，宗筋弛纵，发为筋痿。"有的从肝论治，肝藏血，主疏泄，喜条达而恶抑郁，肝藏魂，肝之筋脉循腹绕阴器，宗筋又为肝所主，肝之功能失调，常招致阳痿发生。《杂病源流犀烛·前阴后阴源流》说："又有失志之人，抑郁伤肝，肝木不能疏达，亦致阴痿不起。"有的从脾论治，脾主运化，为气血生化之源，宗筋之事有赖气血之充养。脾在志为思，久思伤脾，脾失运化，气血乏源，则宗筋失用，阳事不举。《景岳全书·阳痿》说："凡思虑焦劳忧郁太过者，多致阳痿，盖阳明总宗筋之会……若以忧思太过，抑损心脾，则病及阳明冲脉……气血亏而阳道斯不振矣。"有的从肾论治，肾为先天之本，主生殖、藏精，司前后二阴，内寓真阴真阳，肾之精气旺盛是阳道亢奋之基础。《景岳全书·阳痿》说："忽有惊恐，则阳道立痿，亦甚验也。"可见，中医将本病责之于肝、脾、肾和命门。

本篇讨论的主要是与精神因素相关的阳痿。

【临床表现】

1.成年男性在性活动的场合下有性欲，但难以产生或维持性交所需要的阴茎勃起或勃起不充分或勃起历时短暂，以至于不能插入阴道完成性交过程，但是在其他情况下，如手淫、睡梦中、晨起等，可以勃起。此为本病的主要临床表现。

2.本病又有器质性和功能性之分。器质性阳痿表现为阴茎任何时候都不能勃起，亦无自发性勃起，功能性阳痿则有自发的勃起，但临房勃起总失败。

3.本病绝大多数由精神心理因素所致，因此患者都有不同程度的紧张、惧怕、抑郁、焦虑和苦恼。

【辨证分型】

中医辨证，概括起来，阳痿主要分为命门火衰、忧思太过、情绪抑郁和惊恐伤肾等4型。

1.命门火衰型 症见阳痿不举，头晕耳鸣，面色㿠白，畏寒肢冷，精神萎靡，腰膝酸软，精薄清冷。舌淡苔白，脉沉细。

2.忧思太过型 症见阳痿不举，面色少华，心悸气短，失眠健忘。舌淡，脉细弱。

3.情绪抑郁型 症见阳痿不举，情绪抑郁，胸闷不舒，烦躁易怒，胸胁胀闷。舌红苔白，脉弦。

4.惊恐伤肾型 症见阳痿不举，胆怯多疑，心悸易惊，精神苦闷，寐不安宁。苔薄腻，脉弦细。

【针灸处方】

[毫针刺法]

方1 经外奇穴法

取穴：举阳（于秩边与环跳连线中点取穴）。命门火衰者加关元、命门、三阴交；心脾两虚者加心俞、内关、中脘、足三里、脾俞、关元、三阴交、肾俞；心肾阴虚加中极、次髎、三阴交、大陵、神门、复溜。

操作：穴位皮肤常规消毒。举阳用2.5~3寸毫针深刺，以获得电击感向尿道根部放射为佳。余穴以局部出现酸胀重麻为度。针感强，得气好者，以平补平泻法，轻快捻转提插，运针1分钟，留针10分钟。得气差者，用缓慢有力的提插捻转，施以补中有泻之法，运针2分钟，留针20分钟。

疗程：每日或隔日1次，10天为1个疗程，疗程间隔3~5天，再进行下一疗程。

方2 治神法

取穴：关元、中极、曲骨、大赫、肾俞、命门、次髎、足三里、三阴交、太溪。肝郁不舒者配太冲、行间；神经衰弱者配内关、神门、百会。

操作：穴位皮肤常规消毒。使用2寸长毫针。仰卧位刺关元、中极、曲骨、大赫，针尖向会阴方向刺入，运用提插、捻转手法，使针感传于阴茎、龟头部。俯卧位刺次髎、肾俞、命门，针刺次髎使针感放散于会阴部或阴茎部，余穴施以平补平泻手法，使之出现酸、麻、胀感为度。然后对关元、中极、曲骨、次髎施以针刺治神法。针前令患者全身放松，排除杂念，使其入静。针刺入腧穴后使之得气，然后嘱病者慎守勿失，全神贯注于针下。针下有胀热感之后，捻动针柄，左转180°，并让患者以意引气，使气至病所，而后守气，使气聚而生胀生热。

疗程：隔日1次，10次为1个疗程。

方3　五脏交经法

取穴：肾俞、命门、阴谷、行间、急脉。

操作：穴位皮肤常规消毒。采用五脏交经法，首取肾俞、阴谷直刺1~1.5寸，命门向上斜刺1寸，均施以热补法，医者用左手拇指紧按针穴，右手将针进至穴内，候其气至，左手加重压力，右手拇指向前连续捻按5次，候针下沉紧，针尖拉着有感应的部位，连续急按慢提10次，拇指再向前连续捻按15次，针法顶着产生感觉的部位守气，使针下继续沉紧，产生热感。然后用青龙摆尾法行气，提针至穴位浅层（天部），按倒针身，以针尖指向阴茎，执住针柄不进不退，向左右45°以内慢慢拨动，往返拨针如扶船舵之状，摇摆9次，使针刺感应逐渐扩散至阴茎部。手法用毕后，缓缓将针拔出，急闭针孔。再取行间斜刺0.8寸，急脉穴避开动脉直刺0.8寸，均施以凉泻法，医者左手拇指紧按针穴右手将针刺入穴内，候其气至，左手减轻压力，右手拇指向后连续捻按5次，候针下沉紧，提退1分左右，针尖向产生感应的部位连续慢按急提15次，针尖拉着产生感应的部位守气，使针下松滑，产生凉感，然后用青龙摆尾法行气同前，手法用毕后，急速将针拔出，不按针孔。

疗程：隔日1次，10次为1个疗程。

方4　补阳求阴奇经八脉法

取穴：列缺（通任脉）、后溪（通督脉）、足临泣（通带脉）、公孙（通冲脉）、石关（通任脉）、三阴交。

操作：常规消毒，用毫针刺入腧穴得气后，用针法剔或拨得气组织3~5次，并留针30分钟。

疗程：每日1次，10日为1个疗程。

方5

取穴：关元。

操作：针刺用0.3mm×50mm毫针，对准关元（脐中下3寸处）采用平补平泻法直刺1~1.5寸。施术者站于患者左侧，将针刺入关元后，均匀地提插捻转，一定要使针感放射到龟头后，再留针15分钟，即出针。

心理疏导：这是一种心理治疗方法。针对各个患者不同的病因，采取不同的言词进行心理疏导，以消除患者固有的疑虑和恐惧，告诉他所患之阳痿绝非器质性病变，是属于功能性的，而且是因紧张，或恐惧，或疑虑等精神因素导致的。只要思想上解除了这些精神因素，性兴奋中枢的抑制状态得到了松弛，阳痿就可以不药而愈。

疗程：每日1次，10天为1疗程。

[**头皮针疗法**]

取穴：额旁3线（双）、顶中线、额顶线后1/3。情绪抑郁加额旁2线（左），忧思太过加额中线、额旁2线（双），失眠心悸加额旁1线（右）、额旁2线（左），腰脊酸痛加枕上正中线、枕上旁线，耳鸣耳聋加颞后线，记忆力减退加四神聪。

操作：常规消毒。针额旁3线和顶中线前，先让患者排空小便，然后用快速进针法破皮，针进帽状腱膜下层后缓缓刺入1寸，行抽提法，边抽提，边配合运动。由术者或患者本人用手在小腹向龟头方向施压，其余治疗线均以抽提法。留针2~8小时。治疗期间避免性生活。

疗程：隔日1次，10次为1个疗程。

[**电针疗法**]

方1

取穴：关元、气海、长强。湿热者配丰隆、足三里、阴陵泉；肾阳虚者配曲骨、肾俞、命门；肝气郁结者配三阴交、太冲、肝俞。

操作：穴位皮肤常规消毒。用毫针刺，得气后行捻转补泻，虚则补之，实则泻之。在针刺下腹部和腰部及其以下穴位时，要求得气后务必使针感下传到会阴、阴茎、龟头等部位。下腹部穴位每2个通1组电针，用锯齿波通2组，以能耐受为限，加用神灯照射下腹部及腰部。每次留针30分钟。

疗程：每日或隔日1次，10次为1个疗程。

方2

取穴：命门火衰型①肾俞、命门；②三阴交、关元。两组交替，针用补法。心脾两虚型①心俞、中极、足三里；②脾俞、厥阴俞。两组交替，针用补法。湿热下注型①八髎、然谷、阴陵泉；②三阴交、天枢、太溪。两组交替，针用泻法。

操作：患者取卧位，常规消毒后，以0.35mm×75mm毫针，进针1~2寸，命门火衰、心脾两虚针用补法，湿热下注针用泻法，并用低频脉冲电，通电3~5分钟，留针30分钟，间歇行针3次。局部配合红外线照射。

疗程：每日1次，10次为1个疗程，中间休息2天。

[温针疗法]

取穴：肾俞、命门、关元、中极、三阴交、气海、足三里、太溪、百会、神阙。其中肾俞、命门、关元、三阴交每次必用，其他穴位选用。

操作：取关元、中极，嘱患者仰卧位，常规消毒后用0.35mm×75mm毫针刺入，捻转进针2~3寸，针感要求触电感，对病程较长、体质较好的患者应采用强刺激，大幅度捻转提插，留针20~30分钟。针刺得气后，把1cm长的艾条套在针柄上点燃，燃完后取针。

疗程：每日或隔日1次，10次为1个疗程。

[耳针疗法]

取穴：肾、皮质下、外生殖器。

操作：以王不留行籽贴压，两耳交替使用。

疗程：每3天换药1次，10次为1个疗程。

[穴位注射疗法]

方1

取穴：长强，肾俞，命门，关元。

药物：硝酸士的宁注射液。

操作：每次取穴位2个。常规消毒皮肤，用7号针头，2ml注射器抽取硝酸士的宁注射液2mg，每穴注射0.6mg。注射前注意搜寻针感，以得气后注入药物为佳。

疗程：隔日1次，3次为1个疗程。

方2

取穴：曲骨。

药物：复方丹参注射液。

操作：治疗前嘱患者先排空小便，取仰卧位，腹中线耻骨联合上缘凹陷处取曲骨。局部皮肤常规消毒，取注射器抽取复方丹参注射液2ml，用6号针头垂直刺入0.5~1寸，得气后，促使针感到阴茎，轻轻旋转针头，抽取无回血，即注入复方丹参注射液1.5~5ml。

疗程：隔日1次，7次为1个疗程。

方3

取穴：关元。

药物：鹿茸精注射液。

操作：治疗前嘱患者排尿，使膀胱排空。患者仰卧位取关元，穴位常规消毒后，选用5ml一次性注射器，5号齿科针头，抽取上述注射液2ml，用左手拇指、食指撑开穴位周围皮肤，右手持注射器快速刺入穴位皮下组织，缓慢向下微直刺40~50mm，提插捻转，使针感放射至会阴或龟头，回抽无血，便可将药缓慢注入。嘱患者治疗期间严禁同房。

疗程：每日1次，10次为1个疗程。

［火针疗法］

取穴：肾俞、命门、关元、中极、三阴交。肾虚精亏者，配长强、曲骨；命门火衰者，配腰阳关、长强；心脾两虚者，配脾俞、心俞、足三里；肝郁气滞者，配急脉、行间、曲泉；湿热下注者，配阴陵泉、复溜、行间。

操作：按中医辨证法进行辨证，选定穴位后，常规消毒，然后点燃酒精灯。左手将酒精灯端起靠近针刺的穴位，将针尖、针体烧至发白，迅速准确地刺入穴位，并即刻敏捷地将针拔出。出针后即用消毒干棉球按压针孔以减轻疼痛。

疗程：4天1次，8次为1疗程，1疗程未愈，休息2周再行第2疗程，以3个疗程为限。

［芒针疗法］

取穴：白环俞、关元、气海、三阴交（双）、次髎（双）、肾俞（双）。

操作：穴位皮肤常规消毒。选用关元、气海、三阴交（双）、次髎（双）、肾俞（双）等穴位，以毫针针刺。先仰卧位针刺关元、气海，进针1.5寸左右，得气后须使针感传至阴茎，三阴交进针1寸左右，以得气为度。仰卧位留针20分钟后，改为俯卧位，针刺次髎时，需刺入骶孔，进针2.5~3寸，使针感传至会阴及阴茎，肾俞进针1寸左右，以得气为度，留针20分钟。在俯卧位加用10~13cm的长针针刺白环俞穴，使针感达会阴及阴茎。

疗程：2组均隔日治疗1次，15次为1个疗程。

［穴位埋线疗法］

取穴：虚证取肾俞、关元、次髎、三阴交、命门；实证取中极、阴陵泉、三阴交、长强。

操作：局部皮肤消毒。用5ml一次性注射器抽取适量利多卡因，分别刺在每个穴位上，待有相应的针感，回抽确无回血，方可将药物注射到穴位中。2分钟后将准备好的羊肠线用注射针头带入穴位中，针头退出。虚证可配合灸法，即埋线3天后，每个穴位灸10分钟，以皮肤温热潮红为度。

疗程：每月1次，3次为1个疗程。

[**穴位敷贴疗法**]

方1

取穴：神阙。

药物：熟地黄、山茱萸、山药、枸杞子、菟丝子、龟甲各30g，鳖甲20g，牡丹皮15g，甘草5g共研细末，瓶装备用。

操作：取药末10g，以温开水调成糊状，纳入脐中，外盖纱布固定。

疗程：3天换药1次，10次为1个疗程。

方2

取穴：曲骨。

药物：二子散。将蛇床子、菟丝子各15克共研细末，备用。

操作：用时将上药混匀，用白酒调成泥状，涂敷于曲骨上，外以纱布盖上，胶布固定。

疗程：每日涂敷2次，直至转愈。

方3

取穴：阳陵泉。

药物：把鹿茸3g、麦门冬9g、灸甘草9g、粳米5g、莲子7g，研制成极细粉末，以淡温盐水调成糊备用。

操作：将阳陵泉用麻黄浸酒擦拭3次，干后把药糊用纱布敷之，待药干时取下，再用麻黄根水煎洗穴位处即可。

疗程：每日1次，10日为1个疗程；巩固期5天1次，5次为1个疗程。

方4

取穴：气海、关元、肾俞（双）。

药物：当归、生马钱子、党参、桂枝、小茴香、片姜黄、麻黄、紫丹参各等份，共研细末，每个纱布药袋装入药末500g备用。

操作：取药袋敷于气海、关元、肾俞（双），用松紧带固定。

疗程：每48小时更换1次，5次为1个疗程。

注：本法只能袋敷，不能湿敷。

[艾灸疗法]

方1　温和灸

取穴：①中极、次髎、三阴交、命门、肾俞。失眠心悸加心俞、脾俞、神门；早泄加大敦；射精困难加曲泉、大敦、曲骨。②气海、关元、三阴交。

操作：用艾条温和灸，每次施灸20~30分钟，以局部泛红、温热为度。

疗程：每日1次，10次为1个疗程。

方2　化脓灸

取穴：命门。

操作：局部常规消毒。用麦粒灸灸3壮。

疗程：待灸疮愈后再行第2次施灸，3次为1个疗程。

方3　热敏灸

取穴：关元、气冲、肾俞、腰阳关、血海。

操作：按照热敏灸技术要点对施灸部位与施灸剂量进行定位、定量规范操作。先对穴区进行穴位热敏探查，并标记热敏穴位。关元、气冲进行三点温和灸，自觉热感深透至腹腔，灸至热敏感消失为止。肾俞进行双点温和灸，自觉热感深透至腹腔或扩散至腰骶部或向下肢传导，灸至热敏灸感消失为止。腰阳关进行单点温和灸，自觉热感深透至腹腔或扩散至腰骶部或向下肢传导至足心发热，灸至热敏灸感消失为止。血海进行双点温和灸，部分患者的感传可直接到达下腹部，如感传仍不能上传至腹部者，再取1支点燃的艾条放置于感传所达部位的近心端进行温和灸，依然接力使感传到达下腹部，最后将2支艾条分别固定于血海、下腹部进行温和灸，灸至热敏灸感消失为止。

疗程：每日1次，10次为1个疗程。疗程间相隔2~5日。

方4　灯火灸

取穴：命门、关元、肾俞、三阴交、曲骨。命门火衰加腰阳关；气血亏虚加足三里、脾俞。

操作：施以阴灯灼灸术。取灯心草1支，长约10cm，将灯心草蘸植物油点燃约半分钟，随即吹灭灯火，停留约半分钟待灯心温度稍降，利用灯火余烬点于治疗穴位上灼灸，一触即起为1壮，每穴灸1~2壮。

疗程：每日1次，10次为1个疗程。

方5 隔药灸

取穴：曲骨、中极、关元、气海。

药物：骨香粉。取龙骨、小茴香、五味子、炮姜、巴戟天、淫羊藿各10g，烘干，研碾成细粉末，过120目筛，装瓶备用。

操作：先找准穴位做好标记，取30g备好的骨香粉末，倒入无菌容器内，用蜂蜜调和，做成4个药丸。每穴先用大拇指指尖按揉之，患者有酸，麻，胀感后，即将药丸在手心上做成3cm×3cm的药饼，用牙签扎数孔，敷贴于穴位上，再用牙签通透药饼。四穴位敷贴药饼后，开始艾灸，将圆柱状艾条一段点燃，对准敷贴药饼穴位，自上而下，采用温和灸的方法，对准施灸穴位约距0.5~1寸进行熏灸，使患者有温热感或轻微的灼痛感，灸至局部皮肤红润为度。每穴灸4~5分钟，共约30~40分钟。

疗程：每日1次，10次为1个疗程，疗程间隔3天。

［红外线照射疗法］

取穴：下腹部以关元、气海、中极为中心，腰部以命门、肾俞、腰阳关为中心。

操作：红外线照射，每个部位每次30分钟，以局部皮肤红润发热为度。

疗程：每日1次，10次1个疗程。

【评述】

1.针灸治疗的适应证是功能性阳痿。一般来说，假如在夜间或早晨起床前，有阴茎的勃举，而在预备性交时却不能，这是功能性阳痿。而器质性阳痿是在任何情况下，都不可能有阴茎勃举的。因此，本病在治疗前，应首先查清病因，然后进行针对性治疗。如有无精神创伤史、外伤史、糖尿病或其他慢性疾病史，如动脉粥样硬化、高血压、高血脂等，有无手淫习惯及吸烟、酒等嗜好，是否进行过前列腺摘除术，绝育手术或其他手术史，有无慢性前列腺炎或精囊炎史，有无服用可影响性功能的药物史。对因器质性疾病引起者，应治疗其原发疾病。对于由药物影响者，应考虑停药或改用其他药物。对于血管性阳痿，可应用血管外科手术治疗。

2.据统计，约60%~90%的功能性阳痿患者可以治愈。针灸治疗阳痿具有疗效显著，施术安全、简便易行的特点，而且还能对机体功能进行良性调节，显示出目前其他疗法难以比拟的优越性。由于针灸治疗本病方法众多，本节仅列不同方法中的一些处方，供备选之用。

3.在治疗功能性阳痿的过程中，无论何型、从何论治，都不能放弃从心论治，在针灸治疗的同时，要十分注意心理疏导的重要性，引导患者解除顾虑，放松精神，建立信心。同时，也可配合按摩、中药等方法提高疗效，并尽早改变不良生活习惯，如吸烟、久坐不运动、不合理饮食等，尽早开始有规律的生活和进行科学健身运动。

4.适当增加营养，增强自身体质。戒除手淫等不良习惯，不纵欲。劳逸结合，注意休息，不过度疲劳。

十八、神经性厌食症

【概述】

神经性厌食症又称精神性厌食症，简称厌食症。它是一种患者自己有意造成的体重明显下降至正常生理标准体重以下，并极力维持这种状态的一种心理生理障碍。

本病发病年龄通常在10~30岁，约85%的患者在13~20岁起病，发病高峰年龄为17~18岁，多见于女性。近些年随着生活水平的提高，对"以瘦为美"的追求及"苗条文化"的影响，其发病率有增高的趋势。

本病属中医学"干血痨""恶食""不嗜食"等范畴。与肝、脾、肾有关，但与肝关系最为密切。

【临床表现】

本病最主要的表现是患者过分关注体形、过度节食以致体重显著降低。患者开始时多以减少热量的摄入为特点，逐渐地完全回避导致发胖的食物，甚至自我诱发呕吐、自我引发排便、过度运动、服用厌食剂或利尿药等，以故意造成自己的体重减轻。而即使体重降低已很明显，患者仍然不满意，继续实行上述办法，欲达到患者给自己指定的过低的体重界限，这个界限远低于健康的体重标准。

由于患者的一意孤行，身体状况开始出现问题，但到医院就诊往往不是因为消瘦，而是由于月经不调、下肢水肿、便秘、心动过缓、低血压、腹痛等，有的则因过分节食、呕吐而致人体出现水和电解质失衡；有的患者则有食道损伤、牙釉质受损等。

【辨证分型】

本病主症为厌食、拒食，累及神志，因此应与上述诸症结合辨证。中医临床可分为忧思伤神、脾胃气虚、胃阴亏乏3型。

1. **忧思伤神型** 症见面色无华，形体偏瘦，惧增体重而拒进饮食，食不知味。舌淡苔白或薄腻，脉缓尚有力。

2. **脾胃气虚型** 症见面色萎黄，形体消瘦，倦怠乏力，气短汗出，厌食拒食，食纳不化，或大便溏薄。舌淡或胖，苔薄腻，脉缓无力。

3. **胃阴亏乏型** 症见口干多饮，而不欲进食，皮肤干燥，大便干结，小便短赤。舌质红，苔光剥，脉细。

【针灸处方】

［毫针刺法］

方1

取穴：百会、印堂、脾俞、胃俞、肝俞、中脘、天枢、足三里、内关、公孙、神门、太冲。

操作：背俞穴和其他穴位分别取俯卧位和仰卧位，常规消毒后，脾俞、胃俞、中脘、足三里行捻转补法，百会、印堂、内关、公孙、神门行平补平泻，肝俞、太冲行捻转泻法，留针15~20分钟。

疗程：隔日1次，10次为1个疗程。

方2

取穴：肝俞、脾俞、百会、膻中、中脘、天枢、足三里、章门、内关、神门、三阴交、四缝。

操作：常规消毒。中等度刺激，留针20分钟，捻转2~3次。四缝点刺放血。

疗程：每日1次，5次为1个疗程。

［头皮针疗法］

取穴：顶中线、额中线、额旁1线（左）、额旁2线（双）、额顶线中1/3；伴抑郁强迫者加百会、印堂，口干多饮加额旁3线（双）。

操作：常规消毒。用快速进针法破皮进针，针进帽状腱膜下层1寸，行抽提法，并配合揉腹、按压中脘、足三里等。留针2~8小时，间歇动留针。

疗程：隔日1次，10次为1疗程。

［电针疗法］

取穴：百会、神庭、安眠（双）、内关（双）、神门（双）、天枢（双）、足三里（双）、三阴交（双）、太冲（双）、公孙（双）、照海（双）。

操作：常规消毒。针刺得气后分别在百会、神庭、安眠（双）、足三里

（双）、天枢（双）的针柄上接通 G6805 型电针仪，选择连续波，刺激量以患者能耐受为度，治疗 30 分钟。

疗程：每日 1 次，10 次为 1 个疗程。3 个疗程后改隔日针灸 1 次。

［**温针疗法**］

取穴：脾俞、胃俞、中脘、足三里、内关、公孙、神门。口干多饮加三阴交、太溪、内庭；倦怠乏力加气海、关元；便秘加支沟、天枢。

操作：背俞穴俯卧位，余皆仰卧位。皮肤消毒后，直刺 1~1.2 寸，行捻转补法，得气后留针 30 分钟，足三里、中脘、气海针后加灸。

疗程：隔日 1 次，10 次为 1 疗程。

［**耳针疗法**］

取穴：胃、脾、交感、皮质下、肝、神门。

操作：将王不留行籽用小块胶布固定在上述耳穴。每天用手指捏压（不要揉动）2~3 次，捏压时用力要适当，以略有痛感为度，防止皮肤被压破。每次 1~2 分钟。

疗程：5~7 天后去除敷贴，换贴对侧耳穴。10 次为 1 个疗程。

［**穴位激光照射疗法**］

取穴：中脘、下脘、足三里。

操作：用 He-Ne 或半导体激光仪，激光波长 632.8~650nm，输出功率 16mW，频率 50Hz，每穴照射 20 分钟。

疗程：每周 1 次，4 次为 1 个疗程。

［**艾灸疗法**］

取穴：印堂、心俞、神门、肝俞、胆俞、太冲。中脘、足三里、脾俞、胃俞、三阴交、神阙。

操作：艾卷灸。两组穴位每次各选 2~4 个，用点着的艾卷每穴施灸 5~10 分钟。以微有热痛感觉为度。

疗程：每日 1 次，连灸 1~3 个月为 1 个疗程。

【评述】

1.本病主要病因是患者对进食、体重和躯体形象的曲解而引起的。因此，在针灸治疗的同时，必须结合心理疏导和科学指导，改变不良认知，树立科学观念，才有可能取得良好的疗效。如是真正肥胖者，也要通过科学的方法来达到减肥的目的。

2.本病病程常为慢性迁延性，有周期性缓解和复发，常常有持久存在的营养不良、消瘦。有资料显示，近半患者疗效较好，20%的患者时好时坏，反复发作，5%~10%的患者死于极度营养不良或其他并发症或心境障碍所致的自杀等。其并发症常见有焦虑症、恐惧症、强迫症、心境障碍、物质滥用等，可参照有关并发症的治疗方法结合治疗。

3.针灸对本病疗效表现为胃纳好转，体重增加，躯体情况改善，社会适应能力加强。但须坚持治疗，减少反复，并注意兼治并发症。

4.在针灸治疗的同时，最好配合心理治疗，以提高疗效。

十九、酒精依赖综合征

【概述】

酒精依赖综合征是长期过量饮酒引起的慢性酒精中毒所出现的一组症状。多数合并躯体损害，以心、肝、神经系统为明显，最常见的是肝硬化，周围神经病变和癫痫性发作，有的则形成酒精中毒性精神障碍及酒精中毒性脑病。近些年，慢性酒精中毒的患者有增多的趋势。

本病属于中医学的"伤酒""酒病""饮酒中毒"等范畴。其实，中医对本病早有所认识，《养生要集》谓："酒者，能益人，亦能损人。节其分剂而饮之，宣和百脉，消邪却冷也。若升量转久，饮之失度，体气使弱，精神侵昏。宜慎，无失节度。"中医认为，酒味甘性热，酒毒入心，出现记忆减退，心悸不眠。肝主筋开窍于目，酒伤肝，就会出现爪甲不荣，手足振摇，视物昏花。酒毒湿热，伤及脾胃，则出现纳差、胸膈痞满、倦怠乏力等。久则伤肾，出现腰膝酸软，甚则早泄、阳痿。酒辛热散气，一身血气皆受耗散，日久则气损血涸。《诸病源候论》："酒性有毒，而复大热，饮之过多，故毒热气渗溢经络，浸溢腑脏而生诸病也。"如"酒癖""酒疸""酒臌""酒泄""酒痔""酒嗽""酒厥"等。

【临床表现】

本病临床主要表现为长期过量饮酒，对酒的渴求和经常需要饮酒的强迫性体验，停止饮酒后常感心中难受、坐立不安，或出现肢体震颤、恶心、呕吐、出汗等戒断症状，恢复饮酒则这类症状迅速消失。必须定时饮酒，有时甚至出现晨饮。由于长期饮酒，逐渐加重的个性改变和智能衰退是慢性酒中毒者的特征，患者渐渐变得自私、孤僻、无责任心、情绪不稳定、情感迟钝、工作能力下降、记忆力下降，与周围的人不易相处，并常把工作生活中的困难归咎于别人，而对酒极为渴求，耐受量增加。但酒精依赖后期耐受性会下降，每次饮酒量减少，但频数增多，终日手不离瓶，以酒当饭。当减少饮酒量或延长饮酒间隔，就出现四肢震颤、出汗、恶心呕吐等戒断症状，且戒断后极易重新饮酒。

【辨证分型】

本病在中医辨证上可分为脾虚湿滞、肝胆湿热、肝肾阴虚3型。

1.脾虚湿滞型 症见面色无华，食少纳呆，恶心呕吐，头重如蒙，神疲困顿，情感迟钝，或发癫痫。舌胖质淡，苔白腻，脉濡滑。

2.肝胆湿热型 症见两胁胀痛，心绪不宁，头晕少寐，恶心呕吐，口苦而干，大便秘结，小便热赤。苔黄腻，脉弦滑或数。

3.肝肾阴虚型 症见头目昏眩，胁肋隐痛，腰膝酸软，心中烦热，遗精耳鸣，情绪激越，夜寐不宁，肢体震颤，小便短赤。舌红少苔，脉象细数。

【针灸处方】

[毫针刺法]

取穴：内关、足三里、合谷、三阴交、百会。腰膝酸软加肾俞、太溪，心悸心烦加通里、巨阙，心绪不宁加神门、劳宫，湿滞痰多加丰隆，大便秘结加支沟、天枢。

操作：仰卧位。皮肤消毒后，内关直刺1~1.2寸，施捻转泻法；足三里直刺1~1.2寸，施捻转补法，针后加灸；合谷直刺0.8~1寸，施捻转泻法；三阴交直刺1~1.2寸，施捻转补法；百会向前斜刺0.5~0.8寸，施提插捻转泻法。肾俞直刺1~1.2寸，施捻转补法；太溪直刺0.8~1寸，施捻转补法；通里、劳宫直刺0.3~0.5寸，平补平泻；巨阙直刺0.3~0.6寸、神门直刺0.3~0.5寸，均平补平泻；丰隆直刺1.5~2寸，提插捻转泻法；支沟直刺0.5~1寸，施捻转泻法；天枢直刺1~1.5寸，施捻转泻法。留针20分钟，其间施手法2次。

疗程：每天1次，10次为1个疗程。疗程之间休息3天。

[头皮针疗法]

取穴：额中线、额旁2线（双）、顶中线、颞前线（双）。心悸心烦加额旁1线（左）；腰膝酸软加枕上正中线、枕上旁线（双）、顶颞前斜线上1/3（双）；心绪不宁加四神聪。

操作：坐位或仰卧位。皮肤消毒后，针进帽状腱膜下层1寸，行抽提法，每5秒钟用爆发力抽提3次，施行10遍，并嘱患者自行按摩上腹部。留针2~8小时，间歇动留针。

疗程：每天1次，10次为1个疗程。疗程之间休息3天。

[**电针疗法**]

方1　合内部致敏法

取穴：双侧太阳、合谷或地仓、颊车。

操作：治疗前让患者饮酒30~50ml，行常规消毒进针，待患者感觉舒适时即应用DM-701-2 Ⅱ针疗电麻仪通电治疗。电流强度依频率调节及幅度调节综合进行调整，以患者感觉不适但不出现严重恶心、呕吐为度。每次30分钟。治疗结束后让患者卧床休息10分钟，以消除患者紧张不适症状。每次电针治疗结束后，在医生指导下让患者嗅酒，诱发对酒的渴求，然后让患者自己想象被电针治疗时的情景，引起恶心不适感受。每次10分钟。

疗程：电针和内部致敏法均每日1次，10次为1个疗程。疗程之间休息3天，酌情续下1个疗程。

方2　合厌恶疗法

取穴：合谷。

操作：治疗仪器选用G6805型电针仪，本仪器治疗档分0、1、2、3、4共5个连续档。治疗过程采用连续刺激，档位选用3档左右。皮肤常规消毒后，左右手各针刺合谷，并与治疗仪电极线相连。开始以患者感到较强烈的痛、麻刺激为宜，若患者产生耐受，可适当逐渐增加。如果患者对电针刺激的反应比较强烈，可以与患者达成协议后，予以适当防护。整个治疗过程分为3个阶段：准备阶段、戒酒阶段、巩固阶段。

1.准备阶段　患者如果突然戒酒，会出现癫痫发作、震颤谵妄等严重的戒断症状，因此应予以相应的治疗，可采用安定替代疗法，每日给予安定20~30mg口服，10天后停用，应注意缓慢减药、停药。由于患者长期、反复、大量饮酒，往往饮食不规律，而且由于过量酒精对脏腑、神经都有损害，造成躯体状况比较差。因此，在此阶段应对患者进行营养支持治疗和体育锻炼。营养支持可给予B、C族维生素、保肝药物、营养心血管药物、营养神经药物等，一方面补充因饮酒而大量消耗的营养物质，另一方面促进酒精的代谢。体育锻炼的强度应由弱到强，锻炼内容最好是患者未曾从事过的体育项目。在锻炼过程中，患者不仅可以体验到自己身体的康复，而且培养了患者的自信心和对医生的信任和好感。同时，进行有关酒精对身体的危害、戒酒必要性的科学教育，并给患者讲解整个治疗的过程，并让患者家属一起参加听课。如果能由戒酒治疗成功者进行现场说教，效果更好。1个疗程后，患者躯体状况得以恢复，治疗组患者签订协议书进入下一阶段的治疗。

2.戒酒阶段

（1）饮酒：让患者饮酒，在患者咽下时开通电源2~3秒，给予较强烈的刺激。每次治疗30~60分钟，治疗过程中饮酒15~30次。此步骤一般治疗1~2个疗程，患者便可感到酒入口后难以下咽，便可转入下一步骤。

（2）闻酒：让患者闻酒，在患者闻到酒香时开通电源2~3秒，给予较强烈的刺激。每次治疗30~60分钟，治疗过程中闻酒15~30次。此步骤一般治疗1~2个疗程，患者闻酒时会出现回避反应，便可转入下一步骤。

（3）看、回忆饮酒：让患者观看饮酒的场面（电视录像），或者让患者回忆自己以往饮酒的过程，当患者出现饮酒欲望时开通电源2~3秒，给予较强烈的刺激。每次治疗30~60分钟，治疗过程中看、回忆饮酒15~30次。此步骤一般治疗1~2个疗程，患者的饮酒欲望消失，便可转入下一治疗阶段。

3.巩固阶段　经过正规的戒酒治疗后，给患者1~2周的时间，在家属的监督下，安排给患者7~10次的饮酒场合，验证患者的治疗效果。如果没有复饮，戒酒治疗取得阶段性成功。如果复饮，则需重复第二阶段的治疗。

疗程：第1阶段每日1次，7~10天为1个疗程。第2阶段"饮酒"每日1次，10天为1个疗程；"闻酒""看、回忆饮酒"每日1次，10天为1个疗程。

［耳穴相关疗法］

取穴：神门、心、胃、内分泌、皮质下、咽喉及耳郭内敏感点。

操作：采用激光耳穴照射配合耳穴贴压法。①选用MDC-500型半导体激光治疗机，波长830nm，输出功率450mW，接触照射，每点照射3分钟；②照射后选4个穴位，贴压王不留行籽，每3天换穴1次，嘱患者每日饭前5分钟自行按压贴籽处2分钟。

疗程：隔天1次，5次为1个疗程，疗程间休息2天。

【评述】

1.酒精依赖综合征是一种因长期饮酒而造成的酒精中毒性精神障碍疾病。它不仅会导致患者呕吐、营养不良、维生素缺乏、失眠、性功能紊乱等症状，更重要的是会使患者产生一系列诸如智力减退、幻觉妄想、震颤谵妄、神经炎、肌萎缩等精神神经症状，并常有肝硬化、心脏扩大、酒精中毒性心肌炎等并发症发生。患者对感染的抵抗力下降，常出现躯体合并症，最终导致脏腑的功能、代谢障碍，以至衰竭。因此必须加以重视，尽早治疗，不可掉以轻心。

2.针灸对本病治疗有效。针刺通过健脾祛湿、清肝利胆、镇静醒脑的良性作用，可降低患者对酒精的需求，清除体内的酒精积蓄，缓解戒断症状，减轻焦虑、敌意、应激、失眠和抑郁，增加其活力。有人曾做过低频电针足三里对酒依赖大鼠饮酒行为影响的研究，其结果显示，低频电针足三里能抑制酒精依赖大鼠的饮酒行为。

3.本病应与普通性醉酒相区别。普通性醉酒又称单纯性醉酒或生理性醉酒，是由一次性大量饮酒引起的急性中毒。表现为自制能力差，兴奋话多，言行轻佻，不加考虑等类似轻躁狂的兴奋期症状，随后可出现言语凌乱、步态不稳、困倦嗜睡等麻痹期症状。可伴有轻度意识障碍，但记忆力和定向力多正常。多数经数小时的睡眠方可恢复正常。而本病须具有所述临床症状，持续12个月以上才可确诊。

4.预防本病应少饮酒或不饮酒，治疗本病应戒酒。治疗本病可配合行为疗法、康复疗法等，鼓励患者积极参加社会活动、文体活动，强化戒酒意识，也可配合中医药治疗。

参考文献

［1］徐韬园.现代精神医学［M］.上海：上海医科大学出版社，2000.

［2］石学敏.针灸治疗学［M］.北京：人民卫生出版社，2001.

［3］张笑平.针灸作用机制研究［M］.合肥：安徽科学技术出版社，1983.

［4］张涛，杭群.针灸现代研究与临床［M］.北京：中国医药科技出版社，1998.

［5］高式国.针灸穴名解［M］.哈尔滨：黑龙江科学技术出版社，1982.

［6］王高华.精神病证1000问［M］.武汉：湖北科学技术出版社，2006.

［7］陆寿康.刺法灸法学［M］.北京：中国中医药出版社，2003.

［8］王忠.耳针［M］.上海：上海科学技术出版社，1984.

［9］孔尧其，江凌圳.针灸从神论治精神病证［M］.北京：人民卫生出版社，2011.

［10］陆寿康.中医症状治疗学［M］.北京：人民卫生出版社，2005.

［11］周幸来，白婧，周举.实用灸疗手册［M］.北京：人民军医出版社，2010.